医院感染病例分析与管理对策系列丛书

血液系统疾病并发医院感染病例分析

主　编　张晓东　李海峰　陆　辉
副主编　潘裕亮　王红梅　向　阳　周　凡
主　审　李静玫　刘小平
编　者（按姓氏汉语拼音排序）
程　锴　杜　欣　冯　丹　郭　靖
贾　辰　贾　锐　康慧丽　李海峰
李静玫　李敏燕　林凤丹　刘福庆
刘景华　刘静茹　刘小平　刘玉洁
陆　辉　吕乃武　潘裕亮　彭丽媛
申　慧　孙晋科　滕　果　佟丹江
王　畅　王红梅　王吉刚　王建芳
向　阳　于佳平　于金昌　于力娜
张　爽　张华南　张美玉　张晓东
张彦丽　赵　悦　赵丽娜　周　凡
左　玥

北京大学医学出版社

XUEYE XITONG JIBING BINGFA YIYUAN GANRAN BINGLI FENXI

图书在版编目（CIP）数据

血液系统疾病并发医院感染病例分析/张晓东，李海峰，陆辉主编．—北京：北京大学医学出版社，2017.6

ISBN 978-7-5659-1488-1

Ⅰ．①血…　Ⅱ．①张…②李…③陆…　Ⅲ．①血液病—医院—感染—病案—分析　Ⅳ．①R550.1②R197.323

中国版本图书馆CIP数据核字（2016）第261620号

血液系统疾病并发医院感染病例分析

主　　编：张晓东　李海峰　陆　辉

出版发行：北京大学医学出版社

地　　址：（100191）北京市海淀区学院路38号　北京大学医学部院内

电　　话：发行部 010-82802230；图书邮购 010-82802495

网　　址：http://www.pumpress.com.cn

E - mail：booksale@bjmu.edu.cn

印　　刷：中煤（北京）印务有限公司

经　　销：新华书店

责任编辑：靳新强　**责任校对：**金彤文　**责任印制：**李　啸

开　　本：787mm×1092mm　1/16　**印张：**12.5　**字数：**296千字

版　　次：2017年6月第1版　2017年6月第1次印刷

书　　号：ISBN 978-7-5659-1488-1

定　　价：50.00元

主编简介

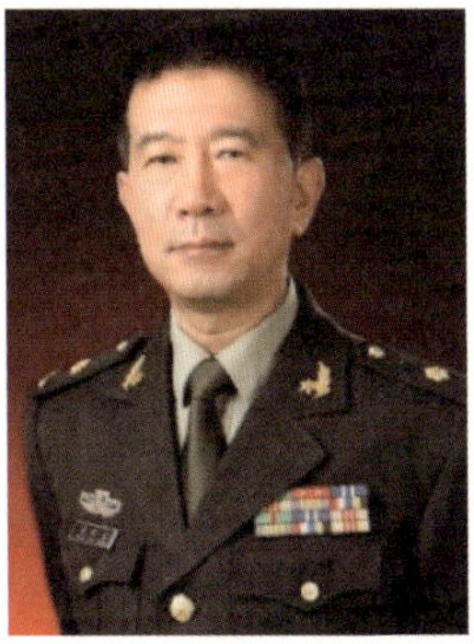

张晓东，主任医师，中国人民解放军第 202 医院血液科主任，毕业于中国医科大学，医学硕士。中国人民解放军医学科学技术委员会血液专业委员会委员；中国老年学学会老年肿瘤专业委员会淋巴血液肿瘤分委会执行委员会委员；中国研究型医院学会血液病精准诊疗专业委员会常委；从事血液科临床工作三十余年，在淋巴瘤、各型急性白血病、慢性白血病、多发性骨髓瘤、各种贫血、血小板减少等血液系统疾病的诊断及治疗方面积累了很多经验，特别是在治疗急性髓性白血病 AML-M3 型（急性非淋巴细胞白血病）及淋巴瘤方面取得了很好的疗效。2003 年带领血液科成功地开展了自体及异体造血干细胞移植治疗血液系统肿瘤、再生障碍性贫血等疾病。与儿科共同开展了单倍体异基因造血干细胞移植。主编及参编论著《实用血液疾病治疗学》《血液系统疾病鉴别诊断学》《检验与临床诊断—急诊医学分册》《医院感染病例分析与管理对策》等。

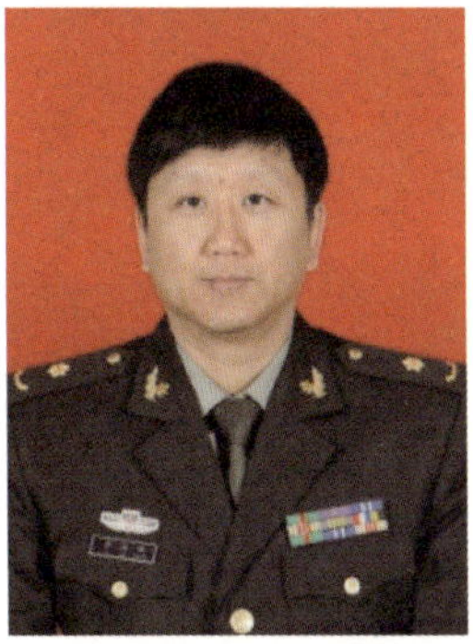

李海峰，副主任技师，中国人民解放军第 202 医院感染控制科主任，医学硕士。现任中国老年医学学会感染管理质量控制分会委员兼副总干事，中国卫生监督协会消毒与感染控制专业委员会委员，中华预防医学会医院感染控制分会学组委员，中国医院协会医院感染管理专业委员会青年委员，全军医院感染学专业委员会青年委员。从事医院感染管理工作十余年，并荣获“2015 年度全国优秀医院感染管理青年学者”称号。主编及参编论著《医院感染防控指南》《中国医院感染管理与法律》《医院感染预防控制工作指南》《医院感染病例分析与管理对策》等。

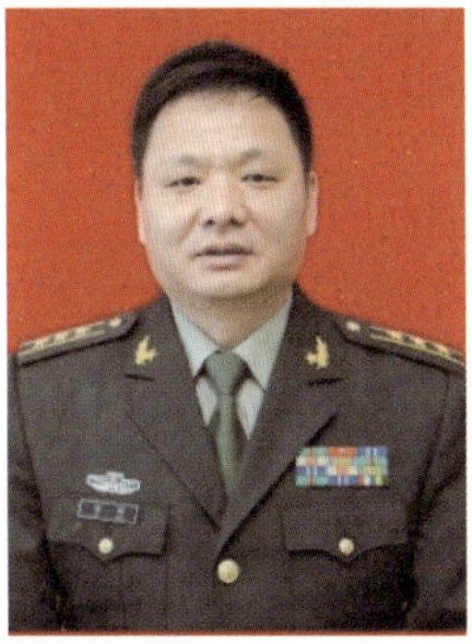

陆辉，副主任医师，中国人民解放军第 202 医院院长，毕业于第四军医大学，医学学士。曾任原沈阳军区总医院质量管理科主任、医务部医疗科科长，中国人民解放军第三二一医院院长。现任全军医院感染学专业委员会委员、沈阳军区医院感染管理学专业委员会副主任委员。荣获三等功 3 次。主编论著《医院感染病例分析与管理对策》等。

序

医院感染既是公共卫生问题，也是医院临床科室面临的棘手问题。随着医疗技术的不断发展，介入性和创伤性诊疗技术的普遍应用，肿瘤放化疗、抗菌药物、糖皮质激素和免疫抑制药的应用也日益广泛。对常用抗菌药物耐药的病原菌、真菌等引起的感染，临床上治疗难度增大，导致医院感染发生率增加，这不仅增加了医疗费用，浪费了医疗资源，而且对患者的健康和生命构成了严重威胁。因此，医院感染的管理与防控工作越来越受到国际、国内卫生行政部门及医院管理者的重视，医院感染已成为衡量医院管理质量的重要指标之一。

血液系统疾病是严重危害人们身体健康的疾病。因为疾病本身及化疗、放疗或免疫抑制药等因素均导致患者免疫功能低下或缺陷，导致了血液系统疾病患者是医院感染的高危人群。血液系统疾病医院感染发生率高于其他疾病，同时感染是患者病情加重和死亡的主要原因之一。由于血液系统疾病的复杂性及患者接受抗感染治疗的长期性、反复性，病原体培养阳性率低且不易查明等因素，给抗感染治疗增加了难度。因此，血液科的临床医务人员应该对医院感染更加重视，加强防控医院感染工作的各个环节，减少医院感染的发生。一旦出现医院感染，要尽快查找原因，积极稳妥地治疗，把危害降到最低。

为加强医院感染管理，提高医院感染诊断水平和监测的准确率，并能以案例的形式给读者以启迪，张晓东、李海峰、陆辉等从东北地区多所三级甲等医院血液科中挑选具有代表性的血液系统疾病并发医院感染典型病例，加以整理、归纳、分析、总结，组织编写了医院感染病例分析与管理对策系列丛书——《血液系统疾病并发医院感染病例分析》。本书可以为医院感染管理专业人员和临床医务人员识别和防控医院感染病例提供参考，将有助于提高医院感染的诊断与治疗水平。

中国医院协会医院感染管理专业委员会主任委员

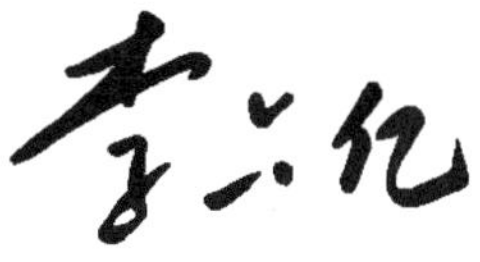

2016年7月

前　言

血液系统疾病是一组起源于造血系统范畴内的，以血液、造血器官及出、凝血机制的病理变化为主要表现特征的各种疾病。血液病本身的病变，引起白细胞质与量的异常，致使机体免疫功能低下，化疗、放疗是其主要的治疗手段，大剂量化疗药物的血液学毒性、免疫抑制作用及治疗过程中其他药物如激素、免疫抑制药等导致其免疫功能进一步低下。因此，血液病患者极易发生医院感染。医院感染已经成为血液系统疾病最常见的并发症之一，医院感染发病率居高不下，严重威胁着患者的生命。因此，预防和控制医院感染是治疗血液病的重要环节。

本书是遵照医院病例分析与管理对策系列丛书的总体要求，在东北地区多所大、中型三级甲等医院中邀请具有丰富临床经验的临床医师和医院感染管理专业医师，精选血液系统疾病并发医院感染典型病例撰写而成。第一章为血液系统疾病并发医院感染总论，从宏观角度系统归纳、总结出血液系统疾病并发医院感染的定义、诊断标准、易感因素、防控措施及如何利用医院感染实时监控系统确诊医院感染病例。第二章为血液系统疾病并发医院感染典型病例分析，共收集医院感染病例 47 例，其中，呼吸道医院感染 13 例，皮肤与软组织医院感染 3 例，泌尿系医院感染 7 例，血液系统医院感染 10 例，多部位混合医院感染 10 例，其他部位医院感染 4 例。血液系统疾病并发医院感染发病率最高的部位是呼吸道，其次是血液、泌尿系统，这与国内相关研究结果一致。通过医院感染原因分析、经验教训及防控措施等内容，对病例进行逐一分析，寻找病例中发生医院感染的危险因素，对感染特点进行总结分析，制订预防措施。附录部分节选了血液系统疾病抗菌药物临床应用等相关规范、指南。

本书在编写的过程中，参考了发表在期刊、论著上的大量中、英文文章、国家规范和指南。全书内容翔实、实用性强，结合具体案例，分享医院感染诊断、治疗、防控等一系列经验与教训，理论联系实际，诊疗兼顾防控，为血液病医院感染制订相关的预防和治疗措施提供基础数据和事实依据，有目的性地预防和控制医院感染，以期提高血液病的治疗效果，延长患者的生存期及提高患者的生存质量。本书配有相应图表，指导性强，是临床医务人员及医院感染管理专业人员的必备参考书与工具书。

编　者

目 录

第一章 总论

第一节 医院感染概述

一、定义

医院感染（nosocomial infection，hospital infection 或 hospital acquired infection）是指住院患者在医院内获得的感染，包括在住院期间发生的感染和在医院内获得出院后发生的感染；但不包括入院前已开始或入院时已存在的感染。医院工作人员在医院内获得的感染也属医院感染。

【说明】

1. 下列情况属于医院感染：

（1）无明确潜伏期的感染，规定入院 48 h 后发生的感染为医院感染；有明确潜伏期的感染，自入院时起超过平均潜伏期后发生的感染为医院感染。

（2）本次感染直接与上次住院有关。

（3）在原有感染基础上出现其他部位新的感染（除外脓毒血症迁徙灶），或在原感染已知病原体基础上又分离出新的病原体（排除污染和原来的混合感染）的感染。

（4）新生儿在分娩过程中和产后获得的感染。

（5）由于诊疗措施激活的潜在性感染，如疱疹病毒、结核分枝杆菌等的感染。

（6）医务人员在医院工作期间获得的感染。

2. 下列情况不属于医院感染：

（1）皮肤黏膜开放性伤口只有细菌定植而无炎症表现。

（2）由于创伤或非生物性因子刺激而产生的炎症表现。

（3）新生儿经胎盘获得（出生后 48 h 内发病）的感染，如单纯疱疹、弓形体病、水痘等。

（4）患者原有的慢性感染在医院内急性发作。

二、诊断标准

呼吸系统

（一）上呼吸道感染

【临床诊断】

发热（≥38.0℃超过2 d），有鼻咽、鼻旁窦和扁桃体等上呼吸道急性炎症表现。

【病原学诊断】

临床诊断基础上，分泌物涂片或培养可发现有意义的病原微生物。

说明：必须排除普通感冒和非感染性病因（如过敏等）所致的上呼吸道急性炎症。

（二）下呼吸道感染

【临床诊断】

符合下述两条之一即可诊断。

1. 患者出现咳嗽、痰黏稠，肺部出现湿啰音，并有下列情况之一：

（1）发热。

（2）白细胞总数和（或）嗜中性粒细胞比例增高。

（3）X线显示肺部有炎性浸润性病变。

2. 慢性气道疾病患者稳定期（慢性支气管炎伴或不伴阻塞性肺气肿、哮喘、支气管扩张症）继发急性感染，并有病原学改变或X线胸片显示与入院时比较有明显改变或新病变。

【病原学诊断】

临床诊断基础上，符合下述六条之一即可诊断。

1. 经筛选的痰液，连续两次分离到相同病原体。

2. 痰细菌定量培养分离病原菌数≥10^6 cfu/ml。

3. 血培养或并发胸腔积液者的胸腔积液分离到病原体。

4. 经纤维支气管镜或人工气道吸引采集的下呼吸道分泌物病原菌数≥10^5 cfu/ml；经支气管肺泡灌洗（bronchoalveolar lavage，BAL）分离到病原菌数≥10^4 cfu/ml；或经防污染标本刷（protected specimen brush，PSB）、防污染支气管肺泡灌洗（protected bronchoalveolar lavage，PBAL）采集的下呼吸道分泌物分离到病原菌，而原有慢性阻塞性肺病包括支气管扩张者病原菌数必须≥10^3 cfu/ml。

5. 痰或下呼吸道采样标本中分离到通常非呼吸道定植的细菌或其他特殊病原体。

6. 免疫血清学、组织病理学的病原学诊断证据。

【说明】

1. 痰液筛选的标准为痰液涂片镜检鳞状上皮细胞＜10个/低倍视野和白细胞＞25个/低倍视野或鳞状上皮细胞：白细胞≤1：2.5；免疫抑制和粒细胞缺乏患者见到柱状上皮细胞或锥状上皮细胞与白细胞同时存在，白细胞数量可以不严格限定。

2. 应排除非感染性原因如肺栓塞、心力衰竭、肺水肿、肺癌等所致的下呼吸道胸片的改变。

3. 病变局限于气道者为医院感染气管-支气管炎；出现肺实质炎症（X线显示）者为医院感染肺炎（包括肺脓肿），报告时需分别标明。

（三）胸膜腔感染

【临床诊断】

发热；胸痛；胸腔积液外观呈脓性或带臭味，常规检查白细胞计数≥1000×10^6/L。

【病原学诊断】

临床诊断基础上，符合下述两条之一即可诊断。

1. 胸腔积液培养分离到病原菌。

2. 胸腔积液普通培养无细菌生长，但涂片见到细菌。

【说明】

1. 胸腔积液发现病原菌，则不论胸腔积液性状和常规检查结果如何，均可做出病原学诊断。

2. 应强调胸腔积液的厌氧菌培养。

3. 由邻近部位感染自然扩散而来的胸膜腔感染，如并发于肺炎、支气管胸膜瘘、肝脓肿者不列为医院感染；诊断操作促使感染扩散者则属医院感染。若肺炎系医院感染，如其并发脓胸按医院感染肺炎报告，另加注括号标明脓胸。

4. 结核性胸膜炎自然演变成结核性脓胸不属于医院感染。

5. 患者同时有上呼吸道和下呼吸道感染时，仅需报告下呼吸道感染。

心血管系统

（一）侵犯心脏瓣膜（包括人工心瓣膜）的心内膜炎

【临床诊断】

患者至少有下列症状或体征中的两项且无其他明确原因可以解释：发热、新出现心脏杂音或杂音发生变化、栓塞性改变、皮肤异常表现（如瘀斑、出血、疼痛性皮下肿块）、充血性心力衰竭、心脏传导异常，并合并有下列情况之一：

1. 外科手术或病理组织学发现心脏赘生物。

2. 超声心动图发现赘生物的证据。

【病原学诊断】

临床诊断基础上，符合下述三条之一即可诊断。

1. 心脏瓣膜或赘生物培养出病原体。

2. 临床诊断基础上，两次或多次血液培养阳性。

3. 临床诊断基础上，心脏瓣膜革兰氏染色发现病原菌。

（二）心肌炎或心包炎

【临床诊断】

符合下述两条之一即可诊断。

1. 患者至少有下列症状或体征中的两项且无其他明确原因可以解释：发热、胸痛、奇脉、心脏扩大，并合并有下列情况之一：

（1）有心肌炎或心包炎的异常心电图改变。

（2）心脏组织病理学检查证据。

（3）影像学发现心包渗出。

2. 患者至少有下列症状或体征中的两项且无其他明确原因可以解释：发热、胸痛、奇脉或心脏扩大，呼吸暂停，心动过缓，并至少有下列情况之一：

（1）有心肌炎或心包炎的异常心电图改变。

（2）心脏组织病理学检查证据。

（3）影像学发现心包渗出。

【病原学诊断】

临床诊断基础上，符合下述两条之一即可诊断。

1. 心包组织培养出病原菌或外科手术／针吸取物培养出病原体。

2. 在临床诊断基础上，血中抗体阳性（如流感嗜血杆菌、肺炎球菌），并排除其他部位感染。

血液系统

（一）血管相关性感染

【临床诊断】

符合下述三条之一即可诊断。

1. 静脉穿刺部位有脓液排出，或有弥散性红斑（蜂窝织炎的表现）。

2. 沿导管的皮下走行部位出现疼痛性弥散性红斑并除外理化因素所致。

3. 经血管介入性操作，发热＞38 ℃，局部有压痛，无其他原因可解释。

【病原学诊断】

导管尖端培养和（或）血液培养分离出有意义的病原微生物。

【说明】

1. 导管管尖培养，其接种方法应取导管尖端 5 cm，在血平板表面往返滚动一次，细菌菌数≥15 cfu/平板即为阳性。

2. 从穿刺部位抽血定量培养，细菌菌落数≥100 cfu/ml，或细菌菌落数相当于对侧同时取血培养的 4～10 倍；或对侧同时取血培养出同种细菌。

（二）败血症

【临床诊断】

发热＞38 ℃或低体温＜36 ℃，可伴有寒战，并合并下列情况之一：

1. 有入侵门户或迁徙病灶。

2. 有全身中毒症状而无明显感染灶。

3. 有皮疹或出血点、肝脾大、血液中性粒细胞增多伴核左移，且无其他原因可以解释。

4. 收缩压低于 90 mmHg（12 kPa），或较原收缩压下降超过 40 mmHg（5.3 kPa）。

【病原学诊断】

临床诊断基础上，符合下述两条之一即可诊断。

1. 血液培养分离出病原微生物。

2. 血液中检测到病原体的抗原物质。

【说明】

1. 入院时有经血液培养证实的败血症，在入院后血液培养又出现新的非污染菌，或医院败血症过程中又出现新的非污染菌，均属另一次医院感染败血症。

2. 血液培养分离出常见皮肤菌，如类白喉杆菌、肠杆菌、凝固酶阴性葡萄球菌、丙酸杆菌等，需不同时间采血，有两次或多次培养阳性。

3. 血液中发现有病原体抗原物质，如流感嗜血杆菌、肺炎链球菌、乙型溶血性链球菌，必须与症状、体征相符，且与其他感染部位无关。

4. 血管相关败（菌）血症属于此条，导管相关动静脉炎计入心血管感染。

5. 血培养有多种细菌生长，在排除污染后可考虑复数菌败血症。

（三）输血相关感染

常见有病毒性肝炎（乙、丙、丁、庚型等）、获得性免疫缺陷综合征（艾滋病）、巨细胞病毒感染、疟疾、弓形体病等。

【临床诊断】

必须同时符合下述三种情况才可诊断。

1. 从输血至发病，或从输血至血液中出现病原免疫学标志物的时间超过该病原体感染的平均潜伏期。

2. 受血者受血前从未有过该种感染，免疫学标志物阴性。

3. 证实供血员血液存在感染性物质，如：血中查到病原体、免疫学标志物阳性、病原DNA或RNA阳性等。

【病原学诊断】

临床诊断基础上，符合下述四条之一即可诊断。

1. 血液中找到病原体。

2. 血液特异性病原体抗原检测阳性，或其血清在IgM抗体效价达到诊断水平，或双份血清IgG呈4倍升高。

3. 组织或体液涂片找到包涵体。

4. 病理活检证实。

【说明】

1. 患者可有症状、体征，也可仅有免疫学改变。

2. 艾滋病潜伏期长，受血者在受血后6个月内可出现HIV抗体阳性，后者可作为初步诊断依据，但需进一步进行确证试验。

腹部和消化系统

（一）感染性腹泻

【临床诊断】

符合下述三条之一即可诊断。

1. 急性腹泻，粪便常规镜检白细胞≥10个/高倍视野。

2. 急性腹泻，或伴发热、恶心、呕吐、腹痛等。

3. 急性腹泻每天3次以上，连续2 d，或1 d水泻5次以上。

【病原学诊断】

临床诊断基础上，符合下述四条之一即可诊断。

1. 粪便或肛拭子标本培养出肠道病原体。

2. 常规镜检或电镜直接检出肠道病原体。

3. 从血液或粪便中检出病原体的抗原或抗体，达到诊断标准。

4. 从组织培养的细胞病理变化（如毒素测定）判定系肠道病原体所致。

【说明】

1. 急性腹泻次数应≥3 次/24 h。

2. 应排除慢性腹泻的急性发作及非感染性因素如诊断治疗原因、基础疾病、心理紧张等所致的腹泻。

（二）胃肠道感染

【临床诊断】

患者出现发热（≥38 ℃）、恶心、呕吐和（或）腹痛、腹泻，无其他原因可解释。

【病原学诊断】

临床诊断基础上，符合下述三条之一即可诊断。

1. 从外科手术或内镜取得组织标本或外科引流液培养出病原体。

2. 上述标本革兰氏染色或氢氧化钾浮载片可见病原体、多核巨细胞。

3. 手术或内镜标本显示感染的组织病理学证据。

（三）抗菌药物相关性腹泻

【临床诊断】

近期曾应用或正在应用抗生素，出现腹泻，可伴大便性状改变如水样便、血便、黏液脓血便或见斑块条索状伪膜，可合并下列情况之一。

1. 发热≥38 ℃。

2. 腹痛或腹部压痛、反跳痛。

3. 周围血白细胞升高。

【病原学诊断】

临床诊断基础上，符合下述三条之一即可诊断。

1. 粪便涂片有菌群失调或培养发现有意义的优势菌群。

2. 如情况许可时进行纤维结肠镜检查见肠壁充血、水肿、出血，或见到 2～20 mm 灰黄（白）色斑块伪膜。

3. 细菌毒素测定证实。

【说明】

1. 急性腹泻次数≥3 次/24 小时。

2. 应排除慢性肠炎急性发作或急性胃肠道感染及非感染性原因所致的腹泻。

（四）病毒性肝炎

【临床诊断】

有输血或应用血制品史、不洁食物史、肝炎接触史，出现下述症状或体征中的任何两项并有肝功能异常，无其他原因可解释。

1. 发热。

2. 厌食。

3. 恶心、呕吐。

4. 肝区疼痛。

5. 黄疸。

【病原学诊断】

在临床诊断基础上，血清甲、乙、丙、丁、戊、庚等任何一种肝炎病毒活动性标志物阳性。

【说明】

应排除非感染性病因（如：α_1-抗胰蛋白酶缺乏、乙醇、药物等）和胆道疾病引起的肝炎或损害。

（五）腹（盆）腔内组织感染

包括胆囊、胆道、肝、脾、胰、腹膜、膈下、盆腔、其他组织或腔隙的急性感染，含持续腹膜透析继发性腹膜炎。

【临床诊断】

具有下列症状、体征中任何两项，无其他原因可以解释，同时有检验、影像学检查的相应异常发现。

1. 发热≥38 ℃。

2. 恶心、呕吐。

3. 腹痛、腹部压痛或反跳痛、触及包块状物伴触痛。

4. 黄疸。

【病原学诊断】

在临床诊断基础上，符合下述两条之一即可诊断。

1. 经手术切除、引流管、穿刺吸引或内镜获取的标本检出病原体。

2. 血培养阳性，且与局部感染菌相同或与临床相符。

【说明】

1. 应排除非生物因子引起的炎症反应及慢性感染的急性发作。

2. 原发性脏器穿孔所致的感染不计为医院感染。

（六）腹水感染

【临床诊断】

腹水原为漏出液，出现下述两条之一即可诊断。

1. 腹水检查变为渗出液。

2. 腹水不易消除，出现腹痛、腹部压痛或反跳痛。腹水常规检查白细胞＞200×10^6/L，中性粒细胞＞25％。

【病原学诊断】

临床诊断基础上，腹水细菌培养阳性。

中枢神经系统

（一）细菌性脑膜炎、脑室炎

【临床诊断】

符合下述三条之一即可诊断。

1. 发热、颅内高压症状（头痛、呕吐、婴儿前囟张力高、意识障碍）之一、脑膜刺激征（颈抵抗、布鲁津斯基征和凯尔尼格征阳性、角弓反张）之一、脑脊液（cerebrospinal fluid，CSF）炎性改变。

2. 发热、颅内高压症状、脑膜刺激症及脑脊液白细胞轻至中度升高，或经抗菌药物治疗后症状体征消失，脑脊液恢复正常。

3. 在应用抗生素过程中，出现发热、不典型颅内高压症状体征、脑脊液白细胞轻度增多，并具有下列情况之一：

（1）脑脊液中抗特异性病原体的 IgM 达诊断标准，或 IgG 呈 4 倍升高，或脑脊液涂片找到细菌。

（2）有颅脑侵袭性操作（如颅脑手术、颅内穿刺、颅内植入物）史，或颅脑外伤或腰椎穿刺史。

（3）脑膜附近有感染灶（如头皮切口感染、颅骨骨髓炎等）或有脑脊液漏者。

（4）新生儿血培养阳性。

【病原学诊断】

临床诊断基础上，符合下述三条之一即可诊断。

1. 脑脊液中培养出病原菌。

2. 脑脊液病原微生物免疫学检测阳性。

3. 脑脊液涂片找到病原菌。

【说明】

1. 一岁以内婴儿有发热（＞38 ℃）或低体温（＜36 ℃），出现意识障碍、呼吸暂停或抽搐，如无其他原因可解释，应疑有脑膜炎并及时进行相关检查。

2. 老年人反应性低，可仅有嗜睡、意识活动减退、定向困难表现，应及时进行相关检查。

3. 细菌性脑膜炎与创伤性脑膜炎、脑瘤脑膜反应的区别要点是脑脊液糖量的降低，C 反应蛋白增高等。

（二）颅内脓肿（包括脑脓肿、硬膜下和硬膜外脓肿等）

【临床诊断】

符合下述两条之一即可诊断。

1. 发热、颅内高压症状之一、颅内占位体征（功能区定位征），并具有以下影像学检查证据之一：①CT 扫描；②脑血管造影；③磁共振扫描；④核素扫描。

2. 外科手术证实。

【病原学诊断】

临床诊断基础上，穿刺脓液或组织活检找到病原体，或细菌培养阳性。

（三）椎管内感染

包括硬脊膜下脓肿和脊髓内脓肿。

【临床诊断】

符合下述两条之一即可诊断。

1. 发热、有神经定位症状和体征或局限性腰背痛和脊柱运动受限，并具有下列情况之一：

（1）棘突及棘突旁有剧烈压痛及叩击痛。

（2）神经根痛。

（3）完全或不完全脊髓压迫征。

（4）检查证实：脊髓CT、椎管内碘油造影、磁共振、X线平片、脑脊液蛋白及白细胞增加并奎氏试验显示有部分或完全性椎管梗阻。

2. 手术证实。

【病原学诊断】

手术引流液细菌培养阳性。

【说明】

1. 并发脑膜炎的椎管内感染，归入细菌性脑膜炎的统计报告。

2. 此类医院感染少见，多发生于败血症、脊柱邻近部位有炎症、脊柱外伤或手术有高位椎管麻醉史者。

3. 应排除败血症的转移性病灶或脊柱及其邻近部位炎症的扩散所致。

泌尿系统

【临床诊断】

患者出现尿频、尿急、尿痛等尿路刺激症状，或有下腹触痛、肾区叩痛，伴或不伴发热，并具有下列情况之一：

1. 尿检白细胞男性≥5个/高倍视野，女性≥10个/高倍视野，插导尿管患者应结合尿培养。

2. 临床已诊断为泌尿道感染，或抗菌治疗有效而认定的泌尿道感染。

【病原学诊断】

临床诊断基础上，符合下述四条之一即可诊断。

1. 清洁中段尿或导尿留取尿液（非留置导尿）培养革兰氏阳性球菌菌落数≥10^4 cfu/ml、革兰氏阴性杆菌菌落数≥10^5 cfu/ml。

2. 耻骨联合上膀胱穿刺留取尿液培养细菌菌落数≥10^3 cfu/ml。

3. 新鲜尿液标本经离心应用相差显微镜检查（1×400），在30个视野中有半数视野见细菌。

4. 无症状性菌尿症。患者虽然无症状，但在近期（通常为1周）有内镜检查或留置导尿史，尿液培养革兰氏阳性球菌浓度≥10^4 cfu/ml、革兰氏阴性杆菌浓度≥10^5 cfu/ml，应视为泌尿系统感染。

【说明】

1. 非导尿或穿刺尿液标本细菌培养结果为两种或两种以上细菌，需考虑污染可能，建议重新留取标本送检。

2. 尿液标本应及时接种。若尿液标本在室温下放置超过 2 h，即使其接种培养结果细菌菌数≥10^4 cfu/ml 或 10^5 cfu/ml，亦不应作为诊断依据，应予重新留取标本送检。

3. 影像学、手术、组织病理或其他方法证实的、可定位的泌尿系统（如肾、肾周围组织、输尿管、膀胱、尿道）感染，报告时应分别标明。

手术部位

（一）表浅手术切口感染

仅限于切口涉及的皮肤和皮下组织，感染发生于术后 30 d 内。

【临床诊断】

具有下述两条之一即可诊断。

1. 表浅切口有红、肿、热、痛，或有脓性分泌物。

2. 临床医师诊断的表浅切口感染。

【病原学诊断】

临床诊断基础上细菌培养阳性。

【说明】

1. 创口包括外科手术切口和意外伤害所致伤口，为避免混乱，不用“创口感染”一词，与伤口有关感染参见皮肤软组织感染诊断标准。

2. 切口缝合针眼处有轻微炎症和少许分泌物不属于切口感染。

3. 切口脂肪液化，液体清亮，不属于切口感染。

（二）深部手术切口感染

无植入物手术后 30 d 内、有植入物（如人工心脏瓣膜、人造血管、机械心脏、人工关节等）术后 1 年内发生的与手术有关并涉及切口深部软组织（深筋膜和肌肉）的感染。

【临床诊断】

符合上述规定，并具有下述四条之一即可诊断。

1. 从深部切口引流出或穿刺抽到脓液，感染性手术后引流液除外。

2. 自然裂开或由外科医师打开的切口，有脓性分泌物或有发热≥38 ℃，局部有疼痛或压痛。

3. 再次手术探查、经组织病理学或影像学检查发现涉及深部切口脓肿或其他感染证据。

4. 临床医师诊断的深部切口感染。

【病原学诊断】

临床诊断基础上，分泌物细菌培养阳性。

（三）器官（或腔隙）感染

无植入物手术后 30 d、有植入物手术后 1 年内发生的与手术有关（除皮肤、皮下、深筋膜和肌肉以外）的器官或腔隙感染。

【临床诊断】

符合上述规定，并具有下述三条之一即可诊断。

1. 引流或穿刺有脓液。

2. 再次手术探查、经组织病理学或影像学检查发现涉及器官（或腔隙）感染的证据。

3. 由临床医师诊断的器官（或腔隙）感染。

【病原学诊断】

临床诊断基础上，细菌培养阳性。

【说明】

1. 临床和（或）有关检查显示典型的手术部位感染，即使细菌培养阴性，亦可以诊断。

2. 手术切口浅部和深部均有感染时，仅需报告深部感染。

3. 经切口引流所致器官（或腔隙）感染，不须再次手术者，应视为深部切口感染。

皮肤和软组织

（一）皮肤感染

【临床诊断】

符合下述两条之一即可诊断。

1. 皮肤有脓性分泌物、脓疱、疖肿等。

2. 患者有局部疼痛或压痛，局部红肿或发热，无其他原因解释者。

【病原学诊断】

临床诊断基础上，符合下述两条之一即可诊断。

1. 从感染部位的引流物或抽吸物中培养出病原体。

2. 血液或感染组织特异性病原体抗原检测阳性。

（二）软组织感染

软组织感染包括：坏死性筋膜炎、感染性坏疽、坏死性蜂窝织炎、感染性肌炎、淋巴结炎及淋巴管炎。

【临床诊断】

符合下述三条之一即可诊断。

1. 从感染部位引流出脓液。

2. 外科手术或组织病理检查证实有感染。

3. 患者有局部疼痛或压痛、局部红肿或发热，无其他原因解释。

【病原学诊断】

临床诊断基础上，符合下述两条之一即可诊断。

1. 血液特异性病原体抗原检测阳性，或血清 IgM 抗体效价达到诊断水平，或双份血清 IgG 呈 4 倍升高。

2. 从感染部位的引流物或组织中培养出病原体。

（三）褥疮感染

褥疮感染包括：褥疮浅表部和深部组织感染。

【临床诊断】

褥疮局部红、压痛或褥疮边缘肿胀，并有脓性分泌物。

【病原学诊断】

临床诊断基础上，分泌物培养阳性。

（四）烧伤感染

【临床诊断】

烧伤表面的形态或特点发生变化，如：焦痂迅速分离，焦痂变成棕黑色、黑色或紫罗兰色，烧伤边缘水肿。同时具有下述两条之一即可诊断。

1. 创面有脓性分泌物。

2. 患者出现发热＞38 ℃或低体温＜36 ℃，合并低血压。

【病原学诊断】

临床诊断基础上，符合下述两条之一即可诊断。

1. 血液培养阳性并除外有其他部位感染。

2. 烧伤组织活检显示微生物向邻近组织浸润。

【说明】

1. 单纯发热不能诊断为烧伤感染，因为发热可能是组织损伤的结果或患者在其他部位有感染。

2. 移植的皮肤发生排斥反应并伴有感染临床证据（炎症或脓液），视为医院感染。

3. 供皮区感染属烧伤感染。

（五）乳腺脓肿或乳腺炎

【临床诊断】

符合下述三条之一即可诊断。

1. 红、肿、热、痛等炎症表现或伴有发热，排除授乳妇女的乳汁淤积。

2. 外科手术证实。

3. 临床医生诊断的乳腺脓肿。

【病原学诊断】

临床诊断基础上，引流物或针吸物培养阳性。

（六）脐炎

【临床诊断】

新生儿脐部有红肿或有脓性渗出物。

【病原学诊断】

临床诊断基础上，符合下述两条之一即可诊断。

1. 引流物或针吸液培养阳性。

2. 血液培养阳性，并排除其他部位感染。

【说明】

与脐部插管有关的脐动静脉感染应归于心血管系统感染。

（七）婴儿脓疱病

【临床诊断】

符合下述两条之一即可诊断。

1. 皮肤出现脓疱。

2. 临床医生诊断为脓疱病。

【病原学诊断】

临床诊断基础上，分泌物培养阳性。

骨、关节

（一）关节和关节囊感染

【临床诊断】

符合下述两条之一即可诊断。

1. 患者有下列症状或体征中的两项且无其他原因可以解释：关节疼痛、肿胀、触痛、发热、渗出或运动受限。并合并下列情况之一：

(1) 关节液检验发现白细胞。

(2) 关节液的细胞组成及化学检查符合感染且不能用风湿病解释。

(3) 有感染的影像学证据。

2. 外科手术或组织病理学检查发现关节或关节囊感染的证据。

【病原学诊断】

符合下述两条之一即可诊断。

1. 关节液或滑囊活检培养出病原体。

2. 临床诊断的基础上，关节液革兰氏染色发现病原体。

（二）骨髓炎

【临床诊断】

符合下述两条之一即可诊断。

1. 患者有下列症状或体征中的两项且无其他原因可以解释：发热（>38 ℃），局部肿块、触痛、发热或感染灶有引流物，并有感染的影像学证据。

2. 外科手术或组织病理学检查证实。

【病原学诊断】

符合下述两条之一即可诊断。

1. 骨髓培养出病原体。

2. 在临床诊断的基础上，血液培养出病原体或血液中查出细菌抗体（如流感嗜血杆菌、肺炎球菌），并排除其他部位感染。

（三）椎间盘感染

【临床诊断】

符合下述三条之一即可诊断。

1. 患者无其他原因解释的发热或椎间盘疼痛，并有感染的影像学证据。

2. 外科手术或组织病理学检查发现椎间盘感染的证据。

3. 手术切下或针吸的椎间盘组织证实有感染。

【病原学诊断】

在临床诊断的基础上，符合下述两条之一即可诊断。

1. 感染部位组织中培养出病原体。

2. 血或尿中检出抗体（如流感嗜血杆菌、肺炎球菌、脑膜炎球菌或B组链球菌），并排除其他部位感染。

生殖道

（一）外阴切口感染

经阴道分娩，患者外阴切口感染发生于产后2周内。

【临床诊断】

符合上述规定，并有下述两条之一即可诊断。

1. 外阴切口有红、肿、热、痛或有脓性分泌物。

2. 外阴切口有脓肿。

【病原学诊断】

临床诊断基础上，细菌培养阳性。

【说明】

1. 外阴切口感染含会阴切开或会阴裂伤缝合术。

2. 切口缝合针眼处有轻微炎症和少许分泌物不属外阴切口感染。

（二）阴道穹隆部感染

【临床诊断】

符合下述两条之一即可诊断。

1. 子宫切除术后，患者阴道残端有脓性分泌物。

2. 子宫切除术后，患者阴道残端有脓肿。

【病原学诊断】

临床诊断基础上，细菌培养阳性。

【说明】

阴道穹隆部感染仅指子宫全切术后阴道残端部位。

（三）急性盆腔炎

【临床诊断】

符合下述两条之一即可诊断。

1. 有下列症状或体征且无其他原因解释，发热、恶心、呕吐、下腹痛或触痛，尿频、尿急或腹泻，里急后重，阴道分泌物增多呈脓性。

2. 后穹隆或腹腔穿刺有脓液。

【病原学诊断】

在临床诊断基础上，宫颈管分泌物细菌培养阳性。

【说明】

仅限于入院48 h后，或有宫腔侵袭性操作、自然分娩24 h后出院1周内发生者。

（四）子宫内膜炎

【临床诊断】

发热或寒战，下腹痛或压痛，不规则阴道流血或恶露有臭味。

【病原学诊断】

临床诊断的基础上，宫腔刮出子宫内膜病理检查证实或分泌物细菌培养阳性。

【说明】

1. 入院时，患者无羊水感染，羊膜破裂时间不超过 48 h。

2. 子宫内膜炎仅包括早孕流产、中孕引产、分娩后 1 周内。

（五）男女性生殖道的其他感染

【临床诊断】

符合下述两条之一即可诊断。

1. 患者有下列症状或体征中的两项且无其他原因解释：发热、局部疼痛、触痛或尿痛，并有影像学证实或病理学证实。

2. 外科手术或组织病理学发现感染部位脓肿或其他感染的证据。

【病原学诊断】

符合下述两条之一即可诊断。

1. 从感染部位的组织或分泌物中培养出病原体。

2. 临床诊断基础上，血液中培养出病原体。

口腔

【临床诊断】

符合下述三条之一即可诊断。

1. 口腔组织中有脓性分泌物。

2. 通过外科手术或组织病理检查证实的口腔感染或有脓肿。

3. 临床医生诊断的感染并采用口腔抗真菌治疗。

【病原学诊断】

临床诊断基础上，符合下述五条之一即可诊断。

1. 革兰氏染色检出病原微生物。

2. 氢氧化钾染色阳性。

3. 黏膜刮屑显微镜检有多核巨细胞。

4. 口腔分泌物抗原检测阳性。

5. IgM 抗体效价达诊断水平或双份血清 IgG 呈 4 倍增加。

【说明】

原发性单纯疱疹应属于此类感染。

其他部位

器官或系统，而又不适合归于某系统的感染，通常为病毒感染：如麻疹、风疹、传染性单核细胞增多症；病毒性皮疹也应列入此类，如单纯疱疹、水痘、带状疱疹等。

第二节　血液系统疾病并发医院感染易感因素

血液科是医院感染发生高危科室，血液科住院患者常患有血液系统疾病，患者有其自身特点：血液病患者往往抵抗力低下，容易导致各种病原体感染；血液病患者主要治疗是联合化疗，化疗后出现白细胞减少，更容易感染；化疗药物常有免疫抑制作用，患者骨髓抑制，细胞免疫和体液免疫功能进一步低下，容易感染或使感染加重；血液病患者经常输血，容易罹患血液传播疾病。同时患者住院时间较长，并且反复化疗入院，是医院感染的高发人群。

感染是血液系统疾病患者最常见、最危险的并发症，血液系统疾病并发感染是导致治疗失败、患者死亡的主要原因。易感因素不但可以预测疾病发生的概率，帮助医院感染监控部门找到重点监测的部门和对象，还可以指导临床医师在医疗过程中避免和减少感染的发生，并为正确评价控制效果提供量化标准。根据国内外相关文献及报道，总结以下易感因素。

一、年龄因素

血液病患者医院感染与年龄密切相关，老年与儿童患者有较高的医院感染趋势。年龄≥60 岁患者医院感染率明显高于<60 岁血液病患者[1]。考虑与下列原因有关。

1. 老年患者在发病前往往已经存在多种慢性疾病（如糖尿病、慢性阻塞性肺疾病、高血压病等），自身免疫功能低下，成为医院感染的易感人群。

2. 随着年龄的增长，人的生理功能、组织器官逐渐衰退，甚至发生病理改变，例如老年人的泌尿系统老化，膀胱收缩无力，排尿反射逐渐减弱，排尿后膀胱内仍有较多尿液，甚至出现尿潴留，造成细菌滋生的环境。

3. 老年患者的骨髓造血功能呈现衰竭和紊乱状态，多数存在 T4/T8 细胞数量和（或）比例失常，自然杀伤细胞（NK 细胞）活性不足，肝肾不能有效地代偿化疗药物的副作用，从而延长了老年患者化疗之后的骨髓抑制期，并使外周血白细胞计数（特别是中性粒细胞计数）大幅度下降、粒细胞缺乏时间明显延长，医院感染的发生与外周血白细胞数量明显有关。

4. 老年患者多卧床，活动能力和消化吸收能力下降，易发生营养缺乏，成为感染发生的易感人群。

5. 儿童患者因免疫功能受损，加之儿童免疫功能不成熟等原因，医院感染发生率也高，医院感染发生率与儿童年龄成反比。

二、免疫功能

血液病患者的免疫功能有不同程度的降低，其主要原因是由于疾病导致大量的原始幼稚细胞在骨髓中增殖，抑制了正常的造血系统，并广泛浸润全身各组织脏器，破坏了人体的正常防御机制。而大剂量放疗、化疗等治疗手段则进一步加重了免疫功能的损害。患者化疗后骨髓受到不同程度的抑制，白细胞数量减少，其吞噬及杀菌能力明显下降，因而感染的发生率很高。

三、白细胞计数、中性粒细胞计数

白细胞是人体的防卫细胞，有时也被称为免疫细胞，白细胞可以做变形运动，有活跃的移动能力，可以从血管内迁移到血管外，或从血管外组织迁移到血管内，具有吞噬异物并产生抗体的作用，察觉和防御细菌或病毒等异物入侵人体。血液病患者白细胞本身存在质或量的异常。当白细胞计数低于 $1.0\times10^{9}/L$ 时，医院感染发病率高至 95%[2]。

正常数量和质量的中性粒细胞是机体防御感染的必要条件[3]。当中性粒细胞计数 $<0.5\times10^{9}/L$ 时称之为粒细胞缺乏，粒细胞缺乏通常是化疗、放疗、骨髓衰竭或者是骨髓造血细胞被肿瘤细胞挤占的结果，且同时合并淋巴细胞减少和免疫调节损伤。粒细胞缺乏使得患者正常的免疫防御被破坏，极易发生感染，感染之后机体无法产生有效的炎性反应，感染进展迅速但临床症状隐匿，粒细胞缺乏时间越长，医院感染发病率越高，当粒细胞缺乏的时间超过 7 d 以上，医院感染率高达 100%。

四、血液系统疾病本身

恶性淋巴瘤、白血病、多发性骨髓瘤等血液系统疾病患者，肿瘤细胞恶性增殖，抑制骨髓正常造血功能，有功能的淋巴细胞、中性粒细胞减少，细胞、体液免疫受损，免疫器官或免疫组织发生障碍，累及淋巴系统、网状内皮系统、胸腺和骨髓等免疫器官，免疫防御功能不断减退，影响免疫活性细胞的产生、增殖及分化，而致外周淋巴细胞质和量的异常。肿瘤细胞还会产生白细胞介素-10（IL-10）等导致内环境紊乱。

五、基础疾病

（一）糖尿病

糖尿病患者在高血糖状态下血浆渗透压增高，淋巴细胞分裂迟缓，中性粒细胞和巨噬细胞系统功能受抑制，对病原微生物的清除能力降低，同时高血糖可以引起机体免疫功能下降，如 NK 细胞活性和 $CD4^{+}$ T 细胞、$CD8^{+}$ T 细胞数量下降，由于免疫功能失衡，脂肪酸缺乏，肺泡巨噬细胞中合成的溶菌酶减少，使之对细菌的杀灭能力降低，从而诱发感染。

（二）贫血

红细胞除氧气输送功能外，还具有识别抗原、清除循环中免疫复合物、增强 T 细胞依赖反应、效应细胞样作用、促进吞噬作用等免疫功能。血液病患者常伴有不同程度贫血，红细胞数量减少，其细胞膜 C3b 受体不足，导致红细胞免疫功能下降。贫血时，红细胞清除免疫复合物的能力下降。人体许多部位（如口腔、鼻咽部、消化道、泌尿系等）的黏膜血供受影响，黏膜屏障受损，细菌更易定植、感染。

（三）低蛋白血症

血浆白蛋白除了具有维持血浆胶体渗透压和酸碱度、解毒和运输功能之外，对于免疫系统也具有重要作用。在循环血液中，白蛋白的亲水作用强于血浆球蛋白，而其含量多于球蛋白，它能作为黏性的胶体，稳定和保护球蛋白。对于低蛋白血症的患者，球蛋白的稳定性下降，其生理功能的发挥也受到影响，会致免疫器官萎缩、淋巴细胞生成抗体减少、细胞吞噬功能发生异常，造成机体抵抗力下降而易发生医院感染。此外，白蛋白低的患者，提示机体处于慢性消耗期，说明患者营养不良，往往有消化道黏膜水肿，营养吸收能力差，且黏膜屏障功能削弱，使病原体更易于黏附和定植。

六、住院时间

化疗后患者的粒细胞缺乏程度不一样，粒细胞恢复时间不同，导致住院天数的差异。患者住院时间越长，暴露机会越多。同时增加医护人员与患者之间，患者之间接触机会，势必增加交叉感染的机会，发生医院感染的危险性也就越大。另外长时间住院，患者正常菌群常被病房中耐药菌群取代，因血液病患者普遍存在免疫力低，有效清除各种条件致病菌的能力减弱，耐药菌株在人体内的定植机会高，耐药菌株的产生也是医院感染重要的诱发因素，可再次获得医院感染。

七、放疗、化疗

血液病患者主要治疗手段是抗肿瘤药物治疗、放射治疗。血液病患者骨髓移植前，也需要使用化疗及全身放疗方法对患者进行预处理，全身放疗在骨髓移植中主要有两大作用：免疫抑制作用（破坏骨髓细胞及抑制细胞免疫反应）和联合化疗方案起抗癌作用（参与破坏恶性肿瘤细胞），全身放疗虽然在疾病治疗过程中为必需，但同时也带来了一系列不良反应，如骨髓抑制、白细胞数减少等。抗肿瘤药物治疗和放射治疗损害肿瘤细胞的同时，也损害正常组织，直接损害和破坏了机体的防御机制和免疫系统功能，表现为血象降低和免疫功能指标下降。处于诱导化疗阶段的血液病患者医院感染率高，是由于血液病患者在诱导缓解过程中，机体内还存在着大量的白血病细胞，中性粒细胞减少或缺乏尤为突出，并且存在中性粒细胞质的异常，从而导致机体免疫功能（尤其是 T 细胞免疫）低下。另外，各种化疗药物的使用更进一步导致中性粒细胞数量减少并容易使中性粒细胞表面受体受到损伤，使中性粒细胞的趋化、吞噬作用减弱，抗菌活性降低，从而增加了感染易感性。研究发现，当放疗和化疗两种方法同时使用时，可以显著增加口腔黏膜炎发生的危险性和严重程度，而口腔黏膜炎的发生又大大增加了患者口腔感染的机会。

八、免疫抑制药、糖皮质激素

化疗的药物多为免疫抑制药，不仅抑制机体的异常免疫反应，也减弱了正常免疫功能，使其不能及时消灭病原体而更易引起感染，特别是骨髓移植时，应用超剂量的免疫抑制药，使骨髓造血功能基本消失，平时在患者身体正常免疫功能下的定植细菌如铜绿假单胞菌等亦可引起感染。淋巴系统血液疾病（霍奇金淋巴瘤、急性淋巴细胞白血病）的化疗方案中大多使用糖皮质激素，糖皮质激素作为细胞周期非特异性药物，能抑制肿瘤细胞有丝分裂、核酸代谢及蛋白质合成[4]。但糖皮质激素还有抑制免疫应答的作用，它能抑制单核细胞、中性白细胞的募集和吞噬功能；抑制巨噬细胞对抗原的吞噬和处理；抑制浆细胞合成抗体等。由于糖皮质激素均有抗炎症反应的作用，患者发生感染时的症状可能被激素掩盖，可能耽误诊治。因此，对于激素治疗患者，有感染的定位体征，但体温不高，要高度怀疑感染的可能。

九、抗菌药物的不合理应用

正常菌群是正常人体各部位宿主细胞上定植的细菌群，正常人体内不同菌种相互依存和制约，组成恒定的菌群，它们对保持人体生态平衡和内环境稳定有重要作用[5]。患者在怀疑有医院感染时，多采用广谱抗菌药物治疗，且一般用药时间较长，破坏了自身正常菌群的生态学平衡抗定植抵抗力，也影响机体正常的蛋白质代谢，对肝、肾功能和骨髓产生抑制，机体抗菌能力下降，机会致病菌得以大量繁殖甚至产生耐药菌，从而进一步引起出现耐药菌及细菌和真菌的双重感染趋向，加重病情，使治疗更加困难。

预防性用药是医院内使用抗菌药物的重要部分，许多错误与此有关，这些错误包括选药不当、持续使用和药量过大等。不恰当的使用抗菌药物包括当无明显指征时就使用抗菌药物治疗，例如无症状的菌尿症或上呼吸道感染等，还包括抗菌药物用药错误、剂量或持续使用的时间不当。而过度地或不恰当地使用抗菌药物导致患者的花费增加及对个别患者产生副作用，并造成细菌产生耐药性。

十、侵袭性操作

由于血液病本身特点和反复使用化疗、放疗、激素治疗及免疫抑制药治疗，机体免疫力低下，长期静脉化疗及放疗，导致血管壁硬化狭窄和弹性差，给患者治疗带来许多困难，为减少因频繁静脉穿刺等给患者带来的痛苦，经外周插入中心导管（peripherally-inserted catheter，PICC）因其留置时间长、耐受高渗液体、血管刺激性小等优点，临床上常采用 PICC 为长期静脉输液的重要途径。但同时，也增加了病原菌侵袭机会，增加了患者发生导管相关血流感染（catheter-related bloodstream infection，CRBSI）风险。微生物引起 CRBSI 的主要机制如下[6]。

1. 皮肤表面定植的细菌在导管穿刺时或穿刺后，可以附于导管上，从置管部位沿导管外表面向内迁移，静电作用使细菌吸附在导管外壁，形成导管皮内段至导管尖端的细菌定植。导管进入人体后，机体将导管和病原菌同时作为异物对导管周围进行纤维蛋白包裹，带入的病原菌可固定在纤维蛋白包裹中增殖，并形成生物膜保护自己，定植的细菌沿导管周围的纤维蛋白鞘蔓延入血引起感染。

2. 远处感染灶的细菌进入血流后与导管血管内段接触，细菌在导管尖黏附定植形成异物，刺激诱发其管周引起血栓性静脉炎，形成血栓，造成血流淤滞、营养丰富并利于细菌生长繁殖的微环境。

3. 细菌从导管接头处或静脉输液港侵入管腔内表面播散入血引起感染。

4. 输液的液体被污染而导致的 CRBSI。在静脉给药的准备和输注过程中无菌技术的操作不当，可能为微生物进入机体提供了途径，增加了导管相关性血流感染发生的机会。

其他如内镜、泌尿系导管、气管切开、气管插管、吸入装置、脏器移植、牙钻、采血针、吸血管、监控仪器探头等侵入性诊治手段，破坏了皮肤，黏膜的屏障作用，损害了患者的防御系统，把致病菌带入或者为致病菌的侵入创造了条件，增加了条件致病菌感染的机会。

十一、医疗环境

医院是一个特殊的场所，它既是医疗保健服务的重地，又是易感人群聚集的地方。因此，医疗环境质量的好坏与医院感染的发生有着密切的联系，并直接影响着患者的身心健康。血液病患者住院时间长，陪护人员和探视者多且杂，增加了病区环境清洁、消毒的难度，缩短了环境消毒的有效时间，导致病区内微生物大量繁殖。普通病房面积小，患者多，床位密度高，病房床间隔小，缺少空调换气设备等，导致病房通气性差，病原体通过患者之间的交叉感染或医护人员间接接触引起传播，其传染源多为其他的患者及病原携带者，在普通病房的化疗患者医院感染的发生率明显高于层流病房患者。另外，患者多因血液疾病，自身免疫功能低下，而家属及陪护人员缺乏清洁、消毒、无菌操作等知识，护理和接触患者过程中容易将公共场所的致病菌带入医院，增加患者发生感染的概率。

第三节　血液系统疾病并发医院感染防控措施

医院感染的发生，不仅延误了血液病患者原发病的治疗，增加了其经济负担，而且影响了疾病的预后，降低了患者的生存质量。德国每年用于医院感染的开支为 5 亿～10 亿马克，美国每年医院感染所造成的经济损失＞40 亿美元。我国每年因医院感染耗资 100 亿～150 亿人民币[7]，远远超出我国每年卫生事业投资，若包括间接经济损失则无法估量。可以察觉到医院感染不仅影响着患者、医务工作者的健康及工作，同时严重影响着医疗效果和医疗质量，故有效预防和控制医院感染意义很大。因此，血液病并发医院感染应引起医务工作者的重视，如何防控医院感染是临床上关心与亟待解决的难题。医院感染的防控涉及医疗管理、医疗技术与个人观念等多个方面，需从细节入手，强化落实，方能取得满意的效果。

一、完善科室内的管理制度与组织建设

（一）管理制度

医院感染管理制度是有效开展医院感染防控工作的基础与保证，血液科应根据本科室患者的性质与特点，联合感染控制科共同建立一整套规范严谨的、实用可行的工作制度。制度应以国家相关法律法规为基础，并借鉴国外的先进成功经验。结合本科室的实际情况，进行科学严谨的调研论证，保证执行过程简便可行。为有效地落实医院感染防控措施提供制度保障。

（二）组织架构与业务培训

在医院感染管理委员会及医院感染管理科的基础上成立本科室的医院感染管理小组，组成

医院感染管理三级网络。小组成员负责本科室医院感染防控的具体落实，监督并指导本科室医护人员开展医院感染危险因素的监测工作，做到对医院感染患者早发现、早治疗、早报告。同时应定期组织医院感染管理知识和业务能力的岗位培训，全面普及医院感染知识，并制订相应的考评标准，使医护人员能充分认识到控制医院感染的重要性，提高执行规章制度的自觉性。

二、切断感染途径，严格执行无菌操作

血液科患者侵入性操作频率高，体外循环操作中接触污染的机会多，反复输血，发生医院感染的概率非常高，因此必须增强医务人员的无菌操作观念。进行无菌操作是预防医院感染的必要措施，加强医护人员管理，严格执行无菌操作，尽量减少不必要的侵入性操作，严格掌握各种侵入性操作的适应证，遵守诊疗操作常规和无菌操作流程[4]如下。

1. 对有静脉置管或置有各种引流管的患者，加强对置管局部皮肤的消毒换药，局部消毒后予无菌敷料覆盖，尽可能缩短留置管道时间，如有污染或出汗应及时更换。

2. 对于使用大剂量免疫抑制药及化疗后白细胞数低者应尽可能减少侵入性操作，注意做好口腔、皮肤黏膜和颈深静脉置管的护理。

3. 对于使用浅静脉留置针者，应记录置管时间，观察局部情况，特别是白细胞低下者，因套管针静脉留置所致的静脉炎与粒细胞减少的程度及留置时间的长短有关。

4. 要加强对相关物品的消毒和监测。

三、改善病房环境，防止外源性感染

1. 严格执行消毒隔离制度，做好病室环境管理是预防医院感染的基础，日常必须加强对血液科病房环境的消毒及管理。遵循“标准预防”和“基于疾病传播途径的预防”的原则，严格管理传染源、阻断感染传播途径、保护易感人群，降低外源性感染的发生和暴发。

（1）病房每天早晚各通风 1 次，每周紫外线消毒 1 次，每日对层流隔离室进行紫外线消毒。

（2）病房保持适宜的温度和湿度，温度控制在 22～25 ℃，相对湿度在 55%～56%。

（3）每日清晨湿式清扫每张病床，一床一套（巾），一桌一巾，用后消毒。用 500 mg/L 含氯消毒液擦拭床单元、门把手、灯开关、洗手池台面等物体表面，用 1000 mg/L 含氯消毒液湿式清扫地面，遇污染时即刻消毒。

（4）患者出院、转科或死亡后，床单元必须进行终末消毒处理。

（5）患者被服每周更换 1～2 次，枕心、被褥、床垫定期消毒，被血液、体液污染时及时更换。

（6）对白细胞$<2\times10^9$/L 的高危人群应采取保护性隔离，而白细胞数$<0.5\times10^9$/L 的患者要进入无菌层流病房，进行保护性隔离，有助于减少血液病的医院感染，使其安全度过骨髓抑制期。定期做空气培养，发现问题及时解决，切断空气传播途径。

2. 层流病房通过高效过滤器的过滤，可以清除 99.97%以上直径>0.3 μm 的飘浮于空气中的尘粒及细菌，从而形成高度净化的空气，为患者在经超大剂量化疗时导致免疫功能极度低下及粒细胞极度缺乏的情况下，处在一个相对净化的环境中，从而有效地减少感染的发

生。层流病房（无菌室）使用原则[8]：无菌室在使用前先清洁消毒四壁、地板及病床，先用清水擦洗，再用0.05%氯己定溶液或0.2%过氧乙酸擦洗，然后用甲醛溶液熏蒸，12 h后通风。经检菌合格方可启用。其他原则如下。

（1）室内所用物品均须严格消毒。布料及书报用高压消毒，药瓶用0.5%氯己定溶液擦洗，塑料品用0.5%氯己定溶液浸泡。

（2）室内诊疗用品均须消毒后专用。

（3）医护人员入室前0.05%氯己定溶液泡手5 min，按无菌要求穿好隔离衣，戴好帽子及口罩，更换无菌长筒套袜方可入内。

（4）未经消毒处理的食物不得入内。患者饮食用高压锅或微波炉烹调、加热；水果用高锰酸钾处理。

（5）入室人员1次不得超过2人。

（6）每日用0.2%过氧乙酸或用0.05%氯己定溶液擦洗室内物品、墙壁、地板。

（7）定期做室内空气及物品细菌培养。

（8）出入无菌室随手关门。

四、正确认识手卫生，提升手卫生工作质量

正常人的皮肤上有细菌。医护人员手上所带的细菌总数为3.9×10^4～4.6×10^6。皮肤作为终宿主或中间宿主，主要是两类细菌的栖息地[9]。一类是把皮肤作为中间宿主的细菌（典型的有大肠埃希氏菌和铜绿假单胞菌）覆盖在皮肤的外表面。它们在皮肤上的生存期较短但致病力很强。医护人员通常通过与患者的直接接触或通过接触患者周围污染的环境外表面而被感染，如此交叉传播成为外源性医院感染及造成抗菌药物耐药性的主要原因。常规的手卫生工作可以清除以皮肤作为中间宿主的细菌。另一类是以皮肤作为终宿主的细菌（主要是凝血酶阴性葡萄球菌、棒状杆菌、微球菌）位于皮肤深层，潜在致病力较弱，它们可以借助侵入性设备使机体致病。

洗手是防范医护人员因操作引起外源性感染简单而易取得良好效果的预防措施，应提高医护人员对手卫生的清洁意识，强化医务人员的洗手意识，做到以下几点。

1. 科室应加强对医护人员进行手卫生知识培训，同时科室的医院感染管理小组应充分发挥效能，指导本科室医护人员何时进行手卫生，如何进行手卫生，定期评选本科室手卫生标兵，起到模范带头作用。

2. 改善和健全洗手设施，提高医务人员洗手的依从性。水龙头是医务人员经常接触的设施，有条件的医院应该将之全部更换为肘碰式、感应式或脚踏式，减少医务人员手的接触，避免交叉感染。在洗手池旁的墙上安装纸巾盒及感应式皂液盒，张贴六步洗手法图示和文字说明，杜绝使用普通固体肥皂及重复毛巾，防止普通肥皂潮湿后的污染和擦手造成的二次污染。

3. 在接触患者或进行各项医疗操作前应严格洗手或快速手消毒剂消毒，洗手后不能在工作服上或不洁毛巾上擦干，不能用戴手套代替洗手。

4. 选择合适的手卫生产品，选择时也应考虑其护手效果，尽量保证医护人员手部皮肤健康，打消医护人员因担心频繁洗手而对皮肤产生过度刺激的顾虑。

5. 每月监测手及物品表面的细菌菌落数，并记录留存。

五、合理应用抗菌药物

抗菌药物的合理应用是一个复杂的系统过程，既要考虑选择的药物品种、剂量、用药时间、给药途径、疗程；又要与患者的感染状况及其生理、病理状态相适宜，有效控制感染；同时又要防止人体内菌群失调，减少药物不良反应与细菌耐性的产生。应积极开展病原学检查，根据细菌培养药敏实验结果，合理使用抗菌药物，避免由于滥用抗菌药物导致的菌群失调、真菌感染及耐药菌株的产生。但细菌培养需要一定的时间，而血液病患者化疗后合并医院感染往往进展迅速，因此，应根据临床经验，经验性选择抗菌药物抗感染治疗，同时应保证抗菌药物的用量和疗程，以防止耐药菌产生，但为了尽快由经验性治疗转为目标治疗，实施精准抗感染治疗，须尽早查明感染病原体，根据病原体的种类及药敏结果调整抗菌药物。因此对临床诊断为细菌性感染的患者应在开始使用抗菌药物前，尽可能地及时留取相应部位的合格标本送病原学检测。同时由于各种抗菌药物的药效学和人体药物代谢动力学特点不同，因此各有不同的临床适应证。临床医师应根据各种抗菌药物的特点，结合患者的具体情况，按临床适应证正确选用抗菌药物。

在血液病治疗过程中，大量长期、多联使用广谱和高效抗菌药物，加上使用激素、免疫抑制药等药物，患者易患真菌感染，医务人员在结合患者临床体征、影像学和实验室证据的基础上，早期诊断，预防性使用抗真菌药可以使血液病患者的侵袭性真菌感染率有所降低，降低与真菌感染相关的死亡率。

六、加强支持疗法，提高机体免疫力

血液病患者感染的危险性与粒细胞的多少呈负相关，感染的预后也与粒细胞的变化有关。在治疗中，缩短骨髓抑制期，降低感染危险性至关重要，而中性粒细胞的恢复是化疗后骨髓抑制期患者从感染中康复的关键。重组人粒细胞集落刺激因子、重组人粒细胞巨噬细胞集落刺激因子的应用，可明显刺激粒细胞增生，有效促进中性粒细胞的恢复，缩短中性粒细胞减少的时间和程度，从而减少感染的发生，控制感染的发展。在合理使用抗菌药物的同时，使用粒细胞集落刺激因子升高中性粒细胞，缩短粒细胞缺乏的时间，以减少感染机会。化疗期间密切监测血常规，合理输注成分血，避免因严重的贫血和血小板减少而增加感染风险；合理使用提高免疫力的药物，如丙种球蛋白、胸腺肽等增强机体抵抗力，预防或减少感染的发生。此外化疗期间应合理补充维生素、氨基酸、脂肪乳，改善营养状态，以增强机体对化疗、放疗的承受力，促进毒素排泄，维持机体代谢平衡，保护重大脏器的功能，提高机体的免疫功能。对于贫血严重的患者，及时静脉输注浓缩红细胞，使血红蛋白量维持在 80 g/L 以上。

七、加强患者个人卫生管理，做好宣教工作

加强患者个人卫生管理，防止内源性感染。患者个人卫生不良，极易发生口腔、肛周、皮肤等部位的感染。因此，做好口腔护理、肛周及皮肤清洁是预防感染的重点。患者入院

后，主动进行全面问诊和查体，治疗中不断进行针对性查体，以及时了解患者的卫生习惯及各部位卫生状况，看有无异常，做好相应处理。指导患者早、晚用软毛牙刷刷牙，进食后用凉开水漱口，教会正确的刷牙、漱口方法，必要时行口腔护理。对口腔溃疡和牙龈肿胀糜烂者先用1%过氧化氢溶液棉球轻轻擦洗，除去局部腐败物，再用1∶5000呋喃西林液漱口，并于局部敷以口腔溃疡膜。有口腔真菌感染时，应予4%苏打水漱口，并给予局部涂布制霉菌素甘油制剂。保持尿道口清洁，每天清洗，尽量减少导尿次数。便后及时用温水清洗清理肛周，保持肛周皮肤干燥，在病情允许的情况下使用高锰酸钾溶液坐浴20～30 min。操作过程中注意保暖，预防因感冒而加重病情。如出现肛周感染，将无菌纱布浸于温度在33～35 ℃，1∶5000的高锰酸钾溶液中，直接敷于伤口上10～15 min，期间注意更换。红外线照射局部肛周30 min，每日2次，以促进肛周局部血液循环。如肛周脓肿形成，应切开引流，保持引流通畅。保持排便通畅，减少用力排便所致的肛周疼痛加重。

养成良好的卫生习惯，定期洗澡换衣，保持皮肤清洁，皮肤清洁一般每周1～2次，防止受凉，预防感染的同时，增加患者的舒适感。应给予患者高蛋白、高热量、高维生素清淡易消化食物，避免食用生、冷、硬的食物，防止发生肠道感染。

八、关注患者健康，加强对患者及其家属的人文关怀

积极治疗原发病，尽量改善患者基础条件，提升患者免疫力。在这个基础上应给予患者适当的人文关怀，诊疗服务中，应对患者、家属及陪护人员传授预防感染的主要措施并讲解预防感染的重要性，让患者及家属充分认识医院感染，争取他们对消毒隔离工作的最大配合。向家属讲解探视制度，说明减少人员探视的重要性，自身有不适，如感冒等不应前来探视，向患者和家属介绍简单的有关血液方面的知识，如白细胞$<2\times10^9$/L时应配合戴口罩，勤洗手等。尽量减少患者外出时间，避免患者互串病房，防止交叉感染，病房内物品的摆放要简单，避免摆放鲜花、植物等易携带细菌的物品。

九、心理指导

血液病患者抵抗力低，易合并感染，化疗药物毒性大，患者常表现出不配合治疗，同时巨额的医疗费用给患者及其家庭带来沉重的经济负担。因此，在患者入院后应与其建立良好的沟通关系，对儿童应语言亲切和蔼，动作轻柔，多给予关心爱护、表扬和鼓励，允许家长陪伴。青壮年及老年患者常会出现怀疑、焦虑、恐惧、绝望心理，医护人员应给予同情、理解和体谅，并向患者介绍血液病治疗的成功病例，尽可能消除患者的负面心理，使患者深知精神因素在治疗中的重要性，增加患者建立与疾病斗争的自信心，主动配合治疗。

第四节 利用医院感染实时监控系统确诊血液系统疾病并发医院感染病例

医院感染监测是医院感染管理工作的重要措施，在医院感染预防和控制工作中起着重要

作用。以往医院感染病例监测需要依靠手工查阅大量临床报告、病历等数据进行统计分析，然后才能确诊为医院感染。这种方式耗时长、浪费人力、效率低、漏报率高，有可能患者在出院后才被确诊为医院感染，对临床的感染控制帮助小。因此，伴随着现代医学理论和技术的发展，医院感染信息化建设工作也逐步展开，科学合理的医院感染信息化系统对全面加速提高医院感染控制水平至关重要。

医院感染实时监控系统（real-time nosocomial infection surveillance system，以下简称RT-NISS）是由国内一批医院感染控制专家与专业的网络科技公司联合研发的信息系统，该系统基于医院信息管理系统（hospital information system，HIS）、实验室信息管理系统（laboratory information system，LIS）和放射信息管理系统（radiology information system，RIS）等医院感染数据，建立动态的感染信息基础数据库，在数据库内嵌入专业筛查策略等方式，对数据进行智能分析，以实现医院感染病例实时在线监测和住院全过程监测，并个性化开放目标性监测等模块，以满足各医院个性化需求，提高了医院感染监测的效率，使专职人员及时准确地掌握整个医院的感染情况，并设置干预功能，方便专职人员与临床医师的干预、沟通与交流，实现实时监测、实时沟通、实时干预与反馈功能，极大地提高了感染控制效率，在本节中着重介绍如何利用 RT-NISS 系统对血液系统疾病患者进行医院感染过程的监测及诊断。

一、功能简介

（一）医院感染病例全过程监测并生成预警病例

RT-NISS 系统每天根据既定的筛查策略，自动筛查患者入院后的病历、实验室检查等医院感染相关信息，对数据进行整合分析，智能化识别医院感染高危因素（如发热、微生物培养阳性、血尿常规异常、插管等），将符合发生疑似医院感染诊断标准的病例提取出来作为预警病例每日投递给专职人员，然后专职人员通过查看患者住院后的医院感染要素时序图、相关检查结果及病历详情进行判别。如果判断为医院感染，判定信息返还回临床医师客户端；如果判断为非医院感染，则排除此预警病例；如果证据不明，无法判断，可以通过干预功能与临床医师针对患者病情进行沟通，以明确诊断（干预功能以下详述）。

对于返还回临床端口的医院感染病例，医生通过诊断信息结合患者病情进行二次判断，如果认同专职人员的医院感染诊断则进行二次确认，同时完成了医院感染上报工作，如果认为专职人员的诊断有误，则排除诊断，同时可以利用干预功能与专职人员进行病情沟通，说明排除原因，同时临床医师也可利用临床客户端对 RT-NISS 系统未抓取到的医院感染病例进行主动上报。

本功能特点：通过主动、连续动态、内在逻辑性强的组合条件进行筛查，权衡预警灵敏度和特异度，每天生成的预警病例占住院患者 3%～5%，体现了监测的及时性和准确性，极大地提高了专职人员的工作效率，将漏报病例降到最低，同时省去医院感染病例的纸质上报工作，方便临床医师进行医院感染病例上报。

（二）干预与交互平台功能

RT-NISS 系统内置的干预与交互平台模块主要提供专职人员与临床医师间的实时交互平台。如前文所述，对于医院感染病例的诊断中的问题，专职人员可以通过此模块与临床医师进行反复的沟通与交流，直至明确诊断。这样可以确保医院感染病例诊断的准确性，并且实时的沟通交流可以提醒临床医师及时上报医院感染，将漏报率降至最低。

同时专职人员可以在交互平台中将医院感染防控预案、建议、标准等规范性文件编辑保存至平台，实时推送给临床医师进行医院感染防控的干预。积极地推进医院感染防控措施的落实，降低医院感染的发生。

（三）其他功能

在医院感染监测工作方面，RT-NISS 系统还可以实现很多功能，诸如高危预警（高危因素预警、医院感染现患率预警、新发医院感染预警等），统计分析（现换率统计、住院、出院患者感染率统计，器械相关感染率统计等），目标性监测工作（含成人 ICU 监测、新生儿病房监测、手术监测、细菌耐药性监测、抗菌药物监测等），消毒灭菌与职业防护等功能，医院感染专职人员和临床医生通过这些功能能够及时了解某科室、某病区患者发生医院感染的具体情况。但由于这些功能的实施与操作较为复杂，需要系统学习，在此就不做详细介绍。

二、利用 RT-NISS 系统对血液系统疾病患者进行医院感染的监测及诊断

1. 1 例血液疾病（霍奇金淋巴瘤）患者住院期间发生菌血症的监测与诊断，见图 1-1。

（1）专职人员利用用户名及密码登陆 RT-NISS 系统。

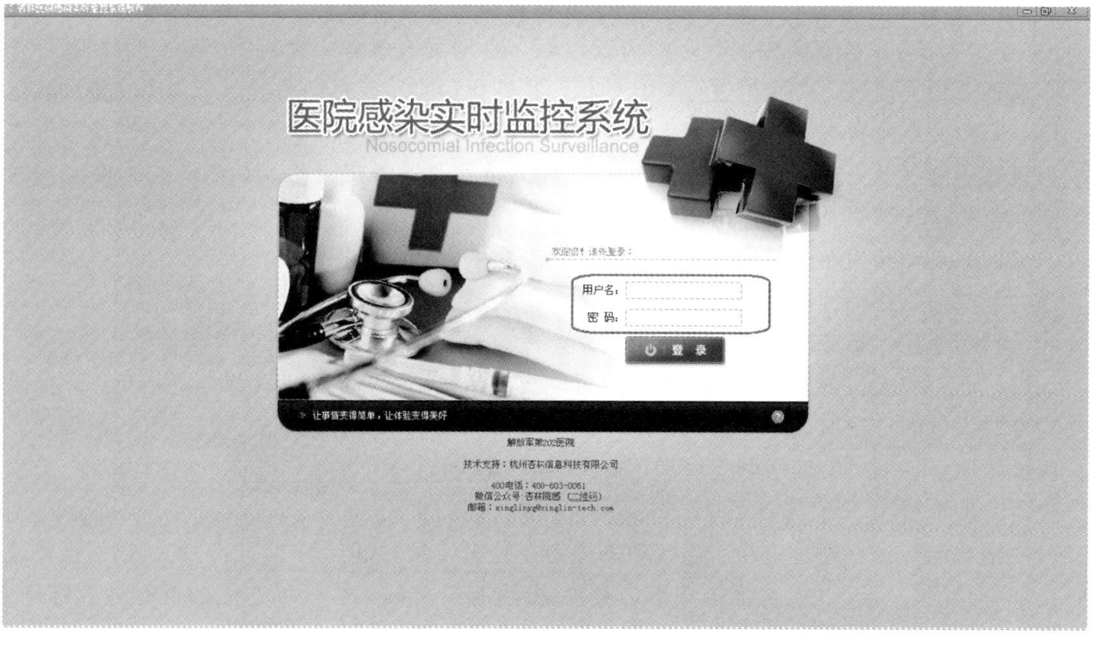

图 1-1　登陆 RT-NISS 系统

（2）在病例监测栏目下处理疑似医院感染预警病例，见图 1-2。

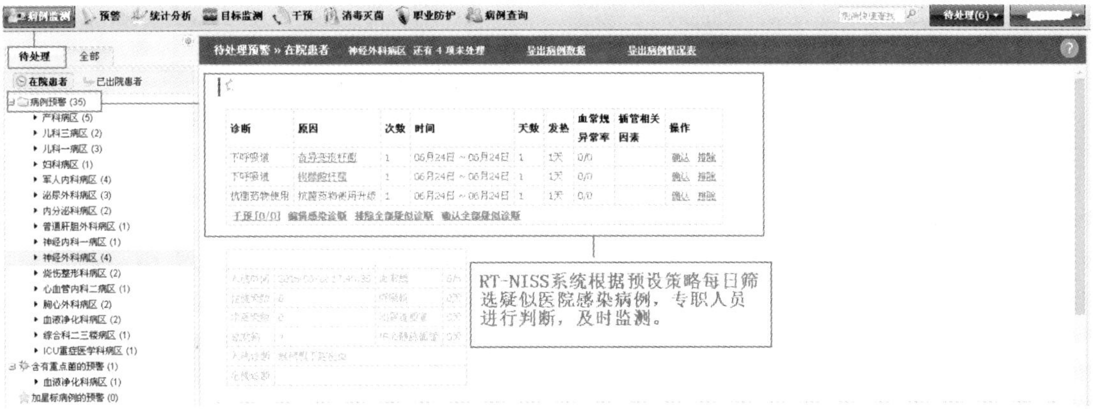

图 1-2 处理疑似医院感染预警病例

（3）RT-NISS 系统以患者入院第 8 天血培养生长大肠埃希氏菌为指征将此病例抓取为疑似医院感染预警病例，见图 1-3。

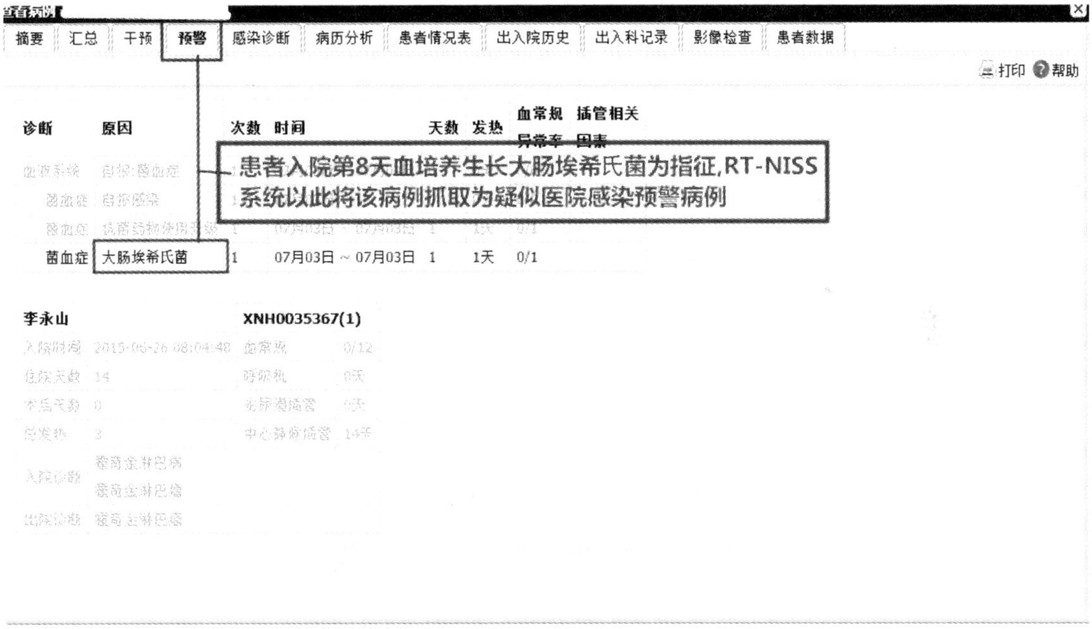

图 1-3 医院感染预警证据

（4）查看患者住院期间医院感染要素时序图

1）患者入院第 8 天，C 反应蛋白结果异常，见图 1-4。

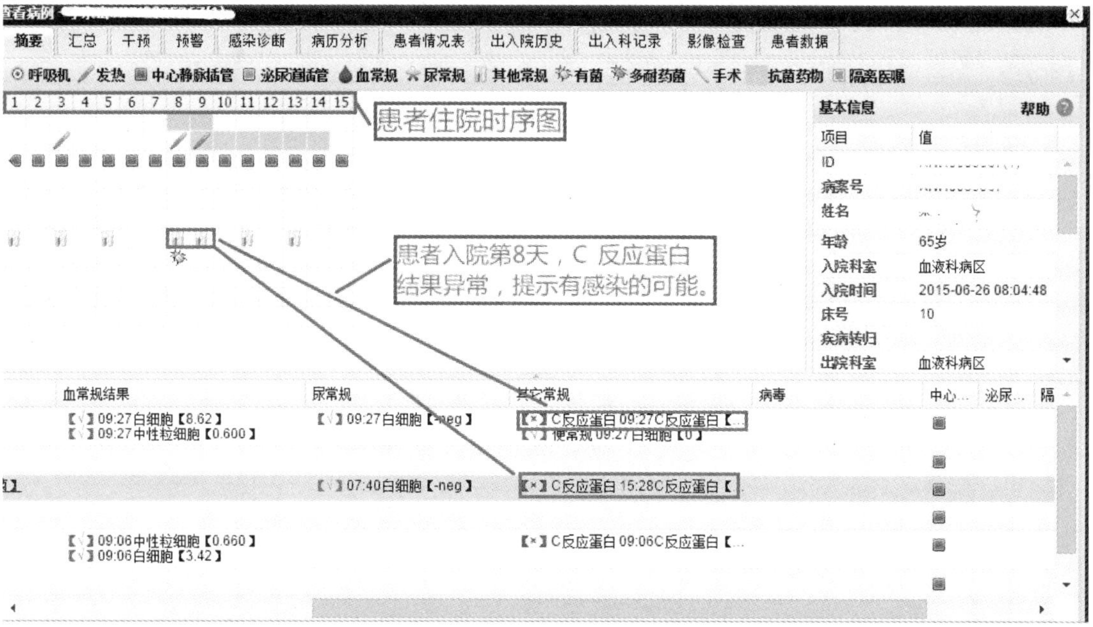

图 1-4　C 反应蛋白结果异常

2）患者入院第 8 天抽取血培养，结果提示生长大肠埃希氏菌，见图 1-5。

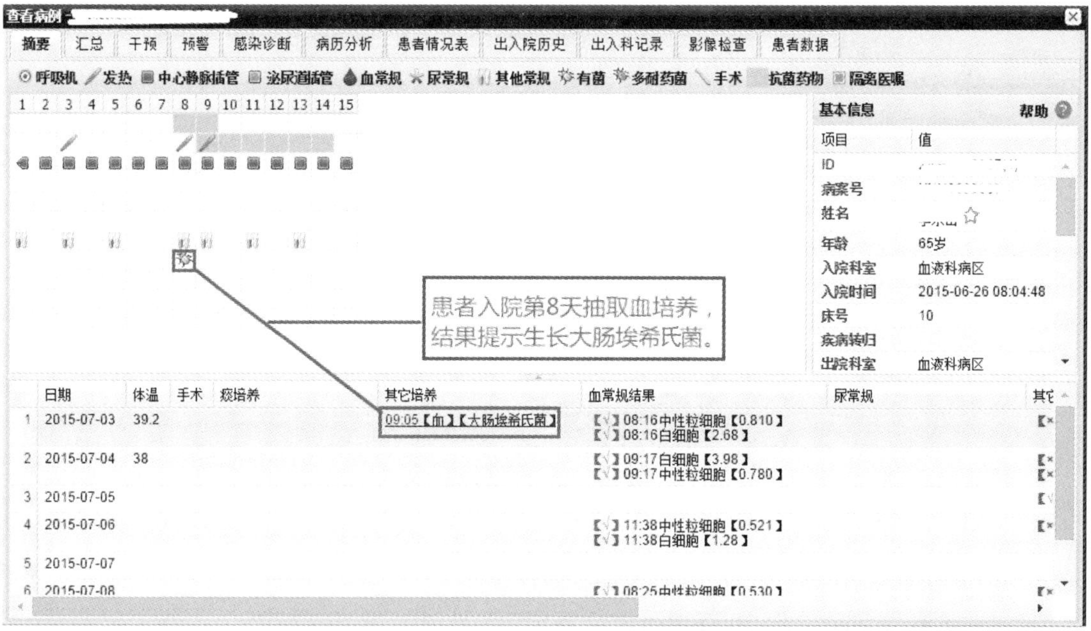

图 1-5　血培养结果提示生长大肠埃希氏菌

（5）查看患者病历记录，医生病历中记载患者发生菌血症，见图 1-6。

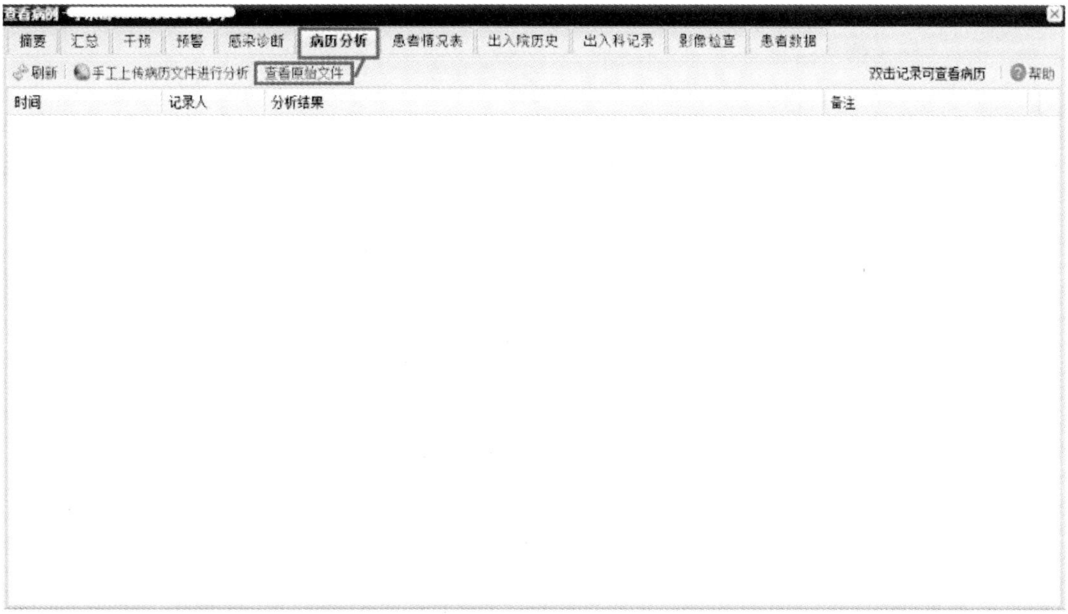

2015-07-03，09:30

副主任查房：患者经第1次ABVD方案化疗，淋巴瘤病情好转。化疗间歇期导致血细胞下降，晨起自觉腹部不适，进食牛奶、面包后腹痛加重，部位不定，不放散，无恶心及呕吐，排便排气正常。腹部查体全腹软，均有压痛，无反跳痛，脾左肋下及边，肠鸣音活跃。给予嚼服铝碳酸镁及静滴兰索拉唑治疗后腹痛及压痛减轻，但遂之出现发冷、寒战，体温高至39℃，左侧鼻腔疖肿部位肿痛加重、无破溃，无咳嗽、咳痰、腹泻等其他感染症状。前次血培养结果回报阴性。考虑化疗后白细胞减少、免疫力低下容易合并严重感染，尤其注意除外血流感染，已再次送检血培养。需改为二级护理，给予头孢哌酮钠他做巴坦抗感染及补液治疗，继续局部加强鼻腔疖肿部位消毒护理。行床边彩超结果提示脾大，餐后胆囊、胰腺肾脏未见异常，腹腔未见液性暗区。已抽血化验血常规、C反应蛋白、淀粉酶等指标，待结果回报调整治疗。

医师签名：　　手签：

2015-07-03，15:30

患者日间经口服退热药及抗感染、补液等对症支持治疗，体温降至正常，腹痛好转，未排便，少量排气。腹部仍有轻压痛，以左侧腹部为著，无反跳痛及肌紧张，肠鸣音活跃。血压、脉搏稳定于正常。精神状态尚可。今日化验结果：离子：氯96 mmol/L↓、钠133 mmol/L↓、钾正常。急诊乳酸脱氢酶（LDH）915 U/L↑、急诊总淀粉酶（AMYL）129 U/L↑，肌钙蛋白I、肌酸激酶及同工酶均正常。C反应蛋白23.70 mg/L↑。血常规：白细胞计数（WBC）2.68×10^9/L↓、中性粒细胞0.810↑，血红蛋白66g/L↓网织红细胞绝对值及血小板计数正常。患者乳酸脱氢酶增高、淀粉酶在正常高限，考虑感染继发，继续目前抗生素治疗，继续抑酸及补液纠正低钠低氯血症治疗，嘱患者暂控制饮食。密切观察病情变化。

医师签名：　　手签：

2015-07-03，19:30

检验科18时40分电话报危急值：今日日间送检血培养涂片查到G-杆菌，向　副主任医师汇报，意见如下：日间已应用广谱抗生素头孢哌酮钠他做巴坦钠，可以继续治疗，密切观察病情变化。补充诊断：菌血症。

医师签名：　　手签：

2015-07-04，11:30

患者化疗间歇期，昨日经血培养检查明确合并菌血症，经抗感染、退热药等治疗，晚间未发热，仍腹痛，较昨日减轻，为全腹痛，无放散痛及恶心、呕吐，昨日以来未排便、未排气，排尿正常。今日上午体温最高为37.5℃，无发冷及寒战，鼻腔疖肿肿痛减轻，无咳嗽等新发感染症状。查体：精神状态尚可。贫血貌。颈部、腋下及腹股沟肿大淋巴结较入院时明显缩小约2/3。左侧鼻腔疖肿部位肿痛减轻、无破溃，心肺听诊正常，腹部查体全腹平软、均压痛，以左侧腹部明显，无反跳痛，脾左肋下及边，肝肋下未及。肠鸣音活跃。患者原发病情病情重，累及肠系膜淋巴结，考虑化疗后肠系膜或肠道黏膜炎症水肿导致细菌入血合并菌血症可能性大。由于白细胞减少及免疫力明显减低，感染病情不易控制，故改抗生素头孢哌酮钠他做巴坦为每天3次用药。继续补液支持治疗观察。注意复查血常规、C反应蛋白、淀粉酶等指标了解病情。

图 1-6 查看病历记录

（6）进行医院感染诊断

1）医院感染诊断信息返回临床端口

①专职人员进行医院感染诊断，见图 1-7。

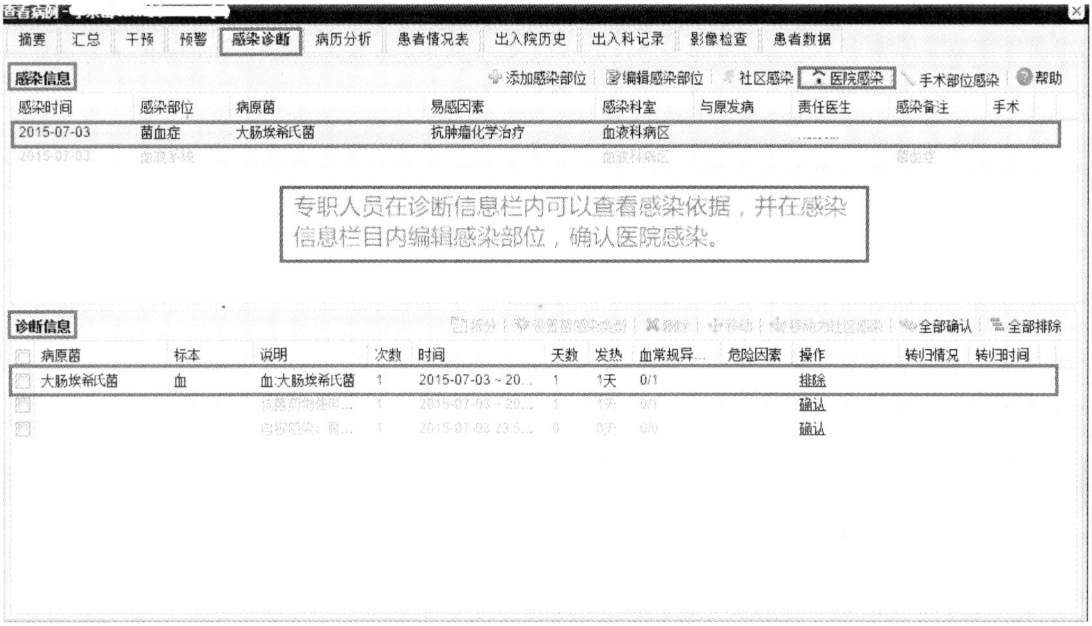

图 1-7　专职人员进行医院感染诊断

②诊断信息返回至临床端口，见图 1-8。

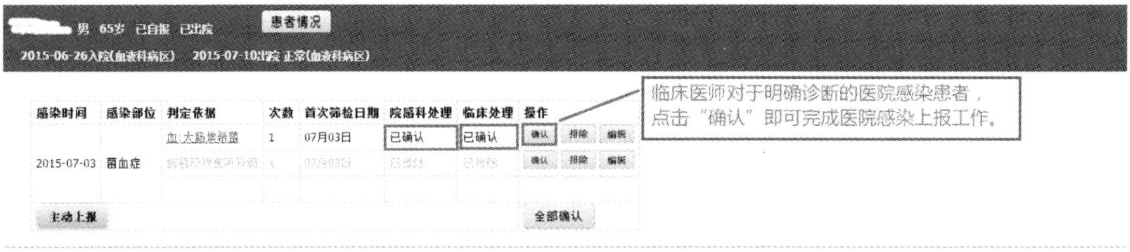

图 1-8　临床医师确认医院感染诊断

2）临床医师利用干预功能与专职人员沟通交流患者病情，见图 1-9。

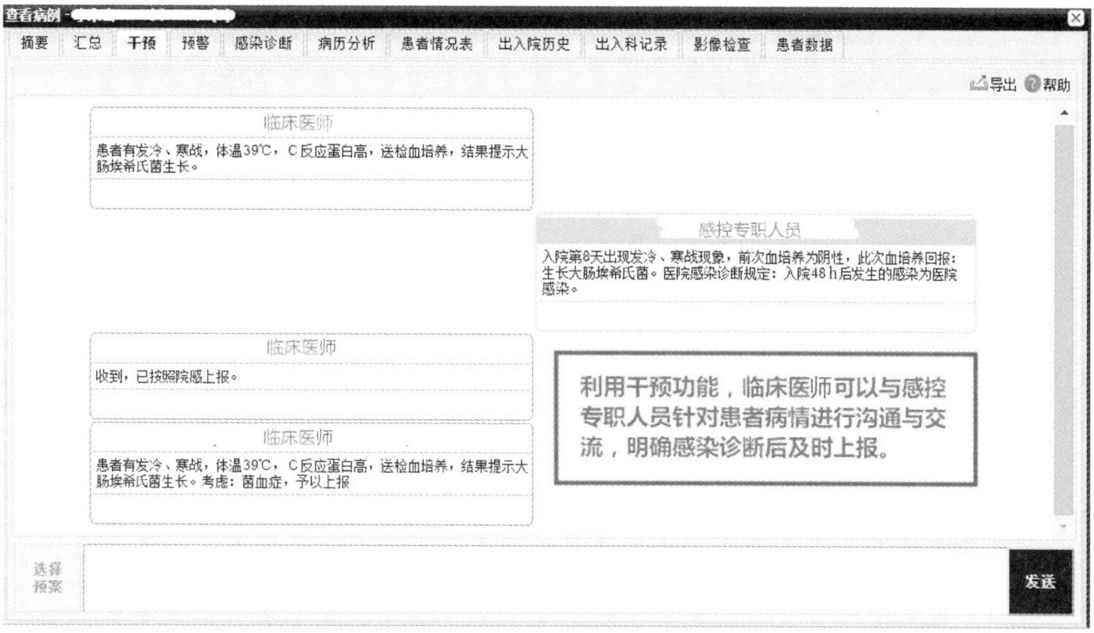
查看病例 - [redacted]
摘要
汇总
干预
预警
感染诊断
病历分析
患者情况表
出入院历史
出入科记录
影像检查
患者数据
导出
帮助
临床医师
患者有发冷、寒战，体温39℃，C反应蛋白高，送检血培养，结果提示大肠埃希氏菌生长。
感控专职人员
入院第8天出现发冷、寒战现象，前次血培养为阴性，此次血培养回报：生长大肠埃希氏菌。医院感染诊断规定：入院48 h后发生的感染为医院感染。
临床医师
收到，已按照院感上报。
临床医师
患者有发冷、寒战，体温39℃，C反应蛋白高，送检血培养，结果提示大肠埃希氏菌生长。考虑：菌血症，予以上报
利用干预功能，临床医师可以与感控专职人员针对患者病情进行沟通与交流，明确感染诊断后及时上报。
选择预案
发送

图 1-9　利用干预功能沟通患者病情

2. 临床医师主动上报 1 例多发性骨髓瘤患者住院期间发生下呼吸道感染。

前面已经提到，RT-NISS 系统每日根据设定的筛查策略进行医院感染疑似病例的筛选，虽然筛查策略满足最优灵敏度与特异度的要求，但仍然会存在遗漏病例，这时就需要临床医师结合患者临床病情利用 RT-NISS 系统进行主动上报，举例说明：

（1）医生登陆 RT-NISS 系统临床客户端对发现的医院感染病例进行上报，见图 1-10。

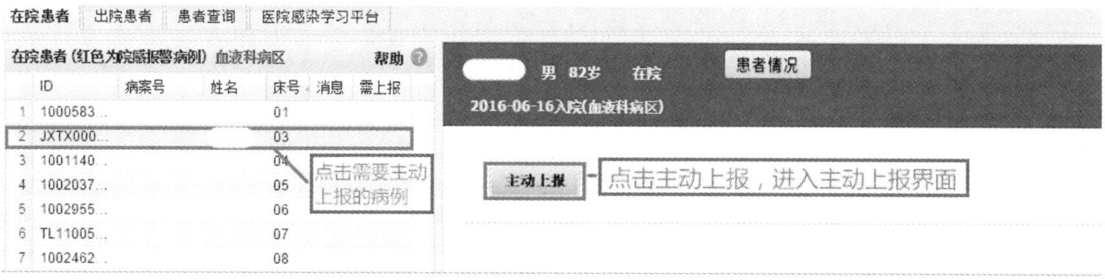
在院患者
出院患者
患者查询
医院感染学习平台
在院患者（红色为院感报警病例）血液科病区
帮助
ID
病案号
姓名
床号
消息
需上报
1 1000583… 01
2 JXTX000… 03
3 1001140… 04
4 1002037… 05
5 1002955… 06
6 TL11005… 07
7 1002462… 08
点击需要主动上报的病例
男 82岁 在院
患者情况
2016-06-16入院(血液科病区)
主动上报
点击主动上报，进入主动上报界面

图 1-10　临床医师登陆 RT-NISS 系统进行主动上报

（2）在主动上报界面内，编辑医院感染信息，见图 1-11。

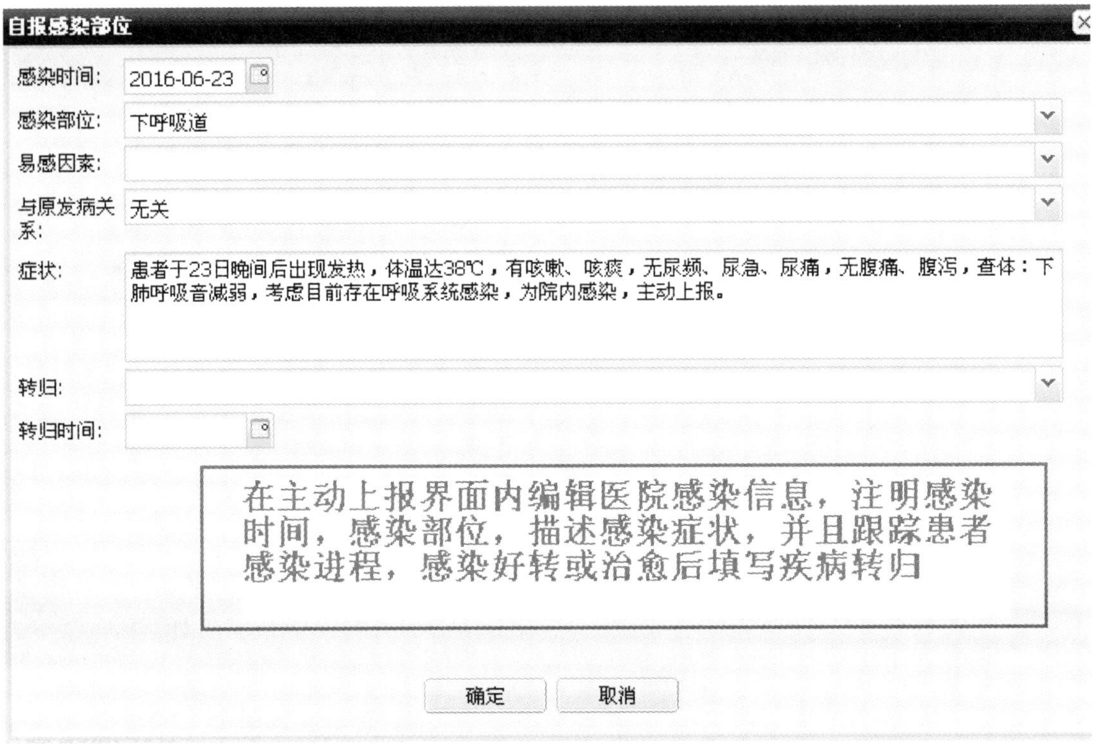

图 1-11 编辑医院感染信息

（3）利用干预功能，交流、沟通医院感染病例情况，见图 1-12。

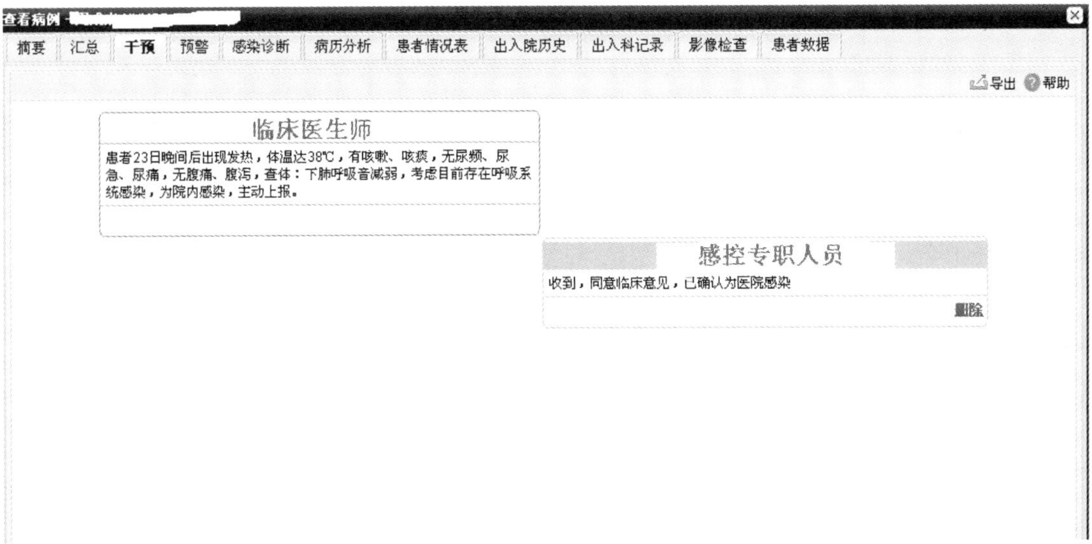

图 1-12 利用干预功能，交流患者病情

（4）专职人员进行二次确认，完成医院感染诊断，见图 1-13。

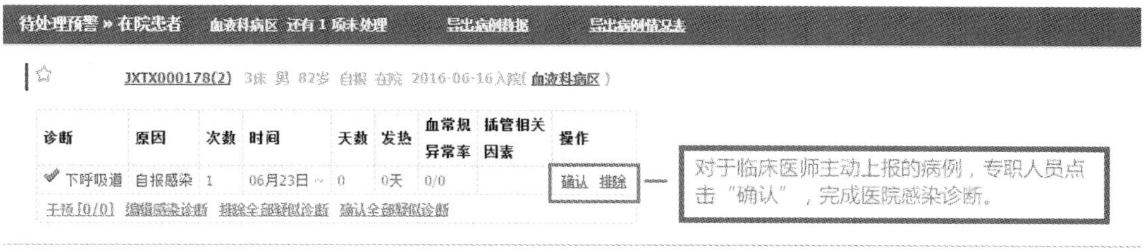

图 1-13　专职人员进行二次确认

三、利用 RT-NISS 系统对科室进行医院感染统计分析

前文已述，RT-NISS 系统除了具有医院感染病例监测功能以外，还具有强大的统计分析功能，可以每月、每季度、每年生成科室医院感染数据与图表，提供给临床科室，让科室主任及医生了解本科室的医院感染动态，医院感染部位构成等。通过对比每月医院感染率及感染部位构成的变化可以及时发现感染防控措施是否落实到位，明确薄弱环节，及时整改。

1. RT-NISS 系统生成内科系统、外科系统 1 年医院感染率，见图 1-14。

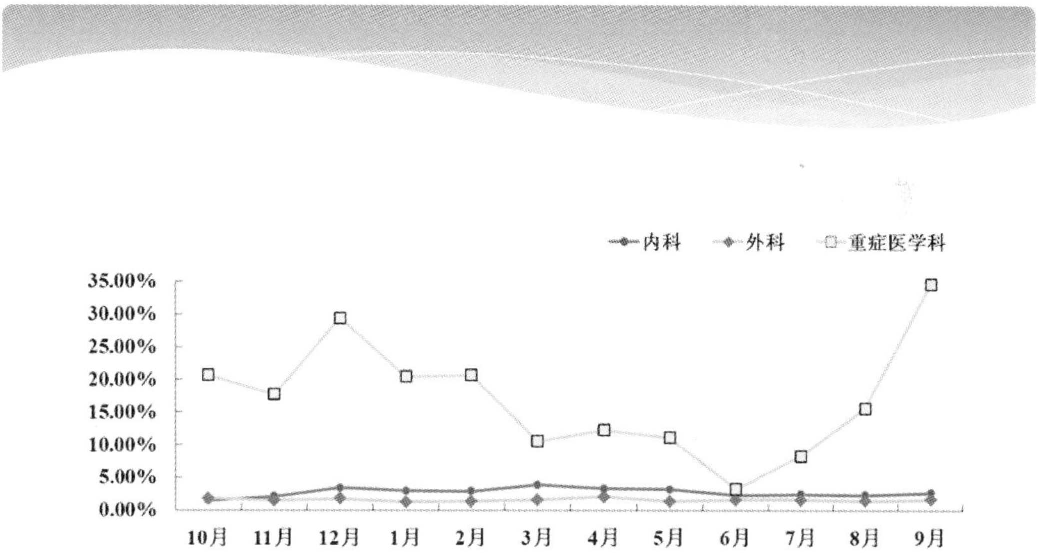

图 1-14　RT-NISS 系统统计医院感染率

2. RT-NISS 系统生成医院感染部位构成，见图 1-15。

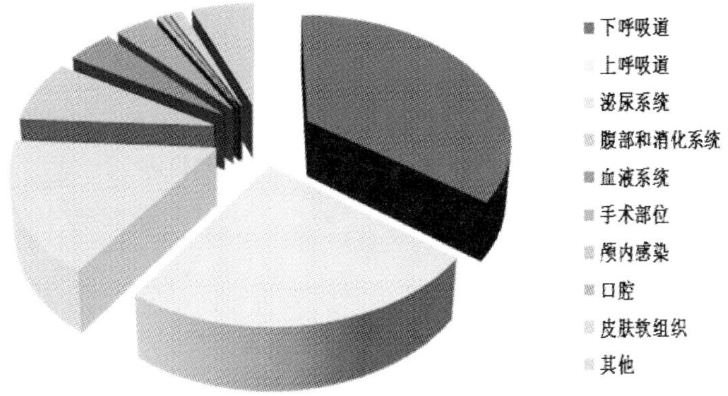

图 1-15 RT-NISS 系统生成医院感染部位构成

参考文献

[1] 牛巧红，王洪奇. 急性白血病患者医院感染因素临床分析与防治措施. 当代医学，2012，18（32）：153.

[2] 曲岩红，谭新玲. 血液病房医院感染危险因素分析. 中华医院感染学杂志，2007，17（11）：1368-1369.

[3] 许洪志，仲春红，徐功立，等. 急性白血病医院感染危险因素的非条件 Logistic 回归分析. 临床血液学杂志，2006，19（2）：85-89.

[4] Katsimpardi K，Papadakis V，Pangalis A，et al. Infections in a pediatric patient cohort with acute lymphoblastic leukemia during the entire course of treatment. Support Care Cancer，2006，14（3）：277-284.

[5] 王群兴，叶湘，陈赛. 急性白血病患者医院感染病原菌分布及耐药性分析. 中华医院感染学杂志，2012，22（1）：193-194.

[6] 邹琳，俞森洋. 血管内导管相关的血行感染. 解放军医学杂志，2005，30（1）：82-84.

[7] 张丽波，童颖. 医院感染病例经济损失分析. 中国卫生经济，1998（3）：20-21.

[8] Karunakaran R，Raja NS，Ng KP，et al. Etiology of blood culture isolates among patients in am ultidisciplinary teaching hospital in Kuala Lumpur. J Microbiol Immunol Infect，2007，40（5）：432.

[9] 谢华波，黎启利，汪平帮. 104 例急性白血病化疗合并真菌感染的病原学特点及预防. 检验医学与临床，2011，8（18）：2221-2224.

第二章 血液系统疾病并发医院感染典型病例分析

第一节 呼吸系统感染

病例一 白血病化疗并发上呼吸道感染

（一）病历摘要

患者，女，48 岁，主因“乏力 5 个月余，腰痛 20 余天”于 2013 年 4 月 3 日入院。患者于 2012 年 11 月无诱因自觉乏力，未在意。2013 年 3 月中旬感腰骶部疼痛，难耐受一般活动，遂就诊于某医院血液科，化验检查白细胞高达 58.66×10^9/L，幼稚细胞 65%，经骨髓穿刺检查诊断为“急性淋巴细胞白血病 L2 型（ALL-L2）”，为系统化疗住院。病来患者感腹胀、食欲缺乏，偶感发热（体温未测），无咳嗽、咳痰，体重减轻约 5 kg。入院查体：生命体征正常，精神及一般状态尚好，无贫血貌，皮肤黏膜无黄染、皮疹及出血点。浅表淋巴结未及肿大，胸骨无压痛，心肺听诊正常。腹平软，无压痛，肝脾肋下未触及。辅助检查：血常规可见白细胞 59.69×10^9/L、原始细胞 0.79、血小板 72×10^9/L、血红蛋白正常，C 反应蛋白 85.90 mg /L。胸部 CT 结果正常。骨穿结果：急性淋巴细胞白血病 L2 型（ALL-L2）。免疫分型结果：急性 B 淋巴细胞白血病免疫表型。BCR/ABL 融合基因阳性。入院诊断：急性淋巴细胞白血病 L2 型（融合基因 BCR/ABL 阳性，高危）。

（二）医院感染发生及诊疗经过

患者入院后监测体温持续低热，波动在 37～38 ℃，C 反应蛋白 85.90 mg/L，考虑白血病所致。入院第 2 天开始 VDCLP 方案（长春地辛＋柔红霉素＋环磷酰胺＋泼尼松，疗程 28 d）及联合靶向药物伊马替尼诱导缓解化疗，化疗方案中激素用法：醋酸泼尼松 60 mg，1/24 h，口服，28 d。入院第 6 天起体温恢复正常，C 反应蛋白降至 10 mg/L，血常规：白细胞降至 10.44×10^9/L、幼稚细胞 0.09，均提示白血病病情好转。入院第 14 天出现咽痛、发热，体温 38.5 ℃，查体见咽部充血，诊断：上呼吸道感染。血常规：白细胞 0.88×10^9/L、中性粒细胞绝对值 0.04×10^9/L，经验性给予广谱抗菌药物哌拉西林钠/他唑巴坦钠 2.5 g，1/12 h，静脉滴注，并给予粒细胞集落刺激因子 200 μg，1/24 h，皮下注射，以促进粒细胞恢复。入院第 15 天体温高至 39.2 ℃，发热前伴发冷，仍咽痛，偶有黄痰，C 反应蛋白 162.00 mg/L，继续上述抗感染治疗。入院第 17 天发热及咽痛无好转，咳痰加重，遂送检咽拭、痰培养及血培养，改为头孢哌酮钠/舒巴坦钠 3.0 g，1/12 h，静脉滴注，并联合左氧氟沙星 200 mg，2/24 h，静脉滴注。入院第 19 天体温降至正常，咽痛减轻，咳嗽减轻，转为白痰，双肺听诊未闻及啰音。咽拭子及痰培养结果回报：生长肺炎克雷伯杆菌，药敏对头孢哌酮钠/舒巴坦钠、左氧氟沙星及亚胺培南等敏感。C 反应蛋白降至 121.00 mg/L，血常规可见白细胞 0.28×10^9/L、中性粒细胞绝对值 0.02×10^9/L。考虑感染病情有好转，结合药敏结果，继续上述抗菌药物治疗。入院第 21 天体温恢复正常 2 d，仍有咽痛、咳嗽及白痰，无喘。左肺闻及少量干啰音。血培养（入院第 15 天送检）结果回报阴性。C 反应蛋白降至 47.40 mg/L，白细胞升至 0.65×10^9/L。遂停左氧氟沙星，继续用头孢哌酮钠/舒巴坦钠，联合氟康唑 100 mg，2/24 h，口服，防治真菌感染。入院 22 天体温稳定于正常，咽痛消失，咳嗽明显减轻，仍有白痰。C 反应蛋白降至 44.00 mg/L，白细胞 2.02×10^9/L、中性粒细胞绝对值 0.81×10^9/L、血小板恢复正常。入院第 24 天体温持续稳定，咳嗽及咳痰基本消失。复查血常规结果血小板及白细胞恢复正常，C 反应蛋白正常。停用抗菌药物，复查骨髓象：白血病缓解出院。

入院第 14 天出现上呼吸道感染，属于医院感染：

（1）咽痛，发热，体温 38.5 ℃，逐渐加重，高至 39.2 ℃，出现咳嗽、咳痰。

（2）查体咽部充血。左肺闻及少量干啰音。

（3）C 反应蛋白 162.00 mg/L。

（4）咽拭子及痰培养结果：生长肺炎克雷伯杆菌。

（三）医院感染原因分析

1. 外周血白细胞主要成分是中性粒细胞，其主要作用是通过趋化及吞噬功能清除侵入体内的病原菌，当减少或缺乏时，人体免疫功能严重损伤。该患者入院时外周血白细胞 59.69×10^9/L，白血病细胞占 79%，正常中性粒细胞缺乏，加之化疗期间严重骨髓抑制，导致粒细胞持续缺乏，中性粒细胞绝对值低至 0.02×10^9/L，持续 7 天以上，而医院感染发生率及严重程度与粒细胞缺乏程度及持续时间呈正相关。

2. 糖皮质激素能抑制免疫反应，影响巨噬细胞的功能，破坏淋巴细胞的作用，能较强地抑制免疫和炎症反应，是最常见的免疫抑制剂[1]。该患者为初发急性白血病，诱导缓解化疗方案中含有长疗程、较大剂量的糖皮质激素，抑制机体免疫功能。同时，化疗期间骨髓抑制，导致淋巴细胞明显减少，合成及分泌正常免疫球蛋白减少，因此严重损害机体体液及细胞免疫功能，也是诱发医院感染或加重其程度的原因之一。

4. 化疗及免疫抑制药损伤全身免疫功能的同时，也对呼吸道纤毛黏液系统、纤维素、IgA 等呼吸道清除细菌的局部免疫功能有破坏作用，呼吸道与外界相通，病原微生物容易通过空气传播造成呼吸道感染；同时化疗药物严重损伤口腔及呼吸道黏膜，定植菌大量繁殖，也容易引发内源性呼吸道感染。

5. 医院病房各类患者及家属聚集[2]，各种致病菌广泛分布于空气中，尤其普通病房内人员密集，探视及陪护人员流动性大，是空气飞沫传播微生物的隐患，而化疗骨髓抑制期间的患者，为高危易感人群，该患者化疗期间一直住普通多人间病房、探视频繁，是合并及加重感染的环境因素。

（四）经验教训及防控措施

1. 该患者化疗前后及严重骨髓抑制期间一直住普通病房且探视频繁。对于严重骨髓抑制的高危医院感染人群，住无菌层流病房或经消毒的单人病房，对降低医院感染发生率及严重感染危险非常必要。

医院感染高危人群，对病房环境应该有严格的要求，尤其对预防常见的呼吸道感染方面意义重大。医院在设置血液科病房时，应充分考虑到血液病患者高危感染的特点，在设计布局方面，有别于其他普通病房，尽量减少同一病房室内人数，多设置层流床或层流病房。患者化疗期间应入住层流病房，实施严密隔离。如不具备上述条件，也要住单人病房，将安静、舒适的病房环境提供给患者，尽可能实施环境的充分保护性隔离，加强病房空气消毒，如每天紫外线照射消毒；定时开窗通风，保持室内清新的空气；保持室内湿度在 50%～60%为宜。严格限制陪护、探视次数及时间，提高工作人员、家属及患者自身消毒隔离意识，如患者外出检查或探视人员戴口罩等。另外，化疗前及化疗期间，注意口腔清洁并应用漱口液漱口，加强护理也是预防呼吸道感染的必要措施。

2. 该患者入院第 14 d 出现咽痛、发热、咽部充血，经验性给予广谱抗菌药物哌拉西林钠/他唑巴坦钠抗感染 4 天后，感染继续加重时，才想到送检咽拭子、痰培养。说明医生对血液病患者感染的严重性认识不足，对抗菌药物的合理应用原则掌握不当，及时送检病原学检查意识不强，没有病原学检查及药敏结果会影响抗菌药物的准确调整，可能导致抗菌药物应用不合理，感染加重而危及到患者生命等后果。

由于白血病化疗期间，多会导致严重骨髓抑制而合并严重粒细胞缺乏（$<0.1\times10^9$/L）及持续时间超过 7 d，这些患者明确属于高危医院感染人群。血液科医生应加强抗感染治疗原则的学习，目前治疗医院感染强调以下两方面。

（1）患者一旦出现发热及感染灶症状，主张尽早经验性抗菌药物治疗，否则感染可能迅速进展。初始经验性抗菌药物治疗原则是：选择覆盖可迅速引起严重并发症或威胁其生命的最常见和毒力较强的病原菌，直至获得准确病原学培养结果。因此，有效的经验性抗生素药物治疗[3]，需选择具有杀菌活性、抗假单胞菌活性和良好安全性的药物。推荐单一使用抗假单胞菌 β 内酰胺类药物，包括哌拉西林钠/他唑巴坦钠、头孢哌酮钠/舒巴坦钠、碳青霉烯类（亚胺培南-西司他丁或美罗培南）、头孢吡肟或头孢他啶等，当有并发症、疑有或确诊耐药菌感染时，可加用其他抗菌药物。

（2）经验性抗感染的同时，强调重视感染灶的明确及病原学的检查，以准确指导抗菌药物调整。由于中性粒细胞缺乏的患者是一组特殊疾病患者群，免疫功能极其低下，局部炎症的症状常不明显，病原菌及感染灶也常不明确，此时，发热可能是严重潜在感染的唯一征象，尤其警惕血流感染，所以，在应用抗菌药物前一定要送检血培养，根据临床病情特点，酌情重复送检，一旦获得阳性结果，据药敏结果选择最敏感药物，则可能在挽救患者生命中起到关键作用。对于咽痛和（或）咳嗽、咳痰患者，及时送检咽拭子、痰标本，同时行常规涂片检查及培养，对于有呼吸道症状和体征的患者应行胸部 CT 检查，排除肺炎。对于腹泻患者，应进行粪便培养及涂片查球杆比例，有条件的单位应当做艰难梭菌培养或毒素检测，同时伴腹痛的患者，要注意胆囊炎、胰腺炎、肠梗阻等腹部脏器感染并发症的发生，及时行淀粉酶、腹部彩超、腹部平片等检查。有尿路感染症状或体征、留置尿管或尿液分析结果异常时，需行中段尿定量培养。

病例二 恶性淋巴瘤化疗后并发重度肺部感染

(一) 病历摘要

患者女，53 岁，主因“发热伴浅表淋巴结肿大 3 个月余”于 2014 年 2 月 11 日入院。2013 年 11 月份开始出现发热，并发现浅表淋巴结肿大，经淋巴结活检病理确诊：弥漫大 B 细胞型Ⅳ期（IPI 评分 3 分）。本次为进一步化疗入院。入院时精神尚可，乏力，间断发热，发热时感气短，无咳嗽、咳痰，无其他感染表现。周身皮肤黄染，饮食偏少，尿黄，呈橘色，睡眠正常，体重较前减轻 20 余斤。入院查体：生命体征平稳，体温 38.2 ℃，皮肤及巩膜黄染。左侧耳后可触及 1 个肿大淋巴结，约 2.0 cm×1.0 cm，质硬，无压痛；双侧颈部可触及多个肿大淋巴结，最大约 2.2 cm×1.0 cm，质硬，光滑无压痛，活动度好；双侧腋窝可触及肿大淋巴结，大小约桃核大小，质软，光滑无压痛，活动度好；双侧腹股沟可触及肿大淋巴结，约葡萄粒大小，质硬，光滑无粘连，无压痛。心肺未闻及异常。腹部膨隆，肝肋下触及 2 cm，脾肋下触及 10 cm。双下肢轻度水肿。辅助检查：血常规可见白细胞 8.18×10^9/L、血小板 71×10^9/L、血红蛋白 68 g/L，肝功能检查见谷丙转氨酶 54 U/L、谷草转氨酶 56 U/L、总胆红素 109.42 μmol/L、直接胆红素 83.97 μmol/L、间接胆红素 25.45 μmol/L、白蛋白 22 g/L、乳酸脱氢酶 468 U/L，β_2-微球蛋白（血）7.75 mg/L、红细胞沉降率（ESR）24 mm/h，C 反应蛋白 58.00 mg/L。2014 年 1 月 15 日 PET/CT 结果：全身多组高代谢肿大淋巴结，巨脾伴异常高代谢，肝高代谢灶，考虑淋巴瘤可能性大；右肺上叶钙化灶；冠状动脉钙化灶。淋巴结病理：弥漫大 B 细胞淋巴瘤，非生发中心来源。免疫组化：CD10 阴性，CD20 弥漫阳性，ki-67>90%，CD3 T 细胞（阳性），MUM1（阳性），Bcl-6 散在阳性，EBV（阴性）。入院前骨髓穿刺未见淋巴瘤细胞。入院诊断：非霍奇金淋巴瘤（弥漫大 B 细胞型Ⅳ期 B，IPI 评分 3 分）。

(二) 医院感染发生及诊疗经过

患者入院时伴有发热，但无其他感染表现，PET/CT 未见肺部感染灶，考虑发热与淋巴瘤所致瘤性热有关。入院第 3 天进行化疗，方案为 CHOPE（环磷酰胺、吡柔比星、长春地辛、地塞米松磷酸钠、依托泊苷注射液），疗程 5 d，化疗期间曾有发热，但无发冷、寒战，无咳嗽、咳痰，体温可自行恢复正常，考虑发热与淋巴瘤所致瘤性热有关。入院第 5 天患者体温正常。入院第 10 天（化疗结束第 3 天）体温正常，C 反应蛋白降至 11 mg/L。入院第 13 天患者再次出现发热，无发冷、寒战，无咳嗽、咳痰，体温 38.5 ℃，且逐渐呈上升趋势，双肺查体无异常。查血常规：白细胞计数 0.27×10^9/L、中性粒细胞绝对值 0.10×10^9/L，C 反应蛋白升高至 257 mg/L。虽然是化疗后骨髓抑制，粒细胞缺乏期间出现发热，但因未发现任何感染灶，故仍未考虑医院感染，按粒细胞缺乏治疗指南，给予广谱抗菌药物，哌拉西林钠/他唑巴坦钠 4.5 g，1/12 h，静脉滴注。入院第 19 天患者高热至 39 ℃，伴发冷、寒战，无咳嗽、咳痰，无腹痛、腹泻，无排尿疼痛等其他感染症状。查体双肺呼吸音粗，肺底少量湿啰音。血常规：白细胞 4.68×10^9/L、中性粒细胞绝对值 3.98×10^9/L，C 反应蛋白高至 130 mg/L，立即给予肺 CT 检查，抽血培养检查，更换抗菌药物为亚胺培南/西司他汀 0.5 g，1/8 h，静脉滴注。入院第 20 天，复查血常规白细胞计数 12.29×10^9/L、白细胞形态80%粒细胞，含中度中毒颗粒。血培养回报：阴性。肺CT回报：双肺重度感染灶，血气分析回报氧分压（PO_2）56 mmHg、氧饱和度（$SO_2\%$）91%、二氧化碳分压（PCO_2）30.10 mmHg。因患者期间一直无痰，无法留取痰进行培养，且血培养结果为阴性，根据临床治疗经验不排除合并球菌感染可能，联合应用万古霉素1 g，1/12 h，静脉滴注，抗感染治疗，同时请呼吸科会诊，按会诊意见加用磷酸奥司他韦75 mg，1/12 h，口服抗病毒药物；糖皮质激素甲泼尼龙琥珀酸钠40 mg，1/12 h，静脉滴注。入院第21天患者体温下降至正常，其后一直未再出现发热，偶有气短症状，未吸氧状态下血氧饱和度在93%～95%。入院第24天复查肺CT：感染灶较前明显吸收，继续目前抗感染用药，糖皮质激素甲泼尼龙琥珀酸钠减量至40 mg，1/24 h，静脉滴注。入院第28天患者除乏力、气短外，无发热、咳嗽等其他感染表现，复查血常规：白细胞计数13.86×10^9/L，无中毒颗粒，C反应蛋白13.20 mg/L。复查血气分析：氧分压（PaO_2）74.10 mmHg、其余指标基本正常。复查肺CT：炎症吸收期。感染明显好转，停用亚胺培南、万古霉素及磷酸奥司他韦，给予头孢哌酮钠/他唑巴坦钠2.25 g，1/12 h，静脉滴注，降阶梯治疗。患者气短症状逐渐好转，无发热，咳嗽、咳痰，发冷、寒战等症状，双肺查体：无异常体征。第35天复查血常规：白细胞计数15.19×10^9/L、中性粒细胞绝对值10×10^9/L、血小板计数121×10^9/L、血红蛋白浓度90 g/L，C反应蛋白9.84 mg/L。白细胞上升，临床感染逐渐治愈，停抗菌药物并出院。

入院第19天出现肺部感染，属于医院感染：

（1）患者发热，伴发冷、寒战，体温39 ℃。

（2）查体：双肺呼吸音粗，肺底少量湿啰音；化验检查：C反应蛋白高至130 mg/L。

（3）肺CT：双肺重度感染灶。

（三）医院感染原因分析

1. 该患者是医院感染的高危人群

患者诊断为非霍奇金淋巴瘤（弥漫大B细胞型Ⅳ期B），疾病侵袭机体B淋巴细胞，导致机体细胞免疫功能受损，免疫力低下，同时患者发病时伴贫血、肝功能受累、低蛋白血症，为淋巴瘤晚期，骨髓造血和免疫功能均衰退，容易受到感染因素的侵袭。入院后予以化疗，化疗药物具有免疫抑制作用，使得机体免疫功能进一步降低，一旦出现持续粒细胞缺乏，极易导致感染的发生。

2. 抗菌药物用药不及时、不准确

患者入院前已发热多日，考虑肿瘤所致瘤性热。但反复发热易致机体免疫力下降，诱发感染，因此在入院时，应经验性给予抗菌药物，预防感染，但临床医师没有进行任何处理。入院第13天患者再次发热，血常规提示粒细胞缺乏，C反应蛋白增高明显，此时本应考虑是否合并医院感染，但仍未及时行血培养检查，未查肺CT，导致不能及时发现潜在感染灶及有利的细菌学证据，因此在选择治疗用药上，仅能依据经验给予广谱抗菌药物哌拉西林钠/他唑巴坦钠，无法确定对病原菌是否敏感、有效。

3. 相关检查缺失

患者入院后多次发热，伴有发冷、寒战，且在粒细胞缺乏期间，感染不易控制，因发病期间一直无痰，未能留取痰标本，只查了一次血培养为阴性，未再复查，错过了获得最有利的细菌学依据的时机，导致在诊断及抗感染治疗时，缺少相关的病原性证据。

（四）经验教训及防控措施

1. 血液病患者化疗后出现并发症应高度重视

血液病患者由于疾病特点[4]，自身机体免疫力较低，合并脏器受累，分期为Ⅳ期，预后不佳。化疗后的骨髓抑制期，为整个治疗过程中最常发生且较为危险的阶段，感染常为主要死亡原因之一，所以及早制定预防措施及有效的治疗方案尤其重要。在化疗期间给予止吐、保肝、保护胃肠道黏膜、肠外营养补液等支持治疗，化疗的同时调节自身免疫力减少感染发生。由于肿瘤负荷极高，化疗容易合并肿瘤溶解综合征，应采取补液水化、碱化尿液及利尿等预防措施，由于化疗后骨髓抑制，粒细胞缺乏，在抗感染同时，给予粒细胞刺激因子提升白细胞，贫血严重伴乏力、气短的患者，给予输注红细胞悬液。

2. 及时查找感染灶及细菌学依据，抗菌药物选择应及时准确

临床医师应有高度的责任心，细心观察，留意患者的临床症状及病情演变，及时给予相关检查，尽快明确诊断，查找病原学依据，制订合理的治疗方案及选择敏感的抗菌药物，避免过度应用抗菌药物，产生耐药或二重感染，同时也增加患者的治疗费用。

3. 加强临床护理

临床医护人员需加强血液患者的口腔、皮肤、肛周等部位预防感染的护理措施[5]，加强病房消毒，在条件允许的情况下，尽量安排化疗的患者单间隔离，甚至无菌层流隔离。在粒细胞缺乏及发热期间，应采取应用广谱抗菌及升白细胞药物、病房消毒、漱口、坐浴等一系列措施，同时叮嘱患者平日注意饮食卫生，不吃不洁食物，避免引起腹泻，造成肛周感染[6]。

病例三　急性非淋巴细胞白血病化疗后并发呼吸道感染

（一）病历摘要

患者女，63岁，因“确诊急性白血病1个月余，巩固化疗”于2015年6月17日入院。患者于2015年5月经骨髓穿刺、活检及流式细胞学检查，确诊为急性非淋巴细胞白血病M6型，给予1个疗程地西他滨+CAG（阿克拉霉素+阿糖胞苷+粒细胞刺激因子）诱导化疗，病情好转出院，出院后生活正常。本次为巩固化疗再次入院。患者病来无明显乏力，无发热，无恶心、呕吐，无盗汗，无消瘦，无腹胀、腹痛及腹泻，无鼻出血及齿龈等出血表现，饮食、睡眠、二便正常。入院查体：体温正常，轻度贫血貌，周身皮肤未见出血点及皮疹，浅表淋巴结无肿大，胸骨无压痛，心肺听诊无异常，腹软无压痛，肝、脾肋下未触及肿大，双下肢无水肿。辅助检查：血常规可见白细胞计数 3.46×10^9/L、红细胞计数 2.60×10^9/L、血红蛋白浓度83 g/L、血小板计数 300×10^9/L，C反应蛋白4.92 mg/L，肝功能、肾功能、离子、凝血功能、尿、便常规均正常。骨髓象：骨髓增生活跃，红系增生明显，原始细胞占0.8%。入院诊断：急性非淋巴细胞白血病M6型。

（二）医院感染发生及诊疗经过

患者入院第3天开始给予地西他滨+CAG方案化疗。入院第7天患者出现发热，无咳嗽、咳痰，轻微咽痛，无明显乏力，无发冷、寒战。查体：体温37.9 ℃，双肺听诊呼吸音

粗，未闻及干湿啰音。复查血常规：白细胞计数 10.94×10^9/L、中性粒细胞 0.805。考虑上呼吸道感染可能性大，给予痰热清注射液 20 ml，1/24 h，静脉滴注，复查 C 反应蛋白、降钙素原、内毒素、肺 CT 等，未留取痰及血培养标本。第 8 天相关检查回报：降钙素原测定 0.10 ng/ml，C 反应蛋白 96.50 mg/L，内毒素鲎定量试验正常。肺 CT：双肺支气管扩张合并肺内感染，补充诊断：肺部感染。给予头孢呋辛钠 1500 mg，1/12 h，静脉滴注。第 13 天晚间出现发冷、寒战，伴有咳痰，体温 38.5 ℃，抽取血培养，送检痰培养，并给予退热治疗。第 15 天体温最高升至 39.4 ℃，偶有咳痰，为白痰，咽痛消失，发冷、无寒战。复查血常规：白细胞计数 1.04×10^9/L、中性粒细胞绝对值 0.49×10^9/L、血小板计数 30×10^9/L、幼稚细胞 0.02、血红蛋白浓度 80 g/L，C 反应蛋白 83.80 mg/L。考虑化疗后骨髓抑制期，粒细胞缺乏期间伴高热，感染难以控制，根据粒细胞缺乏治疗指南，给予广谱抗菌药物治疗，停用头孢呋辛钠，给予头孢派酮钠/舒巴坦钠 3 g，1/12 h，静脉滴注，抗感染治疗，粒细胞集落刺激因子 200 μg，1/24 h，皮下注射，提升粒细胞，促进感染恢复。第 16 天痰培养回报（入院第 13 天送检）：阴性。第 17 天患者体温恢复正常，咳痰症状消失，无发冷、寒战，无其他感染表现。复查血常规：白细胞计数 1.12×10^9/L、中性粒细胞绝对值 0.91×10^9/L、血小板计数 15×10^9/L、血红蛋白浓度 71 g/L。第 18 天血培养回报（入院第 13 天送检）：阴性。第 20 天患者体温正常，且稳定 3 日，无其他感染表现，双肺查体无异常体征。复查肺部 CT：感染灶吸收，无新发感染，停抗菌药物。第 21 天复查血常规：白细胞计数 2.59×10^9/L、中性粒细胞绝对值 1.12×10^9/L、血小板计数 49×10^9/L、血红蛋白浓度 71 g/L。粒细胞缺乏恢复，肺 CT 感染灶吸收，结合临床特点，肺部感染病情临床治愈。

入院第 7 天出现呼吸道感染，属于医院感染

（1）出现发热，轻微咽痛，查体：体温 37.9 ℃，双肺听诊呼吸音粗。

（2）C 反应蛋白 96.5 mg/L，降钙素原测定 0.10 ng/ml。

（3）肺 CT 回报：双肺支气管扩张合并肺内感染。

（三）医院感染原因分析

1. 该患者是医院感染的高危人群

患者为老年女性，诊断为急性髓系白血病 M6 型，由于血液疾病破坏机体免疫器官，造成免疫功能降低，反复化疗，伴贫血、血小板减少，骨髓造血和免疫功能均衰退，致使机体抵抗力和免疫力下降，容易受到感染因素的侵袭。加之化疗后白细胞减少，粒细胞缺乏，易诱发感染。

2. 医院感染判断不及时

患者入院第 7 天（化疗期间）出现发热、咽痛等感染症状，考虑上呼吸道感染，只给予痰热清治疗，未应用抗菌药物。由于骨髓抑制，逐渐至粒细胞缺乏，感染蔓延加重，出现下呼吸道感染，才引起重视，加用抗菌药物，此时已延误最佳治疗时机。虽最终治愈患者，但使患者感染治疗病程延长，治疗费用增加，生活质量下降。

3. 临床微生物标本监测和细菌耐药监测不完善

患者出现发热，伴有咳痰、发冷、寒战等症状，虽给予留取痰培养及血培养检查，但均未查出致病菌，临床医师凭借肺 CT 结果诊断肺部感染；根据粒细胞缺乏治疗指南，选择广谱抗菌药物治疗。在整个治疗过程中，标本送检方面存在不足。只留取一次痰及血培养，有时难以查到有利的细菌学证据，而病原学送检结果可以为抗感染治疗提供可靠的依据。

4. 环境因素

血液病患者自身免疫力低下，化疗对其机体的防御机制和免疫系统造成严重损害。由于血液科病区条件有限，单间少，此类患者大部分与其他患者同病房居住，存在交叉感染的风险，增加感染的机会性。

四、经验教训及防控措施

1. 根据患者个体情况合理使用化疗药物及抗菌药物

由于患者年龄偏大，反复化疗，免疫力低下，一旦骨髓抑制，发生感染后难以控制，因此临床医师在化疗方案选择上，应全面评估患者病情，根据个体情况，酌情选择药物及用药剂量，避免过度骨髓抑制诱发感染。应观察病情变化，仔细分析任何可疑的感染因素，尽快确定病原菌，以取得最佳治疗时机，这就要求临床医师诊疗思路广阔，具有丰富的临床专业知识和熟练的实践技能。同时应加强学习《抗菌药物应用指导原则》，规范使用抗菌药物[7]。

2. 应提高病原学的送检率及检出率

临床医师应在经验用药之前，留取合格的微生物学检验标本，病原学检查是合理使用抗菌药物的基础，多次采集病原微生物标本送检，尽早明确病原学诊断，及时抓住抗感染治疗的有效时间，合理应用抗菌药物，实施有效、科学的治疗方案。此外，应加强细菌耐药监测工作，定期发布细菌耐药方面最新前沿知识，建立细菌耐药预警机制，为临床合理用药提供保障。

3. 严格执行消毒隔离制度，做好环境管理

加强对血液科病房环境的消毒和管理[8]，病房每天早晚各通风 1 次，每周紫外线消毒 1 次，每日对层流隔离病房进行紫外线消毒；用含氯消毒液擦桌面[9]、床头柜、拖地板。对处于骨髓抑制期，粒细胞缺乏的患者，尽可能进入层流病房，减少探视次数，切断空气传播途径。

病例四　急性髓系白血病 M5a 并发侵袭性肺真菌病

（一）病历摘要

患者女，70 岁，因“发热 6 d，血小板减少”于 2013 年 9 月 30 日入院。患者入院前 6 d 因着凉后出现发热，体温最高 39 ℃，伴有发冷、胸痛，无寒战，无咳嗽、咯血，无气短，无腹痛、腹泻。静脉滴注头孢呋辛、穿心莲内酯总磺化物治疗 4 d，期间未再发热。入院前一天再次发热，体温 39 ℃，查血常规：白细胞 $15\times10^9/L$、中性粒细胞 0.647、异型淋巴细胞 0.003、血红蛋白 88. g/L、血小板 $10\times10^9/L$，以“血小板减少症”收治。入院时自觉头晕、乏力，无鼻出血，无齿龈出血，无呕血、黑便及肉眼血尿。入院查体：体温 36.5 ℃，轻度贫血貌，皮肤散在出血点，浅表淋巴结无肿大，胸骨无压痛。双肺呼吸音稍粗，未闻及干湿啰音，腹平软，无压痛，肝、脾肋下未触及。辅助检查：血常规可见白细胞 12.9×10^9

/L、幼稚细胞 0.87、中性粒细胞 0.04、血红蛋白 90 g/L、血小板 15×10^9/L，红细胞沉降 61 mm/h，C 反应蛋白 18.4 mg/L。结核菌抗体：阴性。肝功能、肾功能、血糖及凝血正常。肺部 CT 提示：肺气肿并右肺炎。入院后骨穿及免疫分型诊断：急性非淋巴系白血病 M5a。入院诊断：①急性髓系白血病 M5a；②肺气肿；③右肺炎。

（二）医院感染发生及诊疗经过

患者入院当天肺部 CT：肺气肿并右肺炎。考虑社区获得性肺炎，患者无咳嗽、咳痰、咯血，给予哌拉西林钠/他唑巴坦钠 2.5 g，1/8 h，静脉滴注。患者仍发热，体温最高 38 ℃，入院第 6 天开始自觉有痰不易咳出，偶有轻度喘息，肺部 CT：双肺上叶感染，继续抗感染的同时给予 DA 方案（柔红霉素 50 mg，静脉滴注，第 1～3 天；阿糖胞苷 0.1 g，1/12 h，静脉滴注，第 1～6 天）化疗，当日午后出现少量黄痰，留痰标本送检。入院第 7 天出现咳喘，给予化痰、平喘治疗，再次留痰标本送检。入院第 9 天（入院第 6 天送检）痰标本回报：嗜麦芽窄食假单胞菌生长（+++）。C 反应蛋白 20 mg/L，白细胞 0.68×10^9/L、中性粒细胞 0.401。体温波动在 38 ℃以下，根据药敏结果停哌拉西林钠/他唑巴坦钠，应用左氧氟沙星 200 mg，2/24 h，静脉滴注，并给予氟康唑胶囊 100 mg，1/24 h，口服（首剂加倍），预防肺部真菌感染。入院第 10 天痰培养（入院第 7 天送检）再次检出嗜麦芽窄食单胞菌生长（+++），痰涂片少量酵母样孢子。按呼吸科会诊意见加用头孢哌酮钠/舒巴坦钠 1.5 g，1/8 h，静脉滴注。入院第 13 天体温 38.5 ℃，复查白细胞 0.68×10^9/L、中性粒细胞绝对值 0.22×10^9/L，C 反应蛋白 65.10 mg/L。入院第 15 天体温 37.7 ℃，复查白细胞 3.37×10^9/L，中性粒细胞绝对值 0.03×10^9/L。左氧氟沙星更换为盐酸莫西沙星 400 mg，1/24 h，静脉滴注。入院第 16 天患者仍有咳嗽，偶有少量白痰。双肺偶闻及喘鸣音，无湿啰音。查白细胞 22×10^9/L，降钙素原 0.12 ng/ml，C 反应蛋白 41 mg/L。肺部 CT：肺内炎症部分实变，有所加重。患者化疗后白血病未缓解，多种广谱抗菌药物治疗效果不佳，考虑肺部病变及发热不除外白血病浸润，暂停用抗菌药物。入院第 20 天再次出现高热，体温达 39 ℃，伴有咳嗽、咳痰、胸闷、气喘。查体：双肺呼吸音粗，可闻及广泛喘鸣音，下肺散在湿啰音，复查白细胞 8.78×10^9/L，中性粒细胞绝对值 0.18×10^9/L。白血病未缓解，加用 HAG [高三尖杉酯碱 2 mg，1/24 h，静脉滴注，第 1～8 天，阿糖胞苷 20 mg，1/12 h，皮下注射，第 1～14 天；重组人粒细胞集落刺激因子（G-CSF）200 μg，1/24 h，皮下注射，第 1～14 天，G-CSF 于化疗前一天临时加用 200 μg，皮下注射] 方案化疗，并给予头孢哌酮钠/他唑巴坦钠 2.5 g，1/8 h，静脉滴注，盐酸万古霉素 1 g，1/12 h，静脉滴注。考虑患者粒细胞缺乏，且持续时间＞2 周、应用多种广谱抗菌药物、持续发热，是真菌感染的高危宿主，按照血液病粒细胞缺乏抗感染治疗指南，给予伊曲康唑 200 mg，2/24 h，口服。入院第 21 天 C 反应蛋白 25.4 mg/L。入院第 25 天，患者体温最高 37.5 ℃，咳嗽、咳痰较前减轻，胸闷、气喘症状好转，查体：双肺呼吸音较前清晰，喘鸣音不明显，未闻及明确湿啰音，复查肺部 CT：双肺多发炎症并部分实变，较原片（入院第 16 天）对比明显加重。依据患者高龄、持续粒细胞缺乏，有下呼吸道感染的症状、体征，肺部 CT：靠近胸膜多发病变、实变影，持续发热，应用多种广谱抗菌药物效果不佳，按 2010 年版国内血液肿瘤真菌治疗指南，拟诊：侵袭性肺真菌病，给予经验性应用伏立康唑 200 mg，2/24 h，口服，首日剂量加倍。入院第 26 天体温 37.7 ℃，白细胞 0.59×10^9/L，C 反应蛋白 23.40 mg/L，(1-3) -β-D 葡聚糖检测

11.5 pg/ml。继续应用伏立康唑，停其余抗菌药物。入院第 27 天咳出约 4 cm×4 cm 大小黏膜坏死样物质，送检病原微生物学及病理学检查。咯出物送检回报：查到大量真菌菌丝。补充诊断：侵袭性肺真菌病。入院第 30 天体温恢复正常。入院第 31 天复查（1-3）-β-D 葡聚糖检测 59.68 pg/ml，C 反应蛋白 6 mg/L，咯出物培养回报：曲霉菌生长。入院第 33 天复查胸部 CT：肺部病灶好转。入院第 42 天体温正常，无咳嗽、咳痰，双肺听诊呼吸音粗，未闻及干湿啰音。肺部真菌感染控制，病灶逐渐吸收，准予出院，继续口服伏立康唑治疗。

入院第 20 天出现侵袭性肺真菌病，属于医院感染：

（1）患者入院时存在肺部感染，先后应用哌拉西林钠/他唑巴坦钠、左氧氟沙星、头孢哌酮钠/舒巴坦钠、盐酸莫西沙星及盐酸万古霉素抗感染治疗。

（2）入院第 20 天再次出现高热，患者高龄、持续粒细胞缺乏，有下呼吸道感染的症状、体征、肺部 CT：靠近胸膜多发病变、实变影，持续发热，应用多种广谱抗菌药物效果不佳，按 2010 年版国内血液肿瘤真菌治疗指南，拟诊侵袭性肺真菌病。

（3）入院第 27 天咳出约 4 cm×4 cm 大小黏膜坏死样物质，咯出物送检回报：查到大量真菌菌丝；咯出物培养回报：曲霉菌生长。

（三）医院感染原因分析

1. 宿主因素

根据有无宿主因素，侵袭性肺曲霉菌病分为原发性和继发性，原发性侵袭性肺曲霉菌病较罕见，常发生于机体免疫功能正常的人，患者多因职业关系，长期暴露于存在大量曲霉菌孢子的环境中。继发性侵袭性肺曲霉菌病常见，且有宿主因素[10]如下。

（1）近期发生中性粒细胞缺乏（中性粒细胞计数＜500/μl），并持续 10 d 以上。

（2）接受异基因造血干细胞移植。

（3）应用糖皮质激素超过 3 周［0.3 mg/（kg·d）以上］（变应性支气管肺曲霉菌病除外）。

（4）90 d 内应用过 T 细胞免疫抑制药［如环孢素 A，肿瘤坏死因子 α，某些单抗如阿仑单抗（alemtuzumab）］或核苷类似物。

（5）侵袭性真菌感染病史。

（6）患者免疫功能低下。

患者化疗后持续粒细胞缺乏达 3 周以上，存在宿主因素，且患者高龄，白血病未缓解，连续两次化疗，免疫功能低下，易发生继发性侵袭性肺曲霉菌病。

2. 在抗菌药物选择性压力下出现真菌感染

患者入院时存在肺炎，免疫功能低下，感染不易控制，先后应用哌拉西林钠/他唑巴坦钠、左氧氟沙星、头孢哌酮钠/舒巴坦钠、盐酸莫西沙星及盐酸万古霉素等多种抗菌药物治疗，并联合应用氟康唑，预防念珠菌感染，上述抗菌药物抗菌谱广，应用时间长，在选择性压力下，常见的或敏感的细菌受到抑制，导致上述抗菌药物不能覆盖的曲霉菌侵袭机体，并大量生长，引起侵袭性肺曲霉菌病。

（四）经验教训及防控措施

1. 重视宿主因素

患者为老年女性，诊断为急性髓系白血病，且经化疗后，持续粒细胞缺乏，甚至多数时间粒细胞为 0，经过多种广谱抗菌药物治疗，易引起真菌感染。化疗后应单间隔离，做好护理，治疗细菌感染，在病情允许的情况下，应尽量避免长期应用广谱抗菌药物，防止菌群失调，减少继发真菌感染的概率。

2. 合理应用抗真菌药物

患者入院第 9 天预防真菌感染，给予氟康唑胶囊 100 mg，入院第 20 天，因体温下降后再次升高，并出现高热，经验性给予伊曲康唑抗真菌治疗。入院第 25 天体温略有下降，但肺部 CT 示肺部感染无好转，更换伏立康唑抗感染治疗。真菌感染中宿主因素非常重要，患者为真菌感染高危人群。在预防及经验性治疗时，抗真菌强度是否不足？如果预防时应用泊沙康唑、卡泊芬净、伏立康唑，经验性治疗时直接加用伏立康唑，可能更为合理，可以缩短患者病程；但实际临床应用中，还需考虑患者经济承受能力及是否存在过度医疗问题。由于近年来氟康唑在预防真菌感染治疗中广泛应用，曲霉菌和非白念珠菌在血液病患者中感染的比例已超过半数，所以氟康唑已不被推荐用于抗真菌的经验性治疗。

3. 注意观察患者的症状、体征变化，及时正确判断病情

患者入院后持续应用抗菌药物，体温下降并稳定几天后，再次迅速升高，伴有气喘，双肺可闻及喘鸣音，复查 C 反应蛋白及降钙素原明显降低，与临床感染症状不符。临床医师根据患者症状和体征，考虑患者免疫严重低下，有宿主因素；且持续应用抗菌药物，在抗菌药物选择性压力下，易引起真菌感染，入院第 25 天根据临床病情及 2010 年版国内血液肿瘤真菌治疗指南，拟诊：侵袭性肺真菌病，给予伏立康唑抗感染治疗。入院第 27 天，咯出物查到大量真菌菌丝。诊断：侵袭性肺真菌病，第 31 天咯出物培养结果回报：生长曲霉菌，进一步明确了感染诊断。

4. 正确及时采集标本是感染患者提供及时有效治疗的关键环节

医院感染患者采集标本的正确时间和方法非常重要，是能否成功培养出致病的病原微生物，是合理抗感染治疗的关键。侵袭性肺真菌病很难以痰标本查到确切致病菌，常需要肺泡灌洗液、肺穿刺活检、尸检等，才能查到确切真菌[11]，患者因年龄大、原发病不见好转，一般状况差，不适合上述检查。临床医师密切观察患者咳痰及肺部情况，咳出异物后，及时发现，高度警惕侵袭性肺真菌病，立即送检病理切片及真菌培养，抓住治疗的重要时机。

5. 加强白细胞化疗患者真菌防控措施

急性白血病化疗后免疫功能非常低，尤其是老年患者，化疗后需特别注意预防真菌感染，防范措施包括如下。

（1）白血病化疗期间应积极改善免疫功能：化疗后食欲缺乏，进食少，营养状态差的患者，改善饮食，加强营养，增加优质蛋白摄入量，并可适当加用静脉营养；应用免疫球蛋白等改善免疫功能；对于非髓系白血病的患者，化疗后骨髓抑制期，应尽早加用粒细胞刺激因子提升白细胞。

（2）尽量避免应用超广谱抗菌药物，控制抗菌药物应用时间，防止长时间应用超广谱抗菌药物，在抗菌药物选择性压力下，引起真菌感染的发生，及时完善相关检查，积极留取标本，送检微生物学检查，结合临床症状、感染部位及分泌物性状等情况，尽量选择针对性强的抗菌药物。

（3）血液病患者尽量选择抗菌谱广的抗真菌药物，进行预防和经验性治疗[12]，特别是

急性白血病、多发性骨髓瘤和自体/异体骨髓（或外周血造血干细胞）移植患者。

病例五　急性非淋巴细胞白血病 M4 型化疗后并发呼吸道感染

（一）病情摘要

患者男，54 岁，主因“急性白血病 20 个月余，按期化疗”于 2016 年 2 月 15 日入院。2014 年 5 月于某三甲医院诊断为急性非淋巴细胞白血病 M4a 型，中危。给予 CAG 方案（阿柔比星＋阿糖胞苷＋重组人粒细胞集落刺激因子）化疗后，白细胞及血小板明显回升，病情平稳，准予出院，此后未按期复诊。2015 年 10 月 23 日因听力下降、吞咽困难、腰痛、下肢麻痛及腹腔多发包块，复查骨髓象：原粒细胞占 18.0%，拒绝包块穿刺及 PET-CT 检查，要求按白血病全身浸润治疗。给予 CAG 方案化疗及腰穿鞘内注射化疗药物。化疗后听力恢复、腰痛缓解、下肢麻木减轻、吞咽哽咽感消失。2015 年 12 月再次给予 CAG 方案化疗及腰穿鞘内注射化疗药物。入院查体：体温 36.3 ℃，脉搏 100/min，呼吸 18/min，血压 130/78 mmHg。意识清，无贫血貌。皮肤未见出血点、皮疹及黄染，浅表淋巴结无肿大，双耳听力无明显下降，鼻腔无出血，牙龈无肿胀、出血，咽部无充血。胸骨压痛（－），心肺听诊未闻及异常。腹平软，无压痛，肝、脾肋下未触及肿大。胸、腰椎无压痛。辅助检查：白细胞计数 3.89×10^9/L、血小板计数 120×10^9/L、血红蛋白浓度 123 g/L，C 反应蛋白＜3 mg/L。入院诊断：①急性非淋巴细胞白血病 M4 型；②急性白血病髓外多发浸润。

（二）医院感染发生及诊疗经过

入院当天查血常规正常，腹腔及盆腔包块较上次住院无明显变化，给予中剂量阿糖胞苷联合米托蒽醌联合化疗，具体化疗方案：米托蒽醌 10 mg，1/24 h，第 1 天；阿糖胞苷 1 g，1/12 h，第 1～6 天，并给予腰穿及鞘内注射化疗。入院第 23 天患者处于骨髓抑制期，白细胞、血红蛋白及血小板值均低，出现咽痛，咽部充血，咳嗽、咳痰，给予留痰标本送检查致病菌，考虑上呼吸道感染，应用头孢哌酮钠/舒巴坦钠 2 g，1/12 h，静脉滴注。痰培养结果显示无致病菌生长。入院第 29 天患者粒细胞缺乏已 1 周，应用抗菌药物已 6 d，出现发热，体温 38.3 ℃，无发冷、寒战，考虑患者感染加重，且持续粒细胞缺乏，头孢哌酮钠/舒巴坦钠难以控制病情，改用比阿培南 0.3 g，1/12 h，静脉滴注。入院第 31 天出现高热，体温 39.3 ℃，脉搏 98/min，呼吸 18/min，血压 144/85 mmHg。无发冷、寒战，咳嗽、咳痰，二便正常。复查血常规：白细胞计数 0.68×10^9/L、单核细胞 0.031、中性粒细胞 0.216、血红蛋白浓度 79 g/L、血小板计数 35×10^9/L，C 反应蛋白 146.1 mg/L，咽部充血，以左侧为重。加用盐酸万古霉素 1000 mg，1/12 h，静脉滴注。入院第 32 天停比阿培南改用亚胺培南 500 mg，1/8 h，静脉滴注。入院第 39 天体温 37.3 ℃，咽部轻度充血、水肿。患者骨髓抑制期已过，感染好转，继续目前治疗。入院第 41 天留取痰培养，停用万古霉素及亚胺培南，给予氟康唑胶囊 400 mg，1/24 h，口服。入院第 42 天 C 反应蛋白 91.9 mg/L。入院第 43 天痰标本回报：查到真菌菌丝，继续目前治疗。入院第 45 天 C 反应蛋白 48 mg/L，肺 CT：双肺纹理增强，双肺可见多发斑片状、结节密度增高影，其内可见气道影，部分病灶可见空气新月征。停氟康唑胶囊改用伏立康唑 400 mg，2/24 h，口服。入院第 46 天痰培养结果回报：曲霉菌生长。入院第 49 天复查白细胞计数 8.13×10^9/L、单核细胞 0.086、中性粒细胞

0.829、血红蛋白浓度 67 g/L、血小板计数 244×10^9/L，C 反应蛋白 44.50 mg/L，抗真菌治疗有效，继续目前抗真菌治疗。入院第 51 天患者咳嗽、咳痰症状好转，患者出院。

1. 入院第 23 天出现上呼吸道感染，属于医院感染：

（1）患者高热，体温 39.3 ℃，咳嗽、咳痰。

（2）咽痛，咽部充血。

（3）C 反应蛋白 146.1 mg/L。

2. 入院第 41 天出现下呼吸道感染，属于医院感染：

（1）C 反应蛋白 91.9 mg/L。

（2）痰培养结果显示曲霉菌生长。

（3）肺部 CT：双肺纹理增强，双肺可见多发斑片状、结节状密度增高影，其内可见气道影，部分病灶可见空气新月征。

（三）医院感染原因分析

1. 患者应用大剂量化疗药物治疗，可降低人体免疫力。阿糖胞苷是一种骨髓抑制剂，通过抑制 DNA 多聚酶而起作用。米托蒽醌为蒽醌类抗肿瘤药物，亦通过与 DNA 反应而产生抗肿瘤作用，对体外培养的增殖性和非增殖性人的细胞均有杀细胞作用，提示其缺乏细胞周期特异性[13]。两者联合应用可导致机体免疫细胞受抑制，增加感染的风险，同时对心、肝、肾及其他脏器功能有一定损害[14]，阻碍身体恢复。

2. 患者发生感染期间应用大量的广谱抗菌药物，对患者的免疫功能有很大影响，尤其是广谱抗菌药物应用时间长，剂量大及多种抗菌药物的联合使用，均易导致菌群失调，发生真菌感染。

3. 白血病患者通常病程时间较长，持续用药时间较长，医疗费用较高，加之患者对自身疾病认识不够，易滋生焦虑、抑郁等负面情绪，意志消沉，心理压力大，易造成患者自身免疫力下降，使细菌有机可乘，从而引发感染。

（四）经验教训及防控措施

1. 经验教训

（1）患者化疗后进入骨髓抑制期，应当充分发挥责任护士的作用，时刻关注患者的血象、白细胞、体温、呼吸等各项生命体征，每天 4 次监测体温的同时要询问患者相关临床症状。入院第 29 天，患者出现轻度咽痛、乏力，体温 38.3 ℃时，应对患者的病房进行紫外线消毒，并及时进行物理降温，如果物理降温方法 30 min 无效，应及时给予药物治疗；同时加强营养，补充水分，每日饮水量 3000 ml 为宜。入院第 31 天，患者咽痛加重，应给以漱口液漱口，加强口腔卫生，及时观察咽部情况，必要时做咽拭子培养。

（2）患者化疗后，食欲缺乏，胃肠功能紊乱，虽然护士经常巡视，并告知患者进清淡饮食，但是没有详细告知患者可进食的种类，如鱼类、牛奶、水果、蔬菜等，没有对其饮食进行监督，确保患者营养膳食，增强抵抗力。

（3）当患者应用多种抗菌药物时，虽然加强了对其生命体征的监测，观察其症状，但是却忽略了预防真菌感染，责任护士应注意其痰液性质，尽早发现，并应用抗真菌的漱口液。

2. 防控措施

（1）在化疗后骨髓抑制期免疫力低，患者应单间隔离，减少探视，对其室内物品进行消毒，病房进行紫外线杀菌处理，保证病房定时通风。

（2）注重心理护理，多与患者和家属进行沟通，了解患者内心的真实想法，及时为患者解答困惑，并选用以往治疗效果良好的患者来辅助讲解，减轻患者的心理负担，增强其治愈信心，以配合治疗工作。

（3）指导患者三餐后温开水漱口或漱口液漱口，保持口腔清洁。患者发热期间会大量出汗，应加强个人卫生的护理。

（4）患者化疗使用 PICC 静脉导管，应注意导管的护理，避免导管引发感染，加重病情。

（5）及时、正确地留取痰、血标本，尽量减少误差，提高治疗效果。

病例六　多发性骨髓瘤并发肺部感染

（一）病历摘要

患者男，65 岁，主因“乏力伴腰痛 1 年”于 2012 年 9 月 3 日入院。2011 年 10 月经骨髓穿刺发现骨髓瘤细胞占 57%，诊断为“多发性骨髓瘤（IgG 型Ⅲ期 B）”。2012 年 6 月开始接受硼替佐米治疗，剂量为 1.75 mg，第 1、4、8、11 天，间隔 10 d 后，继续治疗，共 3 个周期。末次治疗结束日期为 2012 年 8 月 20 日。患者发病以来消瘦，体重减少 5 kg，体温正常，无咳嗽、咳痰，无牙龈出血，无腹痛，排便、排气正常。入院查体：体温 37 ℃，轻度贫血貌，胸骨压痛（+）。双肺呼吸音清，未闻及干湿啰音。肝、脾未触及，腹水征阴性，肠鸣音正常，双下肢轻度水肿。辅助检查：血常规可见白细胞 2.0×10^9/L、中性粒细胞 0.22、血红蛋白 92 g/L、血小板 65×10^9/L。肺 CT 示正常，肝功能：球蛋白 94 g/L、白蛋白 30.4 g/L，心肌酶谱：乳酸脱氢酶 453 U/L、α-羟丁酸脱氢酶 280 U/L。β_2 微球蛋白（血）7.20 mg/L、红细胞沉降率（ESR）120 mm/h。腰椎 CT 和 X 线摄片提示：颅骨、左侧第 5、6 肋骨及第 2、3 腰椎骨质破坏。入院诊断：多发性骨髓瘤（IgG 型Ⅲ期 B）。

（二）医院感染发生及诊疗经过

患者入院第 3 天出现发热，咳嗽、咳痰，体温 38 ℃，C 反应蛋白 36.00 mg/L，送检血培养，留取痰标本，送检痰培养，给予粒细胞集落刺激因子 300 μg，1/24 h，皮下注射；经验性应用美罗培南 0.5 g，1/8 h，静脉滴注；人血免疫球蛋白 10 g，1/24 h，静脉滴注。肺 CT：双肺纹理增粗，双肺上叶可见渗出性改变，考虑肺部感染。入院第 6 天咳嗽、咳痰症状无改善，伴有轻度气短。血培养回报：阴性。入院第 8 天出现发冷、寒战。查体：体温 39 ℃，口腔内未见白苔附着，呼吸急促，双肺闻及明显干湿啰音。血常规：白细胞计数 3.68×10^9/L、中性粒细胞 1×10^9/L，真菌抗原检测：阳性。痰培养标本（入院第 3 天送检）回报：白色念珠菌生长，药敏试验对氟康唑敏感。给予面罩吸氧，监测血氧饱和度，加用氟康唑 400 mg，1/24 h（第 1 天）静脉滴注，200 mg，静脉滴注 1/24 h（第 2～10 天）治疗。继续应用粒细胞集落刺激因子升白细胞治疗。入院第 12 天患者体温恢复正常，咳嗽、咳痰及呼吸困难症状明显减轻。查体：双肺干湿啰音明显减少。复查血常规：白细胞 5.1×10^9/L、中性粒细胞 0.35、血红蛋白 98 g /L、血小板 70×10^9/L，停用粒细胞集落刺激因子。入院第 15 天体温正常 3 d 以上，C 反应蛋白指标下降至 20.00 mg/L，降阶梯调整抗菌药物治疗，停用美罗培南，给予莫西沙星片 0.4 g，1/24 h，口服，巩固治疗。入院第 18 天患者病情平稳，复查真菌抗原：阴性。停用氟康唑注射液，给予氟康唑 200 mg，1/24 h，口服，巩固治疗。入院第 23 天，复查肺 CT：双肺炎症明显吸收，肺部感染病情临床治愈，停用抗菌药物。

入院第 3 天发生肺部感染，属于医院感染：

（1）出现发热，伴咳嗽、咳痰，体温 38 ℃。

（2）查体：肺部可闻及明显干湿啰音。

（3）C 反应蛋白 36 mg/L。

（4）肺 CT：双肺纹理增粗，双肺上叶可见渗出性改变。

（5）入院第 8 天出现发冷、寒战，咳嗽、咳痰症状加重，伴有呼吸困难，体温 39 ℃。

（6）真菌抗原检测为阳性，痰培养回报：白色念珠菌生长。

（三）医院感染原因分析

多发性骨髓瘤是以浆细胞在骨髓内恶性增殖，伴单克隆免疫球蛋白产生为特点的一种克隆性血液疾病，可以导致患者自身抵抗力低下，体液免疫妥协，预后相对较差，感染是多发性骨髓瘤患者死亡的主要原因之一。

确诊后的治疗措施如大剂量联合化疗、造血干细胞移植、肾上腺皮质激素及其他免疫抑制药的使用，均可使患者的免疫功能进一步降低，因此患者具有感染的高危因素。

此类患者多伴有粒细胞缺乏，研究显示粒细胞缺乏是多种恶性血液病发生感染的独立危险因素及独立预后不良因素，粒细胞缺乏通常是由化疗、放疗、骨髓衰竭或骨髓造血细胞被肿瘤挤占所致，同时合并淋巴细胞减少和免疫调节损伤。粒细胞缺乏患者的正常免疫防御受到破坏，极易发生感染，感染后机体无法产生有效的炎症反应，导致感染进展迅速，且临床症状隐匿。

多发性骨髓瘤患者感染部位主要以呼吸道、泌尿道为主，致病菌以革兰氏阴性杆菌、革兰氏阳性球菌为主[15]。近年来，随着广谱抗菌药物的大量应用，骨髓瘤患者真菌感染比例较前明显增高，常见真菌包括白色假丝酵母菌、克柔假丝酵母菌、热带假丝酵母菌。

多发性骨髓瘤患者常伴有不同程度贫血，红细胞减少，细胞膜 C3b 受体不足，导致红细胞免疫功能降低。

多发性骨髓瘤患者发生医院感染与多种因素如贫血、粒细胞缺乏时间及骨髓瘤细胞比例有关，多种原因所致的免疫缺陷是导致医院感染的重要原因。

（四）经验教训及防控措施

1. 经验教训

早期诊断和早期治疗对降低真菌感染的病死率至关重要。

真菌感染临床表现缺乏特异性，诊断方法也缺乏敏感性和特异性，常使经验性治疗成为必要的手段。临床治疗时应综合分析各方面因素，争取经验性治疗能最大程度地发挥临床效益。不应过分强调真菌感染的目标性治疗，对于危重患者可能会因不及时用药而导致较高的病死率。对血液科发生的真菌感染，氟康唑可作为经验性治疗的常用药物。但是临床上，经验性治疗亦可能有 50%的失败率，原因是可能并未发生真菌感染或是抗真菌药物本身选择不当等。

真菌感染经验性治疗的成功，关键应抓住以下几点[16]。

（1）宿主具有免疫缺陷的疾病或状态。

（2）广谱、高效抗菌药物，特别是碳青霉烯类抗菌药物应用3～5 d后临床症状仍未改善者。

（3）掌握肺部真菌感染的病理生理及影像学改变。

面对肺部真菌病，既不能一味消极等待，丧失治疗时机，又不能盲目用药，增加患者经济负担和药物不良反应。因此全面的查体、必要的实验室检查、熟知肺部真菌感染的影像学特点，以及充分发挥医生的主观能动性，均在侵袭性真菌病的诊断和治疗中起着至关重要的作用。

2. 防控措施

（1）加强临床护理[17]：多发性骨髓瘤患者自身免疫力低下，化疗对其机体的防御机制和免疫系统造成严重损害。患者发生肺部感染后，临床护理人员应立即采取针对性措施，加强临床护理。病房每日用紫外线照射2次，每次1 h；地面及床头柜用含氯消毒液擦拭2次，定时开窗通风；患者被服经高压消毒后使用；严格限制陪护人数和探视次数；医护人员进入病室要戴口罩，接触患者或进行各项操作前，用2%过氧乙酸洗手；严格执行无菌技术操作原则，穿刺部位严格消毒；尽量减少各种侵入性操作，防止逆行性感染的发生。

（2）加强个人卫生管理，防止内源性感染：患者个人卫生不良极易发生口腔、肛周、皮肤等部位的感染。做好口腔护理，每日协助患者用软毛牙刷刷牙，若口腔内有真菌感染，予以5%碳酸氢钠漱口液漱口，1/2 h，并加用制霉菌素50万U含化，3/24 h。发生溃疡时，喷敷西瓜霜及欧柏宁凝胶外涂，以促进溃疡面愈合。每晚睡前用1∶5000的高锰酸钾坐浴15～30 min。

（3）呼吸道护理：促进患者排痰，给予糜蛋白酶雾化吸入稀释痰液，鼓励患者勤翻身、勤叩背。保持病房空气湿度在50%左右，避免空气干燥。妥善处理患者痰液，消毒灭菌，避免发生医院交叉感染。

（4）营养支持：进食高蛋白、高维生素、易消化的食物，避免刺激性食物。必要时进无菌饮食，碗筷亦应经消毒柜消毒。进食量少者，静脉给予营养液，输注血或白蛋白等。鼓励患者多食芹菜类含粗纤维的蔬菜，以防止便秘。

病例七　急性非淋巴细胞白血病M5b化疗后并发化脓性扁桃体炎

（一）病历摘要

患者男，37岁，以“头晕、乏力半年”为主诉，于2015年4月6日入院。半年前无明确诱因出现头晕、周身无力，伴有活动后心悸、气短，无出血倾向，经检查明确诊断为急性非淋巴细胞白血病M5b，给予HA（H：高三尖杉酯碱3 mg，第1～7天；A：阿糖胞苷200 mg，第1～7天）方案化疗，达完全缓解，本次为进一步治疗就诊。发病以来患者无咳嗽、咳痰，无腹痛、腹泻，排尿排便正常。入院查体：体温36.8 ℃，脉搏96/min，呼吸18/min，血压129/70 mmHg。神志清晰，中度贫血貌，皮肤及黏膜无黄染、皮疹及出血点，咽部无充血，扁桃体无肿大，浅表淋巴结无肿大，双肺未闻及干湿啰音，心界不大，心律规则，心率 96/min，未闻及杂音。腹部平坦，无压痛，肝、脾肋下未触及，双肾区无叩痛，肠鸣音每分钟 4 次/分，双下肢无水肿。辅助检查：血常规可见白细胞 32.2×10^9/L、中性粒细胞百分比 46%、血红蛋白 85 g/L、血小板计数 41×10^9/L，C 反应蛋白 18.00 mg/L、胸部 CT 平扫未见异常。骨髓穿刺检查：幼稚单核细胞 79%。入院诊断：急性非淋巴细胞白血病 M5b。

（二）医院感染发生及诊疗经过

患者入院第 3 天开始给予 IA 方案化疗（I：去甲氧基柔红霉素 10 mg，第 1～3 天；A：阿糖胞苷 200 mg，第 1～7 天）。化疗过程中给予托烷司琼预防消化道反应。入院第 16 天复查血常规：白细胞 0.4×10^9/L、中性粒细胞百分比 23%、血红蛋白 86 g/L、血小板计数 32×10^9/L。入院第 18 天患者出现咽痛，发热，伴有发冷、寒战。无咳嗽，无腹痛、腹泻。查体：体温 38.8 ℃，咽部充血，双侧扁桃体Ⅱ度肿大，表面无破溃，有脓性分泌物，双肺未闻及干湿啰音。复查血常规：白细胞 0.8×10^9/L、中性粒细胞百分比 46%、血红蛋白 85 g/L、血小板计数 41×10^9/L，降钙素原 0.35 ng/ml、白介素-6 为 527 pg/ml、C 反应蛋白 138.00 mg/L，胸部 CT 平扫未见异常，发热后立即送检血培养及扁桃体脓汁进行培养。补充诊断：急性化脓性扁桃体炎，考虑为革兰氏阳性球菌感染可能性大，经验性给予哌拉西林钠/他唑巴坦钠 4.5 g，1/12 h，静脉滴注，给予替硝唑及口泰交替漱口，2/24 h，同时进行口腔护理，聚维酮碘消毒扁桃体。入院第 21 天患者体温下降不明显，双侧扁桃体较前无明显回缩。复查血常规：白细胞 1.0×10^9/L、中性粒细胞百分比 50.1%、血红蛋白 82 g/L、血小板计数 29×10^9/L，C 反应蛋白 211.00 mg/L。血培养回报：未生长致病菌。脓汁培养回报：金黄色葡萄球菌生长。药敏示对万古霉素敏感。调整抗菌药物，加用盐酸万古霉素 1000 mg，1/12 h，静脉滴注，联合抗炎治疗。调整抗菌药物后体温呈下降趋势。入院第 27 天体温恢复正常。查体：咽部无充血，双侧扁桃体Ⅰ度肿大，表面无脓性分泌物。复查 C 反应蛋白降至 24 mg/L，复查血常规：白细胞 2.2×10^9/L、中性粒细胞百分比 59.4%、血红蛋白 90 g/L、血小板计数 41×10^9/L。入院第 29 天患者无发热，无咽痛，咽部无充血，双侧扁桃体无肿大。急性化脓性扁桃体炎治愈停用抗菌药物。

入院第 18 天出现化脓性扁桃体炎，属于医院感染：

（1）出现咽痛，发热，伴有发冷、寒战，体温 38.8 ℃。

（2）查体：咽部充血，双侧扁桃体Ⅱ度肿大，表面无破溃，有脓性分泌物。

（3）血常规：白细胞 0.8×10^9/L、中性粒细胞百分比 46%、血红蛋白 85 g/L、血小板计数 41×10^9/L，降钙素原 0.35 ng/ml、白介素-6 527 pg/ml、C 反应蛋白 138.00 mg/L。

（4）扁桃体分泌物培养回报：金黄色葡萄球菌生长。

（三）医院感染原因分析

1. 化疗可加重患者的细胞和体液免疫功能缺陷，使感染发生更加频繁和严重，持续时间也更长。

2. 化疗药物直接破坏口腔黏膜屏障[18]，使口腔唾液分泌减少；咽痛使口腔运动减少，导致细菌迅速生长繁殖，引起扁桃体感染化脓。

3. 化疗后中性粒细胞缺乏，加之饮水、进食少，口腔寄生的正常菌群大量繁殖，口腔自洁作用减弱导致扁桃体感染化脓。

4. 患者不注意口腔饮食卫生，食物残渣滞留在口腔，容易继发感染。

（四）经验教训及防控措施

化疗对其机体的防御机制和免疫系统造成严重损害。化疗过程中应加强患者口腔、皮肤、肛周等部位护理，预防感染。嘱其注意饮食，不吃不洁或较硬食物，特别是在血小板低时，避免因食物较硬损伤口腔黏膜或出现血疱导致感染。

患者发热及扁桃体化脓后，立即送检血培养及扁桃体脓汁进行培养。急性化脓性扁桃体炎多为细菌感染。目前一般常规使用青霉素或头孢二代抗菌药物抗感染治疗，辅助以退热、补液等对症支持治疗。但由于某些患者抵抗力差，隐藏在扁桃体隐窝内的细菌分泌毒素还可进入血液，导致机体发生变态反应，引起风湿热、肾炎等疾病。因此，急性化脓性扁桃体炎的局部治疗及口腔护理就显得极为重要[19]。在化疗过程中应进行口腔护理，选用1∶2000氯已定漱口，每2小时进行一次漱口；或选用1∶5000呋喃西林液、2%碳酸氢钠治疗、0.3%过氧化氢溶液、2%硼酸溶液漱口。必要时用棉签或棉球蘸生理盐水或苏打水在口腔内容易积存污物处擦拭。患者在出现化脓性扁桃体炎后，口腔护理的同时局部用紫外线治疗仪照射，紫外线治疗仪不但有杀菌、镇痛之功效，还能使菌体蛋白分解、变性，促使局部组织再生。患者咽痛明显时，可给予1%的普鲁卡因2 ml，庆大霉素8万U，地塞米松2 mg，生理盐水100 ml含漱，以减轻疼痛。粒细胞缺乏怀疑有真菌感染者，可用1∶10 000制霉菌素液漱口，1∶5000呋喃西林漱口或生理盐水500 ml加维生素B_{12} 25 mg含漱[20]。提高全身营养，鼓励患者多进食，注意患者饮食习惯和嗜好，针对患者的不同嗜好调节食物品种，保证高蛋白、高维生素摄入，增进食欲以提高机体的免疫能力。

病例八　霍奇金淋巴瘤并发卡氏肺孢子菌肺炎

（一）病历摘要

患者女，22岁，主因“确诊霍奇金淋巴瘤11个月”于2012年6月18日入血液科。2011年7月因胸闷、咳嗽入院，胸部CT检查见前纵隔不规则软组织密度灶，大小约为16.1 cm×11.2 cm，行前纵隔肿物切除术，术后病理：经典型霍奇金恶性淋巴瘤-结节硬化型。先后4个疗程ABVD（阿霉素、长春新碱、博莱霉素、达卡巴嗪）、2个疗程Stanford Ⅴ（卡莫司汀、长春新碱、平阳霉素、表柔比星、地塞米松、依托泊苷）、2个疗程BEACOPP（平阳霉素、依托泊苷、表柔比星、环磷酰胺、长春瑞滨、地塞米松、丙卡巴肼）方案化疗，之后纵隔局部放疗，放疗结束1.5个月，为行自体造血干细胞移植的外周血干细胞采集入院。入院查体：体温正常，全身浅表淋巴结未触及肿大，咽部无充血，扁桃体无肿大，双肺未闻及干湿啰音，心率88次/分，节律规整，未闻及额外心音及杂音，腹部平坦，无压痛及反跳痛，肝、脾未触及肿大。辅助检查：血常规可见白细胞计数5.6 $\times 10^9$/L、血红蛋白136 g/L、血小板计数271$\times 10^9$/L。胸部CT：正常。腹部彩超：肝、胆、胰、脾均正常。心脏彩超：正常。入院诊断：霍奇金淋巴瘤ⅣA（结节硬化型）。

（二）医院感染发生及诊疗经过

患者于入院第3天进行COEP（环磷酰胺、长春新碱、依托泊苷、地塞米松）方案化疗，入院第8天复查血常规：白细胞计数1.0$\times 10^9$/L、中性粒细胞0.7$\times 10^9$/L、血红蛋白119 g/L、血小板计数114$\times 10^9$/L；第10天出现发热，无寒战，无咳嗽、咳痰，体温38.3℃，给予头孢哌酮钠/舒巴坦钠 3 g，1/8 h，静脉滴注，复查血常规：白细胞计数 0.5×10^9/L、中性粒细胞 0.1×10^9/L、血红蛋白 126 g/L、血小板计数 69×10^9/L。入院第 12 天患者体温 37.9 ℃，血常规：白细胞计数 0.3×10^9/L、中性粒细胞 0、血红蛋白 111 g/L、血小板计数 79×10^9/L。入院第 15 天患者仍发热，C 反应蛋白 50.2 mg/L，加用左氧氟沙星 0.5 g，1/24 h，静脉滴注。应用粒细胞集落刺激因子 300 μg，1/12 h，皮下注射，动员外周血干细胞。入院第 17 天复查白细胞计数 19.6×10^9/L，入院第 18 天，入院第 19 天（应用粒细胞集落刺激因子第 4、5 天）分别进行 2 次外周血干细胞的采集，过程顺利。入院第 19 天第 2 次采集后患者 17：00 出现气短，体温 38.1 ℃，动脉血气分析 PO_2 58.2 mmHg，PCO_2 36.1 mmHg。胸部 CT：双肺片状磨玻璃样变。给予卡泊芬净 70 mg，入院第 1 天后改为 50 mg，1/24 h，静脉滴注；复方磺胺甲噁唑 3 粒，1/6 h，口服，抗卡氏肺孢子菌肺炎感染的治疗，3 h 后患者热退，气短症状改善。入院第 20 天复查动脉血气分析 PO_2 80.6 mmHg，PCO_2 34.3 mmHg。入院第 23 天改为伏立康唑 400 mg，1/12 h，口服（第 1 天），之后 200 mg，1/12 h，口服，并继续服用复方磺胺甲噁唑。入院第 26 天复查胸部 CT：肺部病变吸收，患者肺部感染痊愈。

入院第 10 天患者出现肺部感染，属于医院感染：

（1）患者持续发热，体温最高 38.3 ℃。

（2）入院第 19 天（外周血干细胞采集第 2 天）患者出现气短，体温 38.1 ℃。

（3）动脉血气分析 PO_2 58.2 mmHg，PCO_2 36.1 mmHg。

（4）胸部 CT：双肺片状磨玻璃样变。

（5）应用卡泊芬净、复方磺胺甲噁唑抗真菌药治疗后，症状迅速缓解。

（三）医院感染原因分析

1. 淋巴瘤患者的机体免疫功能低下

机体的免疫受抑制在淋巴瘤的发生与发展中起到非常重要的作用，T 淋巴细胞亚群分 $CD4^+$ T 细胞辅助亚群和 $CD8^+$ T 细胞抑制亚群，在正常情况下，$CD4^+/CD8^+$ T 细胞比值基本恒定，以维持体内环境的平衡[21]。淋巴瘤细胞可产生一些细胞免疫抑制因子，可在不同程度上抑制 $CD4^+$ T 细胞和 $CD8^+$ T 细胞的增殖和功能，从而导致 $CD4^+/CD8^+$ T 细胞比值失衡和免疫功能紊乱，细胞免疫功能的下降，体内突变的细胞不能及时被清除，人体免疫功能低下，易导致感染的发生。

2. 化疗进一步降低免疫功能

免疫功能包括非特异性免疫功能和特异性免疫功能，执行特异性免疫功能的细胞主要包括淋巴细胞，提呈抗原的树突状细胞，抗体和一些细胞因子[22]。化疗药物在杀伤淋巴瘤细胞的同时，对敏感性高的淋巴细胞也有杀伤作用，使淋巴细胞数量降低，包括 T 淋巴细胞、B 淋巴细胞及 NK 淋巴细胞，同时降低淋巴细胞的活性。该患者在感染前经历 8 次的常规化疗及 1 次大剂量的预处理化疗，机体免疫功能非常低下，从而诱发感染。

（四）经验教训及防控措施

1. 经验教训

患者诊断为霍奇金淋巴瘤，在既往的 8 次常规化疗过程中，未出现过骨髓抑制，亦未出现过继发所致的肺部感染，在经历大剂量的预处理化疗后，患者在入院第 10 天出现以发热为首发、单发的临床表现，医护人员对以发热为首发的肺部感染不够重视，没有在发热的当天复查胸部CT，没有监测动脉血气分析，而是按照临床的经验治疗，先给予头孢三代抗菌药物头孢哌酮钠/舒巴坦钠抗炎治疗，在足量应用5 d无效后，于入院第15天联合应用左氧氟沙星，在加用左氧氟沙星后，患者仍发热，因未出现咳嗽、咳痰及呼吸困难等肺部感染的症状，仍未行胸部CT检查。在持续发热9 d后，在发热的间歇期进行了自体外周血干细胞的采集，此时采集干细胞，一方面可能会加重乏氧状态，给患者带来生命危险，另一方面采集的干细胞很有可能携带细菌，移植输注后，会给患者带来继发感染的风险。采集干细胞后，患者的肺部感染症状全面显露，经积极处理，包括胸部CT及动脉血气分析的检查，联合应用足量、足疗程的抗菌药物，患者病情很快得到控制，肺部感染痊愈，虽未行自体造血干细胞移植，淋巴瘤也一直稳定。

卡氏肺孢子菌肺炎，是由卡氏肺孢子菌引起的间质性肺炎，是条件性肺部感染性疾病，多常见于早产儿、器官移植及肿瘤、免疫缺陷的患者。免疫缺陷为最关键的致病条件。患者当时免疫功能极其低下，以发热为首发表现，无明显咳嗽症状，在入院第19天时出现呼吸困难，期间经历粒细胞缺乏，先后头孢哌酮/舒巴坦钠粉针、左氧氟沙星联合治疗无效，当时考虑真菌的可能性大，也不除外特殊的真菌如卡氏肺孢子菌感染，在卡泊芬净抗真菌治疗的同时，联合磺胺甲噁唑抗卡氏肺孢子菌肺炎的治疗，两者联合抗卡氏肺孢子菌的作用，迅速起效，支持了卡氏肺孢子菌肺炎的诊断。临床上不明原因发热、呼吸衰竭，胸部影像学进展迅速，常规抗感染效果差的患者，应警惕卡氏肺孢子菌肺炎的可能，需注意有无服用免疫抑制药，注意筛查人类免疫缺陷病毒（human immunodeficiency virus，HIV）抗体，了解有无细胞免疫缺陷。早期、足量、足疗程治疗有助于改善患者预后。

2. 防控措施

对于免疫功能低下的淋巴瘤患者，在每疗程化疗前均应行胸部CT检查，以防止在化疗前即存在无症状的肺部感染，化疗后加重肺部感染；在化疗过程中，尤其是化疗结束后机体免疫功能极其低下，同时又处于骨髓抑制期粒细胞缺乏的患者，一旦出现发热，无论有无肺部症状，均应立即复查胸部CT，并尽量完善痰涂片、痰培养等病原学检查。另外，要尽早地完善动脉血气分析的检查，不要等到出现呼吸困难时再做血气分析，那时的异常率为100%，抢救成功的概率也不大，在早期，尚无呼吸困难的表现时，部分患者也会检查出呼吸衰竭，而此时抢救的成功率也较大。

病例九　急性白血病化疗后并发肺部感染

（一）病历摘要

患者女，63岁，以“周身乏力3 d”为主诉，于2014年3月8日入院。入院时患者乏力，伴头晕，活动后伴胸闷、心悸，无发热，无咳嗽、咳痰，食欲、睡眠欠佳，排尿、排便正常。入院查体：体温36.2 ℃，轻度贫血貌，全身皮肤黏膜无黄染、皮疹，腹部皮肤散在瘀斑，浅表淋巴结未触及肿大。心肺查体未见异常。腹软，肝脾肋下未触及，双下肢无水肿。辅助检查：血常规可见白细胞3.76×10^9/L、血红蛋白96 g/L、血小板40×10^9/L，分类见原始细胞3%，降钙素原正常。肺部CT未见明显异常。骨穿提示：骨髓增生明显活跃，粒系异常增生，以原始细胞（Ⅰ＋Ⅱ）为主，占23%，其形态特点为胞体大小不等，多呈类圆形或椭圆形，明显核浆发育紊乱，胞质量中等，呈天蓝色，边缘色较深，多含少许嗜天青颗粒，胞核多不规则，核质呈微细颗粒状，分布均匀，核仁1～2个，核仁周界明显，原始细胞POX阳性＞3%。红系生成旺盛，可见双核、花瓣核、核生芽晚幼红细胞，全片见到巨核细胞43个，未见产板巨核细胞，血小板散在可见。入院诊断：急性髓系白血病M2a。

（二）医院感染发生及诊疗经过

入院第5天给予HA（高三尖杉酯碱＋阿糖胞苷）方案化疗，入院第8天患者出现发热，体温最高38.6℃，恶寒，无寒战，咳嗽，少量咳白痰，查体：双肺呼吸音粗，肺底可闻及干湿啰音。肺部CT：双肺多发病变，考虑炎性改变，双侧胸膜局限性增厚、粘连。补充诊断：肺部感染，留取痰培养送检，给予头孢哌酮钠/他唑巴坦钠2.25 g，1/12 h，静脉滴注，抗感染治疗，患者体温波动在37～38.3℃，咳嗽、咳痰无好转。入院第10天查血常规：白细胞1.96×10^9/L、中性粒细胞1.46×10^9/L、血红蛋白75 g/L、血小板36×10^9/L，给予重组人粒细胞集落刺激因子0.2 mg，1/24 h，皮下注射，促进粒细胞生长。入院第12天发热及咳嗽症状无好转，体温最高38.5℃，痰培养回报（入院第8天送检）：检出肺炎克雷伯杆菌，为多重耐药菌，真菌培养见少量白念珠菌生长，予以床边隔离，根据药敏结果调整抗菌药物，停头孢哌酮钠/他唑巴坦钠，给予左氧氟沙星0.6 g，1/24 h，静脉滴注；氟康唑注射液0.2 g，1/24 h，静脉滴注，输注红细胞悬液纠正贫血，输注单供体血小板。入院第17天患者仍反复高热，体温最高39.7℃，恶寒、寒战，查体双肺呼吸音粗，可闻及湿啰音及干鸣音。血常规：白细胞2.11×10^9/L，中性粒细胞0.72×10^9/L、血红蛋白64 g/L、血小板37×10^9/L；超敏C反应蛋白9.2 mg/L，降钙素原2.2 ng/ml，G脂多糖269.9 pg/ml，(1-3) β-D葡聚糖521.4 pg/ml，考虑肺部感染加重，同时合并真菌感染，调整抗菌药物，停左氧氟沙星，给予美罗培南1.0 g，1/12 h，静脉滴注；卡泊芬净50 mg，1/24 h（首剂70 mg），静脉滴注，加强抗真菌治疗。入院第20天患者体温仍在39℃以上，咳嗽无好转，咳痰带血，血常规：白细胞5.02×10^9/L、中性粒细胞3.6×10^9/L、血红蛋白82 g/L、血小板32×10^9/L。考虑患者免疫力低下，给予丙种球蛋白10 g，1/24 h，静脉滴注。入院第22天，送检痰培养。入院第24天患者体温降至38℃以下，咳嗽、咳痰减轻，痰中带血量减少。查G脂多糖70 pg/ml，（1-3）-β-D葡聚糖42 pg/ml，复查肺部CT：双肺炎性病变，与前片相比病灶增多，左侧新发胸腔积液。痰培养回报：查出屎肠球菌，对高水平链球菌、替考拉宁、万古霉素敏感，加用万古霉素1000 mg，1/12 h，静脉滴注，加强抗革兰氏阳性球菌力度。入院第27天患者体温再次升高至39.3℃，咳嗽、咳白痰，痰中带血丝，查体肺部体征无好转，血、痰培养未见异常。既往痰培养见肺炎克雷伯杆菌（多重耐药菌）、屎肠球菌、白念珠菌，考虑美罗培南已静脉滴注12天，可能存在耐药，调整为莫西沙星0.4 g，1/24 h，静脉滴注，联合卡泊芬净和万古霉素治疗，并继续静脉滴注丙种球蛋白治疗。入院第34天患者症状无好转，双肺可闻及大量干湿啰音。查超敏C反应蛋白＞100 mg/L，查G脂多糖277 pg/ml。入院第31天送检痰培养，结果回报：产酸克雷伯杆菌，真菌见白念珠菌，根据药敏结果，对亚胺培南敏感，故再次调整抗菌药物，给予亚胺培南1 g，1/8 h，静脉滴注；替考拉宁200 mg，1/24 h，静脉滴注；米卡芬净100 mg，1/24 h，静脉滴注，联合抗感染治疗，给予标准桃金娘油舒张气管、减轻黏膜水肿。入院第41天患者出现躁动不安，神志异常，不除外药物引起神经系统副作用，复查肺部CT与入院第24天CT比较肺内病灶增多，送检痰培养，结果回报：近平滑念珠菌，再次调整抗菌药物，停米卡芬净、亚胺培南，给予头孢拉定2 g，1/12 h，静脉滴注；氟康唑注射液0.2 g，1/24 h，静脉滴注联合替考拉宁继续抗感染治疗，对症平喘、利尿消肿、减轻心脏负荷。入院第47天患者体温逐渐降至38 ℃以下，咳嗽、咳痰、喘促好转，超敏C反应蛋白降至正常，内毒素下降，多次痰培养未见革兰氏阳性球菌，故停丙种球蛋白及替考拉宁，继续静脉滴注氟康唑和头孢拉定。入院第52天患者肺部感染好转，痰培养未见异常，准予出院。

入院第8天患者出现肺部感染，属于医院感染：

（1）患者化疗后出现发热，体温最高38.6 ℃，恶寒，无寒战。

（2）咳嗽，少量咳白痰，查体：双肺呼吸音粗，肺底可闻及干湿啰音。

（3）肺部CT：双肺多发病变，考虑炎性改变，双侧胸膜局限性增厚、粘连。

（4）痰培养相继培养出：肺炎克雷伯杆菌（多重耐药菌）、屎肠球菌、白念珠菌、近平滑念珠菌。

（三）医院感染原因分析

1. 免疫功能低下

白血病是由于细胞内脱氧核糖核酸的变异，导致骨髓中的造血组织不能正常工作，骨髓中生产大量不成熟的白细胞，使骨髓生产其他血细胞的功能降低，正常的白细胞数目减少，机体免疫功能下降，易发生感染；加之应用化疗药物，导致骨髓抑制，白细胞降低，抵抗力下降，增加了感染的机会。

2. 抗菌药物的应用

白血病患者合并感染发生率较高，病情较复杂。本患者在感染早期，微生物病原学检查结果未回报之前，给予经验性治疗，选用了以抗革兰氏阴性杆菌为主的抗菌药物。经痰培养，分别检出了肺炎克雷伯杆菌、白念珠菌，先后给予喹诺酮类、碳青霉烯类及抗真菌药物，病情仍得不到有效控制；因培养出屎肠球菌、产酸克雷伯杆菌，联合应用抗革兰氏阴性杆菌、抗革兰氏阳性球菌及抗真菌药物。应用大量的抗菌药物易导致菌群失调、病原菌耐药、二重感染、药物不良反应及毒副作用，使病情趋于复杂化。

（四）经验教训及防控措施

1. 经验教训

（1）识别高危人群，做好感染预防：患者老年女性，诊断为急性白血病，机体抵抗力和免疫力下降，容易受到感染因素的侵袭；化疗后，饮食欠佳，营养摄入不足，合并粒细胞缺乏，低蛋白血症、电解质紊乱，导致感染发展迅速且凶险，易反复不愈。应注意医院感染高危人群的识别，针对高危人群做好预防，予以医院感染高危患者单间隔离、房间紫外线消毒、房间通风换气、口腔护理、肛周坐浴等，预防感染的发生。

（2）明确感染诊断，依据症状、体征，正确判断患者病情预后和转归，及时行微生物病原学培养，根据药敏结果，调整抗菌药物的应用；在应用抗菌药物[23]时，要综合考虑药物的抗菌作用、抗菌谱、组织浓度（药物能否达到感染部位）、耐药性（细菌对药物是否敏感），以及给药的途径、剂量、次数、疗程等，并结合患者个体化情况，制订最佳的治疗方案。

2. 防控措施

老年白血病患者因为本身机体免疫力较低，化疗后粒细胞缺乏，易合并感染，且感染迁延反复不易治愈；同时因感染后反复发热，化疗药物等易引起食欲欠佳，可导致营养状态差，出现低蛋白血症、电解质紊乱、酸碱失衡等问题，因此加强白血病患者医院感染的防控至关重要[24]。

（1）保证饮食清洁是白血病患者预防感染的途径之一。最好吃蒸煮过的水果和蔬菜，食具要每日蒸煮消毒。

（2）保证生活环境清洁也是白血病预防感染的方法，要做到居室内简洁、干净，物品如墩布等保持干燥，每日消毒，室内不放花草植物，器具内不留净水；尽量减少探访者，与患有感冒、肺炎、结核、肝炎等疾病的人隔离，以防传染。

（3）做好个人卫生，保持皮肤黏膜清洁，内衣要勤换、勤洗，消毒，日光下晒干，细致地搞好个人卫生。保持口腔卫生，防止口腔感染，勤漱口，每 2 小时左右含漱一次；吃东西后及时清洁口腔；避免食用刺激性食物；防止口唇干燥出血感染，可涂食用油或液状石蜡；用软毛刷刷牙，动作轻柔，以防牙龈出血感染；若口腔黏膜有溃疡、糜烂，可局部涂甲紫或根据医嘱用药。保持会阴、肛门清洁，预防泌尿系感染和肛门脓肿：每日清洗会阴，每次排便后清洗肛门，清洗时最好用温开水，专盆专用，先洗会阴，后洗肛门。局部有感染时，可按医生要求选用不同的药液坐浴，如高锰酸钾药液等。多饮水，保持排便通畅，如有便秘及时解除，防止排便困难，导致肛门出血感染。多饮水，还有利于冲洗尿道，防止泌尿系感染。若患者出现异常症状要及时向医生汇报，尽早诊治。

病例十　急性髓系白血病 M2a 并发肺部感染

（一）病历摘要

患者男，78 岁，主因“乏力、头晕 4 年余，加重 1 d”于 2014 年 5 月 20 日入院。2013 年 5 月经血液科骨穿等检查，明确诊断：低增生性骨髓增生异常综合征-难治性贫血，伴原始细胞增多，间断入院对症支持治疗。2013 年 6 月查间接胆红素持续增高，考虑为骨髓增生异常综合征导致的骨髓原位溶血，给予醋酸泼尼松片 30 mg，1/24 h，口服治疗后，病情好转，激素减量服用至今。2014 年 2 月复查骨穿，诊断同前。本次入院自感乏力加重，无发热、咳嗽、咳痰及呼吸困难，无尿频、尿急、尿痛，食欲可，二便正常。入院查体：体温 36.5 ℃，血压 120/70 mmHg，重度贫血貌，周身皮肤黏膜无黄染、皮疹，双上肢皮肤散在陈旧性瘀斑，双肺呼吸音清，未闻及干湿啰音。心脏查体未见异常，腹软，全腹无压痛、反跳痛及肌紧张，肝、脾肋下未触及，腹水征阴性，肠鸣音正常，双下肢轻度凹陷性水肿。辅助检查：血常规：白细胞 25.48×10^9/L、血红蛋白 78 g/L、血小板 5×10^9/L。肝功能：总蛋白 55 g/L、白蛋白 32 g/L、谷丙转氨酶 118 U/L、谷草转氨酶 65 U/L。心肌酶：乳酸脱氢酶 688 U/L、肌酸激酶 20 U/L。肾功能：血尿素 9.4 mmol/L、血肌酐 48 μmol/L，电解质、血糖正常。肺部 CT：①左肺上叶小结节影，纵隔内增大淋巴结影；②双肺陈旧病灶，局限性肺气肿改变；③左心影增大，双侧胸膜局限性增厚、粘连。骨髓象：骨髓增生明显活跃，其中粒系占 88%，红系占 4.5%，粒∶红＝19.51∶1，粒系增生异常，以原粒细胞（Ⅰ

＋Ⅱ）为主，占26％，其形态特点为胞体大小不等，多呈类圆形，或椭圆形，明显核质发育紊乱，胞质量中等，呈天蓝色，边缘色较深，多含少许嗜天青颗粒；胞核多不规则，核质呈微细颗粒状，分布均匀，核仁1～2个，核仁周界明显，红巨两系明显受抑，血小板少见。入院诊断：①急性髓系白血病（M2a型）；②低蛋白血症；③肝损害。

（二）医院感染发生及诊疗经过

患者入院第9天外出检查，回来后出现发热，体温高至38.8℃，偶有咳嗽，咳痰，活动后胸闷气短。复查肺部CT：右肺上叶局部支气管扩张并轻度感染。降钙素原8.6 ng/ml，送检痰培养。给予新黄片2片，口服退热；头孢哌酮钠/他唑巴坦钠2.25 g，1/12 h，静脉滴注，搬至隔离病房。入院第11天再次送检痰培养。入院第12天痰培养回报（入院第9天送检）：大肠埃希氏菌，真菌未生长。对所用抗菌药物敏感，且体温已正常，提示治疗有效，继续当前治疗。查血常规：白细胞计数13.45×10^9/L、中性粒细胞绝对值8.49×10^9/L、血红蛋白78 g/L、血小板3×10^9/L，超敏C反应蛋白60 mg/L，降钙素原＞50 ng/ml。内毒素、G试验均正常。入院第15天早晨患者再次出现发热，体温38.2℃，咳嗽，少痰。送检痰培养，复查血常规：白细胞17.32×10^9/L、中性粒细胞绝对值6.36×10^9/L、血红蛋白82 g/L、血小板4×10^9/L，超敏C反应蛋白65 mg/L，降钙素原24 ng/ml。痰培养回报（入院第11天送检）：未见细菌及真菌生长。患者再次发热，考虑抗菌药物出现耐药情况。停用头孢哌酮钠/他唑巴坦钠，结合此前药敏结果，更换抗菌药物美罗培南0.5 g，1/8 h，静脉滴注，抗感染治疗。入院第16天体温开始逐渐恢复正常。入院第19天患者咳嗽较前加重，偶有咳白痰。痰培养回报（入院第15天送检）：白念珠菌生长。复查血常规：白细胞30.24×10^9/L、中性粒细胞绝对值7.73×10^9/L、血红蛋白68 g/L、血小板9×10^9/L，内毒素及G试验正常，超敏C反应蛋白＞100 mg/L，降钙素原降至1.2 ng/ml。给予氟康唑注射液0.2 g，1/24 h，静脉滴注，抗真菌感染治疗。入院第21天患者咳嗽症状较前明显减轻，无咳痰。入院第22天患者无咳嗽、咳痰，送检痰培养，结果回报：无细菌及真菌生长，肺部感染治愈。

入院第9天出现肺部感染，属于医院感染：

（1）频繁出现发热现象，体温高至38.8℃，有咳嗽，咳痰，活动后胸闷气短。

（2）复查肺CT：右肺上叶局部支气管扩张并轻度感染。

（3）超敏C反应蛋白65 mg/L，降钙素原24 ng/ml。

（4）痰培养先后培养出大肠埃希氏菌及白念珠菌。

（三）医院感染原因分析

1. 患者疾病进展为急性白血病，属血液病晚期，年老体弱，长期卧床，机体免疫力低下，加上长期应用糖皮质激素治疗，合并低蛋白血症，因此患者具有感染的高危因素。

2. 老年患者肺功能下降[25]，合并肺部基础疾病，肺功能差，肺组织弹性减低，气管和支气管内分泌物不易排出，易出现呼吸道感染。患者外出时个人防护措施不到位，未戴口罩及添加衣服，易使病毒及细菌通过呼吸道进一步侵袭于肺部，造成肺部感染的发生。

（四）经验教训及防控措施

1. 经验教训

老年血液病患者自身免疫力低下。体质衰弱，反复入院治疗，属于医院感染的易感人群。在患者外出时，应宣教注意天气变化，适时添减衣服，预防感染的发生。一旦发生感染，应及时查找致病菌，合理、有效地抗感染治疗，避免感染进一步加重。

2. 防控措施

患者年老体弱，每日约有 2/3 的时间卧床。此类患者防治呼吸道感染应注意以下几点[26-27]。

（1）患者宜取半卧位，以增加肺通气量，减轻呼吸困难。亦可取侧卧位，防止痰栓阻塞呼吸道，保持呼吸道通畅，指导和帮助老年患者进行正确有效的咳嗽排痰，可行背部叩击及雾化吸入等方法促进排痰，加强翻身、叩背等护理，预防发生坠积性肺炎。

（2）老年患者肺部感染病变通常较广泛，导致通气血流比例失调，且常合并有心脑血管疾病、慢性肺疾病等多种基础疾病，易引起低氧血症。吸氧是常用的辅助治疗手段之一，应注意掌握正确的方法：一般应在动脉血气的监护下进行氧疗，以纠正缺氧。对单纯缺氧者，可适当加大氧浓度、氧流量，而对合并有肺气肿、肺源性心脏病等基础疾病，感染后出现Ⅱ型呼吸衰竭的患者，宜给予持续低流量吸氧，氧分压维持在 60 mmHg 以上，每日吸氧 15～20 h。应向患者及家属说明吸氧的目的及注意事项，不宜擅自调节氧流量；鼻腔分泌物多，应经常清除，防止导管阻塞而失去吸氧作用；吸入的氧气应注意维持一定的湿度，以防止上呼吸道干燥，痰液黏稠。

（3）同时嘱患者搞好个人卫生，并指导患者家属做好平日的护理工作。饮食方面应给予低盐、低脂、低糖饮食，要少而精，易消化，充分供应蛋白质，多食用营养丰富类食物，以补充营养，多食用新鲜蔬菜、水果，适当多饮水，保持排便通畅。

（4）密切观察病情变化，及时发现并发症。老年患者肺部感染容易发生多系统并发症，导致病情的加重、恶化。在护理过程中，临床护士应注意观察患者意识状态，呼吸频率、节律、深度，有无咳嗽、咳痰，能否有效排痰，同时还要注意脉搏、血压、心率、心律、摄入量、尿量、痰量及其颜色、粪便性状及肝肾功能、电解质、血常规、血气分析等指标进行系统的观察及记录，一旦发现异常，及时协助处理。

（5）指导老年患者按医嘱坚持服药，并注意心肺功能的改善情况，若精神、食欲欠佳，有感冒征兆时，要及时服药。同时注意观察呼吸、脉搏、体温的变化，观察抗菌药物的疗效及其副作用，注意肝肾功能变化，合理使用抗菌药物。

病例十一　急性白血病复发化疗后并发急性咽炎

（一）病历摘要

患者女，61 岁，主因“反复乏力 13 个月，加重伴发热 3 d”于 2015 年 7 月 29 日入院。患者 2014 年 7 月 24 日经骨穿等检查诊断为“急性髓系白血病 M2a 型”，经系统治疗于 2014 年 9 月 17 日复查骨穿骨髓达完全缓解，此后患者间断入院化疗，因患者依从性差，治疗不系统。本次入院时发热，伴有尿频、尿急，无尿痛及肉眼血尿，无咽痛、咳嗽、咳痰及呼吸困难，无牙龈出血，无腹痛，排便、排气正常。入院查体：体温 38.0 ℃，无贫血貌，周身皮肤无瘀斑、瘀点，皮肤巩膜无黄染，咽部无充血，扁桃体无肿大，双肺呼吸音清，未闻及干湿性啰音，心律齐，各瓣膜听诊区未闻及病理性杂音。腹部平软，肝、脾未触及，腹水征阴性，肠鸣音正常。辅助检查：血常规：白细胞 1.33×10^9/L、中性粒细胞 0.40×10^9/L、血红蛋白 122 g/L、血小板 64×10^9/L；尿常规：白细胞（+）；肝功能、肾功能正常；内毒素、G 试验阴性。骨髓象：原粒细胞占 38.5%，急性髓系白血病 M2a 复发。腹部彩超：肝弥漫性改变，餐后胆囊、胰、脾、双肾未见异常；双输尿管未见扩张。肺 CT：右肺下叶小结节影，考虑陈旧病灶，双下肺局部间质性改变，左肺下叶陈旧病灶，双侧胸膜局部增厚粘连。入院诊断：①急性髓系白血病 M2a 型；②泌尿系感染。

（二）医院感染发生及诊疗经过

患者入院当天体温 38.0 ℃，存在泌尿系感染，给予乳酸环丙沙星 0.4 g，1/24 h，静脉滴注。入院第 2 天体温正常，尿频、尿急症状消失，复查尿常规正常。遂开始化疗，因患者粒细胞缺乏，继续应用乳酸环丙沙星，预防感染。入院第 5 天患者体温正常，无感染症状体征，中性粒细胞仍缺乏，改用氨苄西林胶囊 0.5 g，1/6 h，口服，预防感染。入院第 7 天（化疗第 6 天）出现发热，无寒战，轻微咽痛，无咳嗽、咳痰，体温最高 39.0 ℃，咽部轻微充血，扁桃体无肿大，双肺呼吸音清，未闻及干湿性啰音。发热时口服新黄片，2 片后体温降至正常。复查血常规：白细胞 0.5×10^9/L、中性粒细胞 0.03×10^9/L、血红蛋白 93 g/L、血小板 16×10^9/L。考虑患者合并急性咽炎，且中性粒细胞缺乏，停氨苄西林胶囊，经验性给予头孢哌酮钠/他唑巴坦钠 2.0 g，1/12 h，静脉滴注，抗感染治疗，并停止化疗，给予重组人粒细胞刺激因子 0.2 mg，1/24 h，皮下注射，促进粒细胞恢复。行咽拭子培养、血培养、G 试验、内毒素等检查。入院第 9 天血常规：白细胞 0.88×10^9/L、中性粒细胞 0.03×10^9/L、血红蛋白 85 g/L、血小板 29×10^9/L，G 试验 212.58 pg/ml，内毒素正常，因 G 试验升高，不除外存在真菌感染，且患者持续中性粒细胞缺乏，给予氟康唑注射液 0.2 g，1/24 h，静脉滴注，抗真菌治疗。入院第 11 天患者体温恢复正常，未再发热，咽痛好转，咽部无充血。入院第 12 天咽拭子培养回报：鲍曼不动杆菌。证实患者合并急性咽炎。血培养：无致病菌生长。入院第 13 天患者咽炎治愈，停抗菌药物后出院。

入院第 7 天发生急性咽炎，属于医院感染：

（1）患者出现发热，伴有轻微咽痛，体温最高 39.0 ℃，咽部轻微充血。

（2）G 试验 212.58 pg/ml。

（3）咽拭子培养：鲍曼不动杆菌。

（三）医院感染原因分析

1. 患者老年女性，急性髓系白血病病史 1 年，曾经化疗缓解，本次住院白血病复发，骨髓造血和免疫功能均衰退，致使机体抵抗力和免疫力下降，且患者持续中性粒细胞缺乏，容易受到感染因素的侵袭。

2. 入院后予以化疗，化疗药物具有免疫抑制作用，在杀伤肿瘤细胞的同时杀伤正常组织的细胞，尤其是易杀伤人体中生长发育旺盛的血液、淋巴组织细胞，这些细胞与组织构成人体重要的免疫防御系统，使得抵抗力进一步低下[28]。化疗后白细胞减少，中性粒细胞缺乏，极易合并严重感染，甚至进展为脓毒血症，死亡率高。综上所述，患者具有感染的高危因素。

（四）经验教训及防控措施

1. 经验教训

（1）急性咽炎易经飞沫传播，食物或者直接接触也可导致感染[29]。一般起病较急，初始感觉咽部干燥、灼热、粗糙、微痛，咽痛症状逐渐加重，后出现吞咽疼痛。急性咽炎经过积极治疗，一般预后良好。急性坏死性咽炎如果治疗措施不当，可以引发脓毒血症、急性喉炎、肺炎、颈部蜂窝织炎、咽旁间隙脓肿及中毒性心肌炎。其中中毒性心肌炎因有致命危险，应高度警惕。

（2）经验性应用抗菌药物预防感染，应根据患者个体差异选择合适的抗菌药物、合适的计量、用法及给药途径。患者入院第5天时虽然已无发热等感染症状，但其仍在化疗中，且中性粒细胞缺乏，预防性应用抗菌药物为氨苄西林胶囊，考虑该药的抗菌谱较窄，抗菌力度较小，可能不足以预防中性粒细胞缺乏的化疗患者的感染。粒细胞缺乏时的感染属内科难治疾病，常合并菌血症，需积极预防及治疗。未确认病原体时，可依据经验选择强有力的广谱抗菌药物治疗，在抗菌药物应用之前行血、尿及其他分泌物培养，以便尽早明确病原体，根据药敏结果，及时调整抗菌药物。

（3）患者发生医院感染后，G试验检查明显升高，虽咽拭、血培养显示无真菌生长，仍不能除外真菌感染。医源性真菌传播主要有以下几种：电子温度计测直肠温度时，口腔护理或吸痰时，进食或服药时，紧急插管时，手卫生不合格时，患者公用的器械消毒不恰当，缺乏有效的环境清洁。因此医护人员要严格进行无菌操作，降低医源性真菌传播的可能。

2. 防控措施

（1）老年白血病患者本身机体免疫力较低，临床医师应提高对此类医院感染高危人群的重视，做好感控预案，严格执行各项防控措施，如单间隔离、房间紫外线消毒、漱口、坐浴等。熟知此类患者的易感因素，通过各种诊疗手段将患者感染的危险性降至最低。

（2）临床医护人员定期培训，包括感染相关知识、无菌操作等，尤其是对于标本的送检时间，标本采集等方面可与微生物室、感控科联系，加强与相关科室的沟通，使感染的相关工作持续改进。

（3）对患者进行宣教，提高患者及家属积极预防感染的意识，提高患者自我护理能力和依从性，能有效降低院内感染的发生。避免食用生冷、隔夜、变质食物，新鲜水果必须洗净、削皮后再食用；避免坚硬或油炸食物，以防进食硬物刺破口腔黏膜；指导患者进食富含营养、高蛋白、高维生素、易消化的食物。每日进食前、后、睡前用0.9%氯化钠溶液及2%～3%碳酸氢钠溶液交替漱口[30]。用软毛牙刷刷牙，如血小板低于$30\times10^9/L$，改用面巾擦拭牙齿，应彻底清洁口腔内的食物残渣。及时清洗及更换衣物，保持衣物清洁干燥。

（4）白血病患者在治疗期间身体虚弱、免疫力低下，易发生感染，在治疗的同时要保持乐观情绪，巨大的负面情绪及心理压力会导致对人体免疫系统的抑制。良好的睡眠、合理的饮食都能增强体质，有助于抵御外邪。烟、酒易对人体产生消极影响，白血病患者更应该忌烟、酒。

病例十二　急性髓系白血病M2a型化疗合并呼吸道感染

（一）病历摘要

患者女，32岁，因“乏力加重伴发热1周”于2014年7月10日第3次入院。患者于2012年2月于某血液科住院确诊为急性髓系白血病M2a型（高危）。经过3个疗程诱导缓解化疗，病情持续未缓解，为难治急性白血病，间歇期血细胞持续减少伴乏力。本次乏力加重伴发热1周住院，无咽痛、咳嗽及咳痰等感染症状。入院查体：体温37.7 ℃，脉搏108 /min，呼吸20 /min，血压96/50 mmHg。精神及一般状态尚可，重度贫血貌，双下肢皮肤散在出血点及瘀斑，浅表淋巴结未触及肿大，牙龈轻度增生，无疼痛，咽部无充血，扁桃体无肿大。胸骨压痛明显，双肺听诊呼吸音略粗，未闻及啰音，心率108 /min，律齐。腹平软，无压痛及反跳痛，肝脾肋下未触及，肛周无红肿及压痛。辅助检查：血常规：白细胞114.00 $\times 10^9$/L、原始细胞0.97、血小板18$\times 10^9$/L、血红蛋白70 g/L，C反应蛋白33.10 mg/L。胸部CT：未见新发肺感染灶。入院诊断：难治急性髓系白血病M2a型（FLT3-ITD基因突变阳性，高危）。

（二）医院感染发生及诊疗经过

入院后患者持续发热、体温37.8 ℃，C反应蛋白轻度增高，考虑白血病晚期瘤性热所致，给予降白细胞化疗及输血支持治疗，哌拉西林钠/他唑巴坦钠2.5 g，1/12 h，静脉滴注。入院第7天，体温升至39 ℃，但无咽痛、咳嗽、咳痰等症状，C反应蛋白升至65.80 mg/L，血常规：白细胞6.28$\times 10^9$/L、中性粒细胞绝对值0.00$\times 10^9$/L、幼稚细胞0.75、血小板26$\times 10^9$/L、血红蛋白55 g/L。考虑白血病晚期导致正常粒细胞缺乏，易合并感染，反复送检血培养，联合盐酸莫西沙星注射液0.4 g，1/24 h，静脉滴注，加强防治感染。入院第9天体温39.0 ℃，且出现咽痛、阵咳，少量白痰及黄痰，咽部充血，双肺呼吸音略粗，未闻及啰音，明确合并上呼吸道感染，连续两次送检痰培养，加用氟康唑200 mg，1/24 h，口服，防治真菌感染。入院第13天仍反复高热、体温39.1 ℃，咳嗽及黄痰，双肺呼吸音粗，未闻及啰音。复查C反应蛋白降至43.40 mg/L，血培养结果回报：阴性。两次痰培养均回报：鲍曼不动杆菌生长（+++），药敏对美罗培南、亚胺培南等最敏感，故调整抗菌药物为美罗培南0.3 g，1/8 h，静脉滴注。入院第16天体温39.0 ℃、咳嗽、黄痰无好转，且痰黏稠不易咳出，伴右侧胸疼，双肺呼吸音粗，左肺腋下散在湿啰音，C反应蛋白升至80.80 mg/L。复查胸部CT结果：双肺纹理增强，见多发团块状、结节状密度增高影（对比入院时为新发），病灶周围可见淡片状密度增高影，边缘模糊。补充诊断：肺部感染。继续应用美罗培南抗菌治疗，同时给予广谱抗真菌药伏立康唑注射液200 ml，1/24 h，静脉滴注，联合化痰药物及输血等治疗。入院第17天体温降至正常，咳嗽、咳痰及胸痛减轻，黏痰易咳出。双肺听诊呼吸音粗，啰音不明显。入院第19天转为少量白痰，不黏稠且容易咳出。复查C反应蛋白降至18.20 mg/L。入院第26天体温波动在37～38 ℃，无咳嗽、咳痰及胸疼。双肺呼吸音略粗，未闻及啰音，复查C反应蛋白14.70 mg/L。复查胸部CT：双肺见多发团状、结节状及斑片状密度增高影明显缩小。继续联合伏立康唑防治真菌，抗菌药物降级为头孢哌酮钠/舒巴坦钠3 g，1/12 h，静脉滴注。继续治疗1周，感染无加重，患者及家人要求出院。

1. 入院第7天出现上呼吸道感染，属于医院感染：

（1）体温升至39 ℃，C反应蛋白升至65.80 mg/L。

（2）出现咽痛、阵咳，少量黄白痰，咽部充血，双肺呼吸音略粗，未闻及啰音。

（3）两次痰培养回报：鲍曼不动杆菌生长（+++）。

2. 入院第16天发生肺部感染（侵袭性真菌感染可能性大），属于医院感染：

（1）患者明确上呼吸道感染后，感染继续加重，反复高热伴咳嗽、黄痰，痰黏稠不易咳出，伴右侧胸痛，左肺腋下散在湿啰音。

（2）胸部CT：双肺纹理增强，见多发团块状、结节状密度增高影（对比入院时为新发），病灶周围可见淡片状密度增高影，边缘模糊。

（3）C反应蛋白升至80.80 mg/L。

（4）结合临床病情及复查CT结果，考虑为非白念珠菌类真菌感染可能性大，联合广谱抗真菌药伏立康唑治疗后，感染很快好转。

（三）医院感染原因分析

1. 患者诊断为难治急性髓系白血病M2a型，本身抵抗力低下，入院前血细胞持续减少伴乏力，已发热1周，入院后护士宣教内容过于简单，预防感染方面的知识介绍不足，同时入院后又给予降白细胞化疗，免疫功能进一步减弱，易导致感染的发生。

2. 入院后根据患者感染症状及化验指标，先后给予哌拉西林钠/他唑巴坦钠、莫西沙星注射液、美罗培南及头孢哌酮钠/舒巴坦钠等广谱抗菌药物，使患者体内菌群失调，导致真菌感染的发生。

3. 白血病化疗时间较长，医疗费用高，生活质量下降，给患者心理造成很大影响。同时患者对白血病疾病本身了解少，易产生焦虑、恐惧心理，也会影响自身免疫力，使病原菌有机可乘，也是易发生感染的高危因素。

4. 医院病房条件有限，空气流通不及时，交叉感染概率增加，陪护及探视者增多，易加重空气污染，造成病菌滋生，从而大大增加感染机会。

（四）经验教训及防控措施

1. 急性白血病患者免疫功能下降，入院后应用化疗药物使免疫系统受抑制，多器官功能降低，容易发生医院感染，科室应根据患者实际情况，安排监护病房或者单人病房，每日评估，按时监测体温，观察体温热型的变化，为诊疗提供客观依据。

2. 化疗对患者机体的免疫系统造成严重损害，化疗过程中应加强患者的口腔、皮肤、肛周等部位护理，预防感染。嘱其注意饮食，不吃不洁食物，特别是在血小板低时，避免因食物较硬，损伤口腔黏膜或出现溃疡，导致感染。患者出现咳嗽、咳痰后，应嘱咐患者有效咳痰，以留取合格标本，痰液黏稠时可协助患者叩背，以利于痰液咳出。

3. 病房每天早晚各通风1次，每周紫外线消毒1次，每日对层流隔离室进行紫外线消毒；每天消毒室内物品。对处于骨髓抑制期的高危人群，应采取保护性隔离[31]；白细胞数$<0.5\times10^9$/L的患者，尽可能进入层流病房，减少探视，定期做空气培养，发现问题及时解决，切断空气传播途径。

4. 加强对患者的管理，向患者讲解医院感染的危险因素，重点进行手卫生、口腔及饮食卫生的知识宣教，纠正病区内患者及家属的不良行为，提高患者预防感染的意识；在对患者进行的各项操作中，应严格遵守无菌操作原则。

5. 注重患者心理护理，多与患者和家属进行沟通，了解患者内心的真实想法，及时为患者解答困惑，并选用以往治疗效果良好的患者来进行辅助讲解，减轻患者心理负担，增强其治愈的信心，以配合治疗工作。

病例十三　急性淋巴细胞白血病化疗后并发肺内感染

（一）病历摘要

患者男，33 岁，主因“双髋关节及双大腿疼痛 3 个月，发现白细胞增多 1 d。”于 2012 年 3 月 1 日入院。就诊 3 个月前无明显诱因出现双髋关节及双大腿疼痛，活动后及夜间疼痛加重，曾应用镇痛药物（去痛片、布洛芬）及地塞米松药物治疗，症状无明显缓解。2 周前检查发现尿酸增高，于风湿免疫科应用丹参、云克及尼美舒利药物治疗，症状略缓解。期间曾行腰椎 CT 检查：第 12 脊椎至第 1 腰椎小关节增生、变形，骨盆正位片提示未见异常。查血常规：白细胞 38.1×10^9/L、血红蛋白 96 g/L、血小板 148×10^9/L，血清尿酸 504 μmol/L，尿本周蛋白（+），以“白细胞增多待查”收住院。患者发病以来无发冷、发热，无鼻出血及齿龈出血，无呕血及便血，食欲尚可，无偏食及异食癖，排尿排便正常。入院查体：体温 37.1 ℃，脉搏 100 /min，呼吸 18 /min，血压 130/80 mmHg。神清语明，皮肤及黏膜略苍白，无皮疹及出血点，巩膜无黄染，浅表淋巴结无肿大。口唇略苍白、无发绀，口腔无溃疡，齿龈无出血及溢脓，咽部无充血，扁桃体无肿大，无脓苔。胸廓对称，无畸形，胸骨无压痛，双肺叩诊清音，双肺呼吸音清，未闻及干湿啰音。心界不大，心律规则，心率 100 /min，未闻及杂音。腹部平坦，无压痛，肝、脾肋下未触及，双肾区无叩痛，肠鸣音存在，双下肢无水肿。辅助检查：血常规可见 ABO 血型鉴定（B 型），白细胞 31.2×10^9/L、血红蛋白 87 g/L、红细胞 2.62×10^{12}/L、血小板计数 122×10^9/L，网织红细胞计数 2%，血清铁蛋白测定 846.3 ng/ml，β_2-微球蛋白 1466.4 μg/L，叶酸 4.2 ng/ml，便常规正常。肝、胆、脾、胰彩超未见明显异常。骨髓象：骨髓增生明显活跃，淋巴细胞增生极度活跃，以原、幼淋巴细胞增生为主。原淋巴细胞占 30.8%，幼淋巴细胞占 61.2%，提示：急性淋巴细胞白血病-L2。入院诊断：急性淋巴细胞白血病（L2）。

（二）医院感染发生及诊疗经过

患者入院第 8 天给予硫酸长春新碱、去甲氧基柔红霉素、门冬酰胺酶、醋酸泼尼松方案进行联合化疗 1 个疗程（28 d），临床症状消失，复查骨髓达完全缓解。入院第 27 天患者出现发热，伴发冷、寒战，体温 39 ℃，C 反应蛋白 45.26 mg/L。肺 CT 检查：肺内感染。经呼吸内科会诊诊断：肺部感染。送检痰培养，给予注射用盐酸万古霉素 1 g，1/12 h，静脉滴注，联合注射用美罗培南 1 g，1/12 h，静脉滴注，患者发热症状逐渐减轻。第 30 天痰培养结果回报：阴性。入院第 35 天复查肺 CT：肺内感染，肺内病灶较入院第 27 天无明显变化。入院第 42 天患者再次出现发热，伴发冷、寒战，体温 40.0 ℃，C 反应蛋白 52.43 mg/L。入院第 43 天复查肺 CT：肺内感染，较入院第 35 天加重。送检痰培养，并行痰结核菌涂片，尿真菌培养，血结核抗体，肺炎支原体抗体，真菌内毒素检测，结果回报均为阴性。因患者长期应用激素，目前有粒细胞缺乏，又应用了广谱抗菌药物，考虑真菌感染可能性大，经验性给予注射用伏立康唑 200 mg，1/12 h，静脉滴注，患者发热症状逐渐消失，复查 C 反应蛋白 33.58 mg/L。入院第 52 天复查肺 CT：肺内感染，肺内病灶与入院第 43 天对比无明显变化，C 反应蛋白 19.47 mg/L，给予醋酸卡泊芬净 50 mg，1/24 h，静脉滴注，后经某医院血液科会诊，考虑曲霉菌感染可能性大，加用伊曲康唑注射液 200 mg，1/12 h，静脉滴注。入院第 82 天为防止急性淋巴细胞白血病复发，给予硫酸长春新碱、去甲氧基柔红霉素、门冬酰胺酶、醋酸泼尼松方案进行巩固化疗 1 个疗程（14 d），过程顺利。入院第 89 天复查 C 反应蛋白 10.25 mg/L。复查肺 CT：肺内感染，与入院第 43 天 CT 片对比，部分病灶略有吸收，肺内感染已有所好转，改为伏立康唑片 200 mg，1/12 h，口服。入院第 104 天复查肺 CT：肺内感染，部分病灶较前有所吸收。入院第 122 天给予硫酸长春新碱、阿糖胞苷、米托蒽醌、醋酸泼尼松方案进行巩固化疗 1 个疗程（14 d），过程顺利。入院第 166 天给予硫酸长春新碱、阿糖胞苷、依托泊苷、醋酸泼尼松方案进行巩固化疗 1 个疗程（14 d），过程顺利。入院第 180 天查 C 反应蛋白 1.89 mg/L。复查肺 CT：未见明显异常。肺部感染已明显好转，继续给予伏立康唑片巩固治疗。入院第 210 天给予硫酸长春新碱、阿糖胞苷、阿柔比星、醋酸泼尼松方案进行巩固化疗 1 个疗程（14 d），过程顺利。入院第 226 天复查肺 CT 未见明显异常，病情基本痊愈，停用抗真菌药物治疗。

入院第 27 天出现肺内感染，属于医院感染：

（1）发热，伴发冷、寒战，体温 39.0 ℃。

（2）C 反应蛋白 52.43 mg/L。

（3）肺 CT 检查：肺内感染。

（4）予以抗真菌药物抗曲霉菌治疗有效。

（三）医院感染原因分析

1. “急性淋巴细胞白血病”患者，本身抵抗力低下，免疫力低下，入院后予以化疗，化疗药物具有免疫抑制作用，使得抵抗力进一步低下，加之化疗后白细胞减少，粒细胞缺乏，因此患者具有医院感染的高危因素。

2. 患者化疗期间未加强环境、口腔、皮肤及肛周的卫生防护，未采取严格的病房隔离、消毒措施。

3. 应用了大剂量激素治疗，使免疫功能受抑，增加感染发生率，特别是增加了真菌感染发生的概率。

4. 抗菌药物使用不合理，患者出现发热后经验性给予广谱抗菌药物美罗培南治疗，未及时予以相关防治真菌药物，患者是真菌感染高危人群，应尽早进行真菌感染防治，特别是在应用了广谱抗菌药物之后。

（四）经验教训及防控措施

1. 加强医护人员医院感染的重视程度，加强血液病患者的口腔、皮肤、肛周等部位护理预防感染，加强环境保护，每天进行病房消毒 2 次，可能减少医院感染发生概率。

2. 近两年中华医学会血液学分会专家共识[32]：化疗后粒细胞缺乏患者，曲霉菌感染发生率已逐年升高，特别是联合应用大剂量激素。因此，早期给予预防曲霉菌感染治疗，可以大大降低白血病化疗后（特别是含有糖皮质激素方案）因曲霉菌感染的相关死亡率。患者诊断为急性淋巴细胞白血病，细胞免疫严重缺陷，治疗应用了大剂量糖皮质激素，化疗后出现粒细胞缺乏，增加了发生曲霉菌感染的风险，如果提前应用伊曲康唑口服液预防真菌感染，可能会避免曲霉菌感染。

3. 临床医师在患者刚刚出现发热寒战后，高度警惕菌血症/败血症，在使用抗菌药物前，立即送检血培养，送取尿培养、痰培养，但血培养、尿培养及多次痰培养结果均未查出病原体，后根据影像学检查，考虑为曲霉菌感染，及时调整治疗，给予经验性抗曲霉菌治疗，病情逐渐好转。因此医务人员必须加强感染培训，提高阅片、掌握条件致病菌的能力，熟练掌握抗菌药物使用指证，抗菌谱及用药方法，包括治疗用药和预防用药，合理使用抗菌药物，减少耐药率，减少因感染造成的死亡率。

参考文献

[1] 郭云彪．浅析一种抗感染、抗过敏和抑制免疫反应激素药的不良反应．医药前言，2011，01（24）：157.

[2] 金红红．浅谈医院病房日常空气管理措施．中国疗养医学，2011，20（4）：381.

[3] 抗菌药物临床应用指导原则．中华人民共和国卫生部．2015.

[4] 邓波．血液病患者院内感染的特点及护理．中国实用护理杂志，2010，26（28）：21-22.

[5] 李改素．白血病患者医院感染分析及护理对策．医学动物防制，2005，21（9）：685-687.

[6] 魏永丹．肛周脓肿术后护理体会．中外健康文摘，2012，（47）：236.

[7] 王慧敏．抗菌药物在临床应用中不良反应的分析．中国现代药物应用，2015，16：151-152.

[8] 李莎莎，孙爱华，杜欣，等．血液病房医院感染的发生及处理．国际检验医学杂志，2011，32（11）：1235-1236.

[9] 王梅娟，周艳，任慧，等．医院物体表面清洁与消毒方法灭菌效果的比较．中国实用护理杂志，2007，23（5）：15-16.

[10] 段勇，李鸽．血液系统恶性肿瘤患者并发侵袭性肺曲霉菌病 16 例诊治分析．浙江医学，2012，34（11）：935-937.

[11] 施毅．侵袭性肺真菌病诊治的再认识．中华结核和呼吸杂志，2011，34（2）：83-85.

[12] 梁芳，赵会颖，赵旭兰．伏立康唑治疗老年肺部真菌感染分析．河北医药，2011，33（16）：2451-2452.

[13] 孙梅，顾健，邓惟德，等．MA 方案治疗慢性粒细胞白血病疗效评价．白血病·淋巴瘤，2001，10（4）：243.

[14] 王书杰，武永吉，沈悌．蒽环类药物的心脏毒性．医学研究杂志，2006，35（1）：64-66.

[15] 张蕾，陈世伦，杜晓玲，等．119 例多发性骨髓瘤医院感染的临床分析．中华医院感染学杂志，2002，12（4）：273-274.

[16] 刘宏，李洋威，张剑．伏立康唑和氟康唑早期经验性治疗 ICU 真菌感染的疗效比较．中国全科医学，2010，13（1）：106-107.

[17] 孙肖姬．多发性骨髓瘤医院感染原因分析及护理对策．中国实用护理杂志，2004，20（12）：12.

[18] 张东红，周兰．干细胞移植极期患者口腔感染护理体会．2008，48（28）：116-117.

[19] 文卉，润莲，利英．口腔护理对急性化脓性扁桃体炎预后的影响．齐鲁护理杂志，2008，4（2）：11-12.

[20] 程如虹，涂丽春．血液病患者口腔菌群分布的调查及护理对策．现代护理，33-34.

[21] 杨雪，焦艳梅，吴昊．$CD4^{+}$ T 淋巴细胞亚群研究进展．北京医学，2011，33（12）：1001-1003.

[22] 吴刚，余宏，韩本立，等．树突细胞从凋亡癌细胞获取抗原后的免疫应答．免疫学杂志，2000，16（1）：8-12.

[23] 郭代红，刘屏．抗菌药物对机体的免疫调节作用．药物不良反应杂志，2003，5（6）：383-387.

[24] 许洪志，仲春红，徐功立，等. 急性白血病医院感染及其危险因素的研究. 中华医院感染学杂志，2005，15（1）：37-41.
[25] 姜树旺. 老年患者院内获得性肺感染的临床特征分析. 中国老年学杂志，2012，32（9）：1841-1842.
[26] 杨芳. 长期卧床老年患者下呼吸道感染的预防性护理. 现代医药卫生，2013，29（11）：1715-1716.
[27] 贾冬云，郑军. 长期卧床老年患者肺部感染的原因分析及护理. 实用临床医药杂志，2011，15（8）：39-41.
[28] 吴云娟. 肿瘤患者化疗的护理. 医学理论与实践，2010，23（4）：482-483.
[29] 夏玉珍. 急性上呼吸道感染患儿的临床护理. 中外健康文摘，2014，（17）：224.
[30] 张自新，刘长虎，郭艳红，等. 呋喃西林溶液联合碳酸氢钠溶液含漱对预防急性放射性口腔黏膜炎的临床观察. 宁夏医学杂志，2012，34（11）：1118-1119.
[31] 吕莎，王天有，杨园园. 层流病房对急性白血病患儿骨髓抑制期保护作用的分析. 中国小儿血液与肿瘤杂志，2010，15（5）：222-224.
[32] 中华医学会血液学分会，中国抗癌协会血液肿瘤专业委员会. 中国成人急性淋巴细胞白血病诊断与治疗专家共识. 中华血液学杂志，2012，789-792.

第二节　皮肤与软组织感染

病例十四　急性髓系白血病 M2a 化疗并发颌面部蜂窝织炎

（一）病历摘要

患者男，68 岁，主因“头晕、乏力、面色苍白 1 个月”于 2014 年 5 月 8 日入血液科。病来无发热、咳嗽，出血及鼻出血，无腹痛，二便正常。体重下降 5 kg 左右。入院查体：体温 36.2 ℃，脉搏 92 /min，呼吸 18 /min，血压 129/80 mmHg，中度贫血貌，皮肤及黏膜无黄染、皮疹及出血点，浅表淋巴结未及肿大。右下第一前磨牙部分残存，无触痛及牙龈红肿。咽部无充血，扁桃体无肿大。胸骨无压痛，双肺未闻及干湿啰音，心界不大，心律规则，心率 92 /min。腹部平软，无压痛，肝、脾肋下未触及，双下肢无水肿。辅助检查：血常规可见白细胞 18.9×10^9/L、幼稚细胞 0.35、中性粒细胞百分比 35%、血红蛋白 95 g/L、血小板 38×10^9/L，C 反应蛋白 27.00 mg/L。胸部 CT 平扫未见异常。骨髓穿刺结果：增生活跃，原始粒细胞 69%。流式细胞仪检查结果：符合髓系白血病免疫表型。入院诊断：急性髓系白血病 M2a。

（二）医院感染发生及诊疗经过

患者入院第 3 天给予 DA（柔红霉素 60 mg，第 1～3 天，阿糖胞苷 100 mg，第 1～7 天）方案诱导缓解化疗。化疗过程顺利，入院第 18 天（停化疗第 11 天）出现发热，体温最高为 38.9 ℃，伴有右颌面部红肿、触痛，局部皮肤破溃，少许黄色渗出物。咽部无充血，扁桃体不大，双肺未闻及干湿啰音。复查血常规：白细胞 0.8×10^9/L、中性粒细胞百分比 48.1%、血红蛋白 89 g/L、血小板 31×10^9/L，C 反应蛋白 200.00 mg/L。补充诊断：右颌面部蜂窝织炎，送检血培养、渗出物培养。考虑颌面部蜂窝织炎革兰氏阳性球菌感染可能性大，经验性给予广谱抗菌药物盐酸头孢吡肟 2.0 g，1/8 h，静脉滴注，抗感染治疗，局部破溃处应用聚维酮碘消毒。入院第 20 天患者体温逐渐下降，红肿逐渐消退，血培养回报：未生长致病菌。渗出物培养回报：表皮葡萄糖球菌生长，对万古霉素敏感。考虑患者为骨髓抑制恢复期，感染症状明显好转，未调整抗菌药物。入院第 23 天复查血常规：白细胞 2.1×10^9/L、中性粒细胞百分比 52%、血红蛋白 90 g/L、血小板 42×10^9/L，C 反应蛋白 45 mg/L。入院第 25 天体温恢复正常 2 d，右颌面部红肿痛基本消退，破溃处无渗出。复查血常规：白细胞 2.9×10^9/L、中性粒细胞百分比 59 %、血红蛋白 90 g/L、血小板计数 45×10^9/L，C 反应蛋白降至 15 mg/L。入院第 27 天体温正常，局部无红肿痛，破溃处开始愈合，复查血常规白细胞及中性粒细胞恢复正常，停用抗菌药物，患者出院。

入院第 18 天发生右侧颌面部蜂窝织炎，属于医院感染：

(1) 发热，体温最高为 38.9 ℃，右颌面部红肿、触痛，局部皮肤破溃、少许渗出。

(2) C 反应蛋白高至 200.00 mg/L。

(3) 渗出物培养回报：表皮葡萄糖球菌生长。

(三) 医院感染原因分析

1. 老年原发血液系统恶性肿瘤患者，免疫功能明显降低，容易受到感染因素的侵袭。加之化疗药物具有免疫抑制作用，使得免疫功能进一步低下，出现持续难以恢复的粒细胞缺乏。

2. 右下第一前磨牙部分残存，是化疗前存在易发生感染的潜在慢性病灶，化疗后骨髓抑制期引起潜在病灶基础上的细菌感染，炎症扩散导致颌面部感染。

3. 血液病患者自身免疫功能低下，化疗对其机体的防御机制和免疫系统造成严重损害。持续粒细胞缺乏伴发热期间，除积极治疗外，临床医护人员应对患者所居住病房每日进行清洁、消毒处理，同时应对此类免疫功能缺陷患者加强口腔、皮肤、肛周等部位护理，注意预防感染。患者化疗后未及时下达病房消毒及特殊部位护理医嘱，因此增加了患者医院感染发生的机会。

(四) 经验教训及防控措施

1. 白血病患者自身免疫力低下，化疗对其机体的防御机制和免疫系统进一步造成严重损害，加强白血病患者的口腔、皮肤、肛周等部位的护理以预防感染，可以减少感染发生概率。同时适当调节免疫功能，提高抗病能力。

2. 白血病患者在化疗后骨髓抑制期，粒细胞缺乏、血小板极低，不要食用较硬食物，如坚果、骨头等，以免因饮食过硬损伤口腔黏膜，或出现血疱，“血疱”一词对导致颌面部蜂窝织炎。进餐时要缓慢咀嚼，避免咬伤口腔黏膜，导致细菌从黏膜破溃处入血导致蜂窝织炎。

3. 颌面部蜂窝织炎的感染途径主要是牙源性和腺源性[1]。成人以牙源性多见，主要病因为根尖炎或冠周炎。患者入院时右下第一前磨牙部分残存，可能存在根尖炎或冠周炎，如果化疗前请口腔科会诊，排除潜在的感染因素，患者化疗后可能就不会出现颌面部蜂窝织炎。提示临床医师，对于白血病化疗的患者不能遗漏任何一个可能导致感染的危险因素。

4. 感染是白血病常见的并发症和死亡原因之一，其特点是进展迅速，病情凶险。该患者出现颌面蜂窝织炎，开始治疗前，先留取了相应的标本送病原学检查，应反复多次采集标本送检以提高阳性率和准确率，争取尽早明确病原体和药敏结果；完成留取标本后，应及时经验性给予抗菌药物治疗，以免错过治疗时机。经验治疗的首要问题是准确选择有效抗菌药物，同时对剂量、给药途径、给药次数、程序和后续治疗等尽量做到准确无误，确定病原菌和获得药物敏感试验结果后，再结合临床审核、修改、更正当初的经验治疗方案。

5. 应遵循药代学、药效学特点，将药物浓度与时间、抗菌作用结合起来，充分掌握抗菌药物在特定剂量或给药方案下，血液或组织浓度抑菌或杀菌效果的时间过程。基于药代学、药效学原理制订的抗菌治疗给药方案，可使抗菌药物在人体内达到最大杀菌活性和最佳临床疗效和安全性，减少细菌耐药性的发生和发展。

6. 血液病肿瘤接受化疗的患者易发生混合感染[2]，包括革兰氏阴性菌、革兰氏阳性球菌、真菌及耐药菌等。因此控制感染，仅局限于经验性治疗远远不够。应在获得病原学证据后，结合患者的临床表现调整用药方案。该患者出现颌面部软组织感染后，经验性给予广谱抗菌药物盐酸头孢吡肟抗感染，患者体温逐渐下降，面部红肿逐渐消退，此后渗出物培养回报：表皮葡萄糖球菌生长，对万古霉素敏感。因考虑患者病情已明显好转，未调整抗菌药物，感染治愈出院。因此抗感染治疗均应以临床表现为主，实验室检查做参考。

病例十五　急性髓系白血病 M2 并发血流感染、软组织感染

（一）病历摘要

患者女，31 岁，因“确诊白血病 8 个月，定期化疗”于 2010 年 5 月 2 日入院。患者于 2009 年 9 月初确诊为急性非淋巴细胞白血病 M2 型，给予 1 个疗程 MA（米托蒽醌 10 mg，静脉滴注，第 1～3 天；阿糖胞苷 100 mg，1/12 h，静脉滴注，第 1～7 天）方案化疗后，复查骨髓象见白血病完全缓解，此后又给予 1 个疗程 MA 方案、1 个疗程中剂量阿糖胞苷、1 个疗程米托蒽醌联合中剂量阿糖胞苷、2 个疗程 MA 方案，于 2010 年 4 月 26 日化疗结束。本次为行自体移植前造血干细胞动员及采集入院。入院时患者为停止化疗第 6 天，自感轻度乏力。入院查体：生命体征正常，体温正常，中度贫血貌，浅表淋巴结无肿大，咽部无充血，心肺未闻及异常，腹软，无压痛，肝、脾肋下未触及，肠鸣音正常。辅助检查：血常规可见白细胞 0.5×10^9/L、中性粒细胞 0.043、血红蛋白 80 g/L、血小板 7×10^9/L，C 反应蛋白正常。入院诊断：急性髓系白血病 M2 型。

（二）医院感染发生及诊疗经过

患者入院第 3 天出现高热，体温 39 ℃，伴寒战，辅助检查：白细胞 0.1×10^9/L、中性粒细胞 0。考虑细菌性血流感染，并长期静脉置管，给予万古霉素 1 g，1/12 h，静脉滴注，抽血培养，积极查找感染灶，当日夜间体温高达 40 ℃，再次抽血培养。入院第 4 天出现左侧踝关节处条索状红肿，约 1.3 cm×6 cm 大小，伴局部压痛，考虑为踝部软组织感染。并出现腹痛，进食后加重，排墨绿色稀便多次，血压 60/35 mmHg，两次血培养回报：均见革兰氏阴性杆菌生长。因患者腹痛、腹泻，考虑为化疗后肠道黏膜损伤致细菌入血可能性大。补充诊断：革兰氏阴性杆菌血流感染、软组织感染，留便标本送检细菌培养，应用头孢哌酮钠/舒巴坦钠 3 g，1/12 h，静脉滴注，停用万古霉素。入院第 5 天患者仍有高热、寒战，体温 40 ℃，退热后间隔 4 h 再次高热、寒战，血压恢复正常，血培养结果回报：大肠埃希氏

菌产 ESBLs 生长，为多重耐药菌。考虑白血病化疗后患者免疫功能低下，感染病情较重，停头孢哌酮钠/舒巴坦钠，改用亚胺培南/西司他汀 1 g，1/8 h，静脉滴注。入院第 7 天查体：体温 38.3 ℃，双肺听诊呼吸音粗，未闻及干湿啰音，腹软、中下腹轻压痛，肠鸣音 4 次/每分钟。腹痛、腹泻症状好转。左踝关节双侧红肿、疼痛，面积均为 2 cm×5 cm，活动时疼痛加重，局部皮温高，无破溃。血常规：白细胞 0.1×10^9/L，中性粒细胞 0.5。便细菌培养回报（入院第 4 天送检）：沙门、志贺菌未生长。床旁胸片：两肺纹理稍增强。入院第 8 天患者体温减低，无寒战，抗菌药物降阶梯治疗，停亚胺培南/西司他汀，改用头孢哌酮钠/舒巴坦钠 3 g，1/12 h，静脉滴注。考虑左踝处感染加重，联合应用盐酸万古霉素 1 g，1/12 h，静脉滴注。入院第 9 天再次高热，体温 40.3 ℃，无发冷、寒战，C 反应蛋白 214 mg/L，送检血培养。入院第 10 天血培养回报：大肠埃希氏菌产 ESBLs 生长。停头孢哌酮钠/舒巴坦钠，改用亚胺培南/西司他汀 1 g，1/8 h，静脉滴注。入院第 11 天血常规：白细胞 1.7×10^9/L、中性粒细胞 0.8，C 反应蛋白 90.9 mg/L。入院第 13 天白细胞 6.7×10^9/L、中性粒细胞 0.687，C 反应蛋白 80.4 mg/L。考虑白细胞已恢复正常，2 d 无发热，大肠埃希氏菌血流感染已愈，左踝部感染好转，改为亚胺培南/西司他汀 1 g，1/12 h，静脉滴注。入院第 14 天停用万古霉素。入院第 19 天无发热，左踝部肿痛明显减轻，抗菌药物改为头孢哌酮钠/他唑巴坦钠 2 g，1/12 h，静脉滴注。入院第 24 天患者已半个月无发热，左踝部无红肿、疼痛，软组织感染治愈。

1. 入院第 3 天出现大肠埃希氏菌血流感染，属于医院感染：

（1）高热，体温 39 ℃，伴寒战。

（2）患者长期深静脉置管。

（3）出现休克，腹痛，进食后加重，排墨绿色稀便多次，血压 60/35 mmHg。

（4）连续两次血培养结果回报：大肠埃希氏菌产 ESBLs 生长，为多重耐药菌。

（5）C 反应蛋白 214 mg/L。

2. 入院第 4 天出现软组织感染，属于医院感染：

（1）出现左侧踝关节处条索状红肿，约 1.3 cm×6 cm，伴局部压痛。

（2）入院第 7 天查体：体温 38.3 ℃，左踝关节双侧红肿、疼痛，面积增大，均为 2 cm×5 cm，活动时疼痛加重，局部皮温高，无破溃。

（三）医院感染原因分析

1. 该患是医院感染的高危人群

患者诊断为急性髓系白血病，自身免疫功能低下，化疗导致免疫功能进一步下降。反复化疗后，出现严重胃肠道反应，肠系膜或肠道黏膜炎症水肿易导致细菌入血。同时伴贫血、低蛋白血症，致使机体抵抗力和免疫力下降，容易受到感染因素的侵袭。并且患者长期深静脉置管，易发生导管相关感染。因此，患者具有感染的高危因素。

2. 患者致病菌入血途径分析

（1）化疗药物对消化道黏膜损伤：一是造成肠道菌群失调；二是直接杀伤肠黏膜细胞，两者均可诱导 $CD4^+/CD8^+$ T 细胞失调，IgA＋浆细胞数量下降，炎性介质释放，造成肠黏膜免疫功能紊乱[3]。化疗药物可使氧化应激反应加重，刺激肠黏膜免疫炎性细胞因子过度表达。本例患者既往多次化疗，出现严重胃肠道反应，此次入院出现腹痛，排墨绿色稀便，多次血培养均生长大肠埃希氏菌，大肠埃希氏菌为人类或动物肠道中的常居菌，考虑因化疗引起肠道黏膜损伤，免疫功能下降，肠道菌群移位，导致血流感染。

（2）入院第3天患者出现高热，伴发冷、寒战，当时未出现胃肠道不适症状及踝部感染，患者长期深静脉置管，虽未进行培养，但是可能存在导管相关感染。导管相关感染诊断标准[4~5]：①有中心静脉置管史；②临床上有发热伴（或不伴）寒战，体温＞38.0℃；③临床上除外其他部位感染；④导管培养阳性；⑤拔管后，患者体温恢复正常。因无确切感染病灶，首选考虑导管相关感染，常见致病菌为革兰氏阳性球菌，如表皮葡萄球菌、金黄色葡萄球菌；革兰氏阴性杆菌，如大肠埃希氏菌、阴沟肠杆菌、不动杆菌属、铜绿假单胞菌等和白念珠菌。

3. 软组织感染分析

患者入院第4天出现左侧踝关节处条索状红肿，约1.3 cm×6 cm大小，伴局部压痛，考虑踝部为软组织感染。软组织感染常见致病菌为革兰氏阳性球菌，头孢哌酮钠/舒巴坦钠及亚胺培南/西司他汀抗菌谱均可覆盖大多数革兰氏阳性球菌，入院第7天查体左踝部软组织感染加重，不除外多重耐药屎肠球菌及耐甲氧西林金黄色葡萄球菌感染，加用盐酸万古霉素后软组织感染逐渐好转。

（四）经验教训及防控措施

1. 正确及时采集标本是感染患者提供及时有效治疗的关键环节

医院感染患者采集标本的正确时间和方法非常重要，是能否成功培养出致病的病原微生物是合理抗感染治疗的关键。本例临床医师在患者刚出现发冷、寒战后，高度警惕菌血症/败血症，在使用抗菌药物前，立即送检血培养，体温再次升高时，能及时抽取血培养，抓住抽取标本及治疗的有效时机，及时治愈患者。

2. 对白血病反复化疗患者盐酸万古霉素应用时机问题

（1）本例患者既往化疗多次出现严重胃肠道反应，化疗后出现高热，发冷、寒战后，如未发现其他确切感染灶，仍首选可以覆盖阴性杆菌的广谱抗菌药物。

（2）该患者感染初始阶段以发热为首发及唯一表现，考虑患者经外周静脉置入中心静脉导管（peripherally insterted central catheter，PICC），长期置管易引起导管相关感染，导管相关感染球菌及杆菌均常见，结合病区内存在多种致病菌，多重耐药屎肠球菌及耐甲氧西林金黄色葡萄球菌时常可见，经验性应用万古霉素，次日出现软组织感染及胃肠道反应，血培养生长革兰氏阴性杆菌，考虑医院感染以革兰氏阴性杆菌最常见，软组织感染常见革兰氏阳性球菌，选用头孢哌酮钠/他唑巴坦钠，可覆盖多数革兰氏阴性杆菌及革兰氏阳性球菌，经头孢哌酮钠/舒巴坦钠及亚胺培南/西司他汀抗感染治疗4天，左踝部软组织感染加重，考虑可能存在多重耐药屎肠球菌及耐甲氧西林金黄色葡萄球菌感染，联合应用盐酸万古霉素后，软组织感染逐渐好转，因此临床上对于白血病反复化疗等免疫功能低下患者，应根据病情及病区细菌谱，酌情考虑何时选择应用盐酸万古霉素或利奈唑胺。

3. 化疗期间加强胃肠道黏膜及功能保护

患者反复化疗，导致免疫功能低下，既往化疗多次出现严重胃肠道反应，胃肠道功能减弱，因此应及早做好营养支持治疗。给予铝碳酸镁、兰索拉唑、奥美拉唑、康复新等药物进行抑酸、保护胃肠道黏膜、促进胃黏膜损伤恢复等支持治疗，同时叮嘱患者平日注意饮食，少量多餐，进食高蛋白、高质量、富含营养、易消化的清淡饮食，多吃新鲜瓜果、蔬菜，多饮水，保持排便通畅，适当进食香蕉、蜂蜜等，尽量防止便秘发生。注意饮食卫生，不吃不洁食物，避免因腹泻引起肛周感染。如进食困难或不能进食时，应静脉补充多种维生素、复合氨基酸等以及时纠正贫血，维持机体酸碱平衡和重要脏器功能。

病例十六 再生障碍性贫血并发腹壁切口感染、血流感染及颜面部蜂窝织炎

（一）病历摘要

患者女，19 岁，主因“乏力、皮肤瘀斑 6 个月余，腹痛、发热 17 d”于 2015 年 9 月 8 日入院。2015 年 2 月诊断为再生障碍性贫血，环孢素治疗 3 个月后，改为口服中药治疗，2015 年 8 月 21 日出现右下腹疼痛伴发热，最高体温 40 ℃，诊断为阑尾炎，行手术治疗，术后始终腹胀、发热，伴有寒战，体温达 40 ℃，应用头孢类抗菌药物、比阿培南及莫西沙星治疗不见好转，以“再生障碍性贫血”入院。入院时高热、腹胀，无寒战，无咳嗽、咳痰，无呕血及便血，无腹泻，精神差，体力明显下降，进食差，睡眠一般，排尿、排便正常。入院查体：平车推入，体温 40 ℃，意识清楚，中度贫血貌，皮肤无出血点，口腔无溃疡，咽无充血。两肺呼吸音清，未闻及干湿啰音。腹部略膨隆，右腹部可见一长约 15 cm 手术瘢痕，术痕表面仍有结痂，切口下部及脐周发红、压痛（+），皮温偏高。全腹无肌紧张及反跳痛，肠鸣音 2 次/分。辅助检查：血常规可见白细胞 0.33×10^9/L、中性粒细胞绝对值 0.19×10^9/L、血红蛋白 82 g/L、血小板 36×10^9/L，C 反应蛋白 293.4 mg/L。腹部彩超：右下腹部不均质回声，肝、胆、脾正常。入院诊断：①再生障碍性贫血；②阑尾切除术后。

（二）医院感染发生及诊疗经过

患者入院时腹部手术后 2 周，高热伴腹胀，体温最高 40 ℃，无寒战，腹部切口有渗出，周围皮温高，诊断：腹壁切口感染。入院当天查血常规：白细胞 0.33×10^9/L、中性粒细胞绝对值 0.19×10^9/L、血红蛋白 82 g/L、血小板 36×10^9/L，C 反应蛋白 293.4 mg/L，抽血培养，送检便培养。给予美罗培南 500 mg，1/8 h，静脉滴注，联合万古霉素 1 g，1/12 h，静脉滴注。入院第 2 天查血常规：白细胞 0.17×10^9/L、中性粒细胞绝对值 0.07×10^9/L、血红蛋白 70 g/L、血小板 13×10^9/L，C 反应蛋白 386.4 mg/L。血培养回报：革兰氏阳性球菌生长，补充诊断：革兰氏阳性球菌血流感染。入院第 3 天出现口腔多发溃疡。入院第 4 天上颌牙齿龈见一处米粒大小脓肿。查血常规：白细胞 0.28×10^9/L、中性粒细胞绝对值 0.10×10^9/L、血红蛋白 64 g/L、血小板 25×10^9/L，C 反应蛋白 300.9 mg/L。血培养（入院当日送检）回报：屎肠球菌生长，为多重耐药菌，药敏提示：万古霉素敏感。便细菌培养（入院当日送检）回报：沙门、志贺菌未生长。胸部 CT：双肺下叶炎症，右肺尖结节灶，性质待定；双侧少量胸腔积液。下腹部 CT：右侧腹部术后改变，腹壁切口感染可能性大；不完全肠梗阻；盆腔少量积液。考虑患者无肺部感染症状及体征，暂不支持肺部感染诊断。入院第 5 天齿龈脓肿破溃，破溃面咽拭子棉签擦拭送检，给予加强口腔护理。入院第 6 天患者上唇肿胀明显，轻度疼痛。上颌牙齿龈糜烂面增大，补充诊断：颜面部蜂窝织炎。齿龈糜烂处分泌送检涂片：未查到细菌及真菌。入院第 7 天颜面部大面积肿胀，右侧为重，上唇可

见局部糜烂，呈暗红色，上颌牙 A3 至 B3 外侧齿龈糜烂、破溃。复查血常规：白细胞 0.38 $\times 10^9$/L、中性粒细胞绝对值 0.14$\times 10^9$/L、血红蛋白 47 g/L、血小板 2$\times 10^9$/L，C 反应蛋白 324.8 mg/L。(1-3) β-D 葡聚糖检测 131.0 pg/ml，再次送检颜面部破溃处分泌物。患者上唇处不除外真菌，特别是毛霉菌感染，加用泊沙康唑 400 mg，2/24 h，口服，考虑蜂窝织炎起源于齿龈脓肿，常为球菌感染所致，血培养曾查到屎肠球菌，应用万古霉素不见好转，不能除外万古霉素耐药，给予更换替加环素 50 mg，1/12 h，静脉滴注，首剂加倍，当日晚间颜面部感染进一步加重，患者家属要求出院。出院第 2 天，颜面部破溃处分泌物培养回报：铜绿假单胞菌生长。

1. 入院前于某院因“阑尾炎”行腹部手术，出现腹壁切口感染，属于医院感染：

(1) 术后持续存在腹痛、腹胀，高热，体温最高 40 ℃，腹部切口周围皮温高，切口处有渗出。

(2) 化验中性粒细胞绝对值 0.19$\times 10^9$/L，C 反应蛋白 293.4 mg/L。

(3) 感染虽发生在本次入院以前，但为上次住院手术后继发，根据医院感染诊断标准，术后 30 天内发生的手术切口感染属于医院感染。

2. 患者入院当天出现屎肠球菌血流感染，属于医院感染：

(1) 体温最高 40 ℃，C 反应蛋白 293.4 mg/L。

(2) 入院时存在腹壁切口感染。

(3) 血培养回报：屎肠球菌生长，为多重耐药菌。

(4) 感染虽发生在本次入院前，但为上次住院手术后继发，属于医院感染。

3. 入院第 4 天出现颜面部蜂窝织炎，属于医院感染：

(1) 上颌牙齿龈见一处米粒大小脓肿。

(2) C 反应蛋白 300.9 mg/L。

(3) 颜面部大面积肿胀，右侧为重，上唇可见局部糜烂，呈暗红色，上颌牙 A3 至 B3 外侧齿龈糜烂、破溃。

(4) 颜面部破溃处分泌物培养（结果回报时患者已出院）：铜绿假单胞菌生长。

(三) 医院感染原因分析

1. 患者为重型再生障碍性贫血，白细胞非常低，导致免疫细胞吞噬细菌、防御疾病的功能减低；入院后化疗，导致粒细胞缺乏，甚至为 0，此类型患者极易引起多部位感染，且感染不易控制，感染死亡率非常高[6]。

2. 患者行腹部手术治疗，术后持续腹胀，进食少，营养状态差，手术切口不易愈合。

3. 蜂窝织炎可能原因及病原菌[7]

(1) 铜绿假单胞菌：免疫功能低下，合并颜面部分泌物一般细菌培养，结果：生长铜绿假单胞菌。

(2) 毛霉菌感染：患者颜面部蜂窝织炎感染迅速加重，呈紫黑色，不除外颜面部为毛霉菌感染。因患者长期应用多种广谱抗菌药物，抗菌药物选择性压力下，易出现少见菌感染。

(四) 经验教训及防控措施

1. 经验教训

(1) 血液病患者自身免疫力低下，临床护理非常重要，入院后给予口腔护理，但口腔感染仍发生，且逐渐加重[8]。经验教训：①如该患者入院后进无菌层流病房，并加用硼酸溶液、复方氯己定含漱液及碳酸氢钠等漱口，虽无法改变再生障碍性贫血病情，但可能会降低颜面部蜂窝织炎发生风险及延缓发生时间。②该患者入院前已应用多种抗菌药物抗感染治疗，仍有高热，结合患者原发病，仍考虑患者为细菌感染，虽最后未证实颜面部为真菌感染，但针对真菌感染问题，临床上可给予初级预防，入院时即加用抗真菌药物，可能更合理。③患者较年轻，再生障碍性贫血重型，感染致死率非常高，如发病时给予抗人 T 细胞免疫球蛋白或异基因骨髓移植治疗，可能会提高治愈率，避免出现上述感染。

（2）留取标本送微生物学检查非常重要，是合理抗感染治疗的关键。本病例临床医师在患者入院后，立即送检血培养，查到屎肠球菌；颜面部破溃分泌物查到铜绿假单胞菌，均为抗菌药物应用提供了指导，遗憾之处，患者家属要求出院，未能多次留取标本送检。

2. 防控措施

患者为再生障碍性贫血重型，免疫功能非常低下；长期口服免疫抑制剂，致使免疫功能进一步减低；且患者近期行胃肠道手术，术后持续发热、腹痛、腹胀，进食少，营养状态差，免疫功能更加低下。因而患者应及早加强口腔、肛周护理，给予保护胃肠道黏膜治疗，应用丙氨酰谷氨酰胺促进肠道功能恢复，进食全流质高蛋白、高质量、富含营养、易消化的清淡饮食，给予白蛋白、维生素、复方氨基酸等静脉营养支持，输注免疫球蛋白及应用粒细胞刺激因子等，提升白细胞，改善免疫功能。

参考文献

[1] 刘守红．口腔颌面部牙源性感染的微生物学及药物治疗．口腔颌面外科杂志，2012，22（4）：299-302.

[2] 夏云金，刘莉荣，万楚成，等．恶性血液病并发医院产超广谱 β-内酰胺酶阳性细菌感染的临床分析．中华医院感染学杂志，2007，17（5）：605-607.

[3] 田丽，陈长英，刘倩倩，等．化疗药物致消化道黏膜炎的治疗及护理进展．中华护理杂志，2013，48（7）：658-660.

[4] 徐秀华，吴安华，易曩云，等．临床医院感染学．长沙：湖南科学技术出版社．2005：360-364.

[5] O'Grady NP，Alexander M，Burns LA，et al. Guidelines for the prevention of intravascular catheter-relatecl infections. John Wiley & Sons，2002，52（9）：e162-e193.

[6] 刘彤华．粒细胞缺乏患者发热原因及治疗分析．山东医药，2014，（32）：90-91.

[7] 李华云，马霞．1 例慢性支气管炎合并口底蜂窝组织炎的护理．中国老年保健医学，2013，11（5）：97-98.

[8] 王荣梅，尚少梅，张海燕．通过口腔护理改善口腔卫生的效果评价．中华护理杂志，2006，41（7）：666-667.

第三节　泌尿系统感染

病例十七　多发性骨髓瘤化疗期间并发泌尿系统感染

(一) 病历摘要

患者女，62 岁，主因“确诊多发性骨髓瘤 7 年 8 个月，巩固化疗”于 2014 年 8 月 8 日入院。患者无发热，无咳嗽、咳痰及呼吸困难，无尿频、尿急、尿痛，无牙龈出血，无腹痛、腹泻，排便、排气正常，饮食正常。入院查体：体温正常，贫血貌，皮肤黏膜无黄染、皮疹及皮下出血，浅表淋巴结无肿大，心肺听诊正常。腹平软，无压痛，肝脾肋下未触及。右侧髂后上棘骨质压痛，其余骨质无压痛。四肢无畸形及压痛、叩击痛，关节无红肿，活动略受限，双下肢无水肿。生理反射存在，病理反射引出。辅助检查：血常规：白细胞计数 1.85×10^9/L、中性粒细胞绝对值 0.97×10^9/L、血红蛋白浓度 67 g/L、血小板正常。免疫球蛋白 G（血）33.90 g/L、κ 轻链 13.3 g/L、红细胞沉降率（ESR）111 mm/h、β_2-微球蛋白（血）12.5 mg/L。肾功能四项：血肌酐 118.7 μmol/L、血清胱抑素 C 2.21 mg/L、血尿酸 472 μmol/L、血尿素 13.80 mmol/L。肝功能、离子（除血钾轻微偏低 3.35 mmol/L 外，其余指标正常）指标正常。尿常规：潜血（+）、蛋白质（++），其余指标正常。入院诊断：多发性骨髓瘤 IgG κ 链Ⅲ期 A。

(二) 医院感染发生及诊疗经过

患者入院时查尿常规：潜血（+）、蛋白质（++）、其余指标正常。临床无发热，无尿路刺激症状，考虑尿常规异常与骨髓瘤进展所致肾功能损害有关，故以治疗原发血液病为主。其后开始给予雷利度胺+地塞米松磷酸钠方案化疗。入院第 6 天患者出现排尿疼痛，并自诉排尿有异味，无尿频、尿急，无发热，无咳嗽、咳痰，腹痛、腹泻等症状。查尿常规：潜血（+）、蛋白质（+++）、白细胞定量 196.00 /μl、白细胞（++）、白细胞 35.28 /HP。尿中白细胞及细菌定量均增高，尿蛋白（+++），请肾内科会诊后诊断：肾功能不全、泌尿系感染，给予中段尿培养，多饮水及补液，并给予中药保肾治疗。入院第 8 天尿培养回报：大肠埃希氏菌生长，药敏显示对喹诺酮类药物最为敏感。因患者对青霉素及磺胺类药物过敏，且不同意应用口服头孢类抗菌药物，同时考虑化疗期间骨髓抑制，免疫力减低，故给予莫西沙星片 400 mg，1/24 h，口服。入院第 14 天患者出现发热，体温 38 ℃，无发冷、寒战，排尿疼痛，排尿异味较前减轻。复查血常规：白细胞计数 1.93×10^9/L、中性粒细胞绝对值 1.56×10^9/L，C 反应蛋白 14.50 mg/L。尿常规：潜血（—）、蛋白质（++），白细胞及细菌定量均恢复正常。考虑应用莫西沙星期间出现发热，改用头孢呋辛钠 1500 mg，1/12 h，静脉滴注，再次留取中段尿检查。入院第 16 天患者体温恢复正常且稳定，但仍有排尿疼痛，继续头孢呋辛钠抗感染治疗。入院第 19 天尿培养结果回报：大肠埃希氏菌（产酶 ESBLS 阳性）生长，根据药敏结果对头孢呋辛钠耐药，给予停用，更换为对其敏感的头孢哌酮钠/舒巴坦钠 3 g，1/12 h，静脉滴注。入院第 21 天患者自觉排尿疼痛感减轻，排尿无异味。入院第 23 天排尿疼痛症状消失，无发热。复查尿常规：蛋白质（++），其余指标均正常。血常规：白细胞计数 5.40×10^9/L、血小板计数（PLT）81×10^9/L、血红蛋白浓度 92 g/L。结合临床特点及相关检查结果，泌尿系感染治愈，停用抗菌药物。

入院第 6 天出现泌尿系感染，属于医院感染：

（1）患者出现排尿疼痛，排尿有异味。

（2）尿常规：潜血（＋）、蛋白质（＋＋＋）、白细胞定量 196.00 /μl、白细胞（＋＋）、白细胞 35.28 /HPF。

（3）尿培养结果回报：大肠埃希氏菌生长。

（三）医院感染原因分析

1. 患者为感染高发人群

（1）多发性骨髓瘤为血液系统肿瘤，可导致单克隆免疫球蛋白增高，使机体正常免疫球蛋白受抑制，破坏免疫系统，致使机体免疫力低下，患者极易合并感染[1]。同时该患者接受化疗，化疗药物具有免疫抑制作用，使得抵抗力进一步低下，加之化疗导致骨髓抑制白细胞减少，易诱发感染，因此患者具有感染的高危因素。

（2）由于患者病情需要应用较大剂量的糖皮质激素，糖皮质激素可抑制免疫功能，增加感染的发生概率。

（3）患者为老年女性，尿道短，距肛门口近，生理解剖因素导致泌尿系感染发生率高。该患者血液疾病需化疗，免疫力低下，更易出现泌尿系感染。

2. 抗菌药物用药不及时

（1）预防用药：由于患者在入院时查尿常规未发现白细胞，临床无任何感染症状，在正常人来说原则上可以不给予抗炎治疗，密切观察，但针对恶性血液肿瘤的患者，由于骨髓瘤所致免疫力低，且合并肾功能不全，及时预防用药可能减少感染的发生。患者未能及时预防，导致化疗期间出现泌尿系感染。

（2）治疗用药：该患者在入院第 6 天即出现排尿疼痛症状，复查尿常规见白细胞明显增高，经肾内科会诊已确诊泌尿系感染，并留取中段尿培养，但未及时应用抗菌药物，延误了治疗时机。尿培养结果回报后，应用口服喹诺酮类药物，在骨髓抑制期，机体抵抗力减低的情况下，未静脉给予广谱抗菌药物。其后两次中段尿培养均有大肠埃希氏菌生长，第 2 次为多重耐药菌生长，提示在感染的起始阶段即应选择强有力的广谱抗菌药物，以减少感染发生时间，促进感染症状的恢复。

3. 该患者入院前疑存在慢性尿路感染，未明确诊断

患者老年女性，肿瘤晚期，肾功能不全，临床医师接诊此类患者时应高度重视，及时完善相关检查及细菌培养，加强局部护理。本例患者入院后查尿常规已发现潜血及蛋白高，但临床并无尿频、尿急、尿痛等尿路刺激症状，按泌尿系统感染诊断标准，感染依据不充分，未引起高度重视，只告知患者多饮水促进排尿，未给予相关治疗，导致感染最终发生。

（四）经验教训及防控措施

1. 应注意观察血液肿瘤患者症状、体征变化，及时完善重要检查

血液肿瘤患者因反复化疗免疫力低下，在骨髓抑制期白细胞减少，甚至粒细胞缺乏阶段，感染发生率极高，也是主要死亡原因之一，需引起足够重视。故此类患者在化疗前如果

有尿常规改变，应及时给予治疗，以减少化疗后并发症的发生，提高生活质量。

2. 加强局部护理

该患者为老年女性，确诊多发性骨髓瘤多年，化疗后骨髓抑制，机体免疫力较低，同时女性患者由于生理结构特点，尤其是绝经期后，易发生泌尿系感染。因此，要经常注意会阴部的卫生，每日清洗外阴，多注意休息，保证睡眠。不要接触公共盆浴及池浴，勤换内裤。嘱患者多饮水多排尿，促进细菌排出。多吃新鲜瓜果、蔬菜，注意饮食卫生，不吃不洁食物，保持排便通畅，避免肠道感染及肛周感染的发生。

3. 及时正确选择抗菌药物

发生泌尿系感染，在无尿培养结果之前，应选择针对革兰氏阴性杆菌的广谱抗菌药物，在尿培养结果出来后，应依据药敏及时调整抗菌药物。

4. 掌握医院感染诊断标准

患者出现尿白细胞异常但无临床症状属于正常情况，未给予足够重视，耽误治疗。因此，临床医师在诊疗患者时应注意区分原发病与感染性疾病，除掌握专科诊疗知识外，充分了解《医院感染诊断标准》的内容，避免出现误诊、漏诊。

病例十八　淀粉样变性并发泌尿系统感染

（一）病历摘要

患者男，51 岁，主因“排便性状改变 11 个月余，反复晕厥半年余”于 2015 年 6 月 18 日由肾内科转入血液科。于 2014 年 7 月无明显诱因出现排便性状改变，便秘与腹泻交替出现，同年 10 月出现足掌麻木，12 月以来反复体位性晕厥，渐感乏力、纳差，期间多次于当地医院化验“尿蛋白（+），血红蛋白 106 g/L”，肌电图检查提示“下肢周围神经病变”。于 2015 年 5 月起出现日间排尿费力、夜间尿失禁症状，消瘦明显，渐呈衰竭状态，故于 2015 年 6 月 1 日入某三甲医院肿瘤科，检查呈持续蛋白尿、贫血，自主神经检测提示“自主神经紊乱（严重偏向副交感神经）”，于 6 月 9 日转入肾内科，期间患者腹泻加重，日便 6～10 次，为黄色稀便，排便后曾晕厥 2 次，伴血压下降，持续日间排尿困难，伴轻度尿潴留、夜间尿失禁，均给予对症治疗。经肾活检检查确诊“淀粉样变”，为进一步诊治于 6 月 18 日转入血液科。入院查体：体温 36.6 ℃，呼吸 18 /min，血压 125/84 mmHg，脉搏 84 /min。消瘦衰竭状态，轻度贫血貌，心肺听诊正常。腹部软，无压痛及反跳痛，未触及包块，肝、脾肋下未触及。膀胱区略膨隆，叩诊呈浊音，肠鸣音活跃，双下肢无水肿，双侧踝关节以下皮肤感觉减退。辅助检查：血常规可见白细胞 10.46×10^9/L、血红蛋白 115 g/L、血小板正常，C 反应蛋白正常。尿常规：蛋白质（++）、红细胞 1.58 /HPF、尿蛋白定量 1.92 g/d。肝功能：白蛋白 32.6 g/L、球蛋白 16.9 g/L。肾活检病理结果：淀粉样变肾病。骨髓穿刺结果：增生明显活跃，浆细胞占 4.8%，形态偏成熟。入院诊断：原发性系统性淀粉样变性。

（二）医院感染发生及诊疗经过

患者转入血液科当天即给予沙利度胺 200 mg，每晚 1 次，口服 21 d，联合地塞米松（10 mg/24 h×4 d）方案治疗，腹泻症状好转，每日排便 3～5 次，但排尿困难无减轻，日间尿潴留、夜间尿失禁。转入第 5 天晚间出现发热，体温高至 38.5 ℃，排尿费力伴尿潴留加重，转入第 6 天复查尿常规：细菌定量 8475 /μl、白细胞（+++）、蛋白（+）。复查血常规：白细胞 14.57×10^9/L、中性粒细胞 0.837、白蛋白 26.3 g/L、球蛋白 17.7 g/L，C 反应蛋白 107.00 mg/L。明确合并泌尿系统感染，留取中段尿送检病原学，给予哌拉西林钠/他唑巴坦钠 2.5 g，1/12 h，静脉滴注，抗感染。转入第 9 天（抗感染治疗 3 d 后）体温无下降趋势，中段尿培养结果回报：大肠埃希氏菌生长，药敏对所用哌拉西林钠/他唑巴坦钠等多种抗菌药物敏感，继续抗感染治疗同时给予留置导尿。考虑胃肠道症状重，增加静脉补液量至 2500 ml，保证 24 h 尿量达 2000 ml 以上，同时补充人血白蛋白 20 g，1/24 h，静脉滴注。转入第 10 天体温降至 37.6 ℃，转入第 12 天开始体温恢复正常，转入第 13 天复查尿常规：蛋白质（+），镜下红、白细胞消失。血常规：白细胞及中性粒细胞正常，C 反应蛋白降至 17.30 mg/L。感染病情好转后，针对原发血液病应用硼替佐米（2.25 mg，第 1、4、8、11 天，静脉滴注）联合地塞米松方案（20 mg，第 1～4 天和第 8～11 天，静脉滴注）积极化疗。化疗期间继续应用上述抗菌药物，同时加强留置尿管护理。转入第 16 天复查 C 反应蛋白恢复正常，白蛋白 31.1 g/L。由于化疗后原发血液病好转，及时拔除尿管，观察尿潴留好转，继续应用抗菌药物至 14 d 后停用，感染未再反复。

转入第 6 天出现泌尿系统感染，属于医院感染：

（1）发热，体温高至 38.5 ℃，排尿费力伴尿潴留加重。

（2）尿常规：细菌定量 8475 /μl，白细胞（+++），蛋白（+）。

（3）C 反应蛋白 107.00 mg/L。

（4）中段尿培养结果：生长大肠埃希氏菌。

（三）医院感染原因分析

1. 由于原发血液病累及患者自主神经系统，导致排尿功能异常，伴尿潴留，为泌尿系感染易发生的因素之一[2]。血液病导致患者伴有较重的胃肠道症状，摄入明显不足，同时伴有腹泻，因此不能保证足够尿量，亦为泌尿系感染的易患因素之一。

2. 原发血液病导致患者长期营养摄入不足、排泄功能紊乱，机体处于衰竭状态，伴有严重的低蛋白血症，低白蛋白血症不仅可导致组织水肿、循环灌注不足，同时还影响多种抗菌药物的生物利用度，加之入科后给予激素治疗，均可导致免疫功能低下，是合并感染的高危因素。

（四）经验教训及防控措施

1. 应用抗菌药物全身抗感染治疗同时需重视感染局部的治疗。该患者初步诊断泌尿系感染后，虽及时选择了敏感的抗菌药物治疗，但 3 天后发热无好转，排尿困难及尿潴留仍较重，中段尿培养及药敏结果回报抗菌药物应用得当，感染难控制的原因是原发血液病引起的尿潴留，所以在化疗起效前需留置导尿，解除尿潴留。

2. 保证足够尿量对泌尿系感染的预防及患者的恢复同样重要。本例患者胃肠道病变重，饮食摄入困难，不能保证充足尿量，需注意及时静脉补液，保证 24 h 尿量在 2000 ml 以上。

3. 免疫功能低下的血液病患者是医院感染高危人群，严重感染是导致生命危险的常见原因之一。尿培养及药敏是诊断尿路感染和选择有效抗菌药物的重要指标[3]。强调重视明确感染灶、病原学及药敏的检查，掌握采集标本的正确时间和方法，一旦得到病原学检查及药敏试验结果，及时调整抗菌药物，就可能让重症感染患者起死回生。为保证尿标本合格，医护人员应加强宣教、指导留尿标本注意事项，需采集中段尿，会阴清洗是防止中段尿标本污染的有效手段。

4. 因原发血液病导致的长期胃肠道营养摄入不足、衰竭状态伴严重低蛋白血症，为感染恢复的不利因素。所以在治疗原发病及抗感染治疗的同时，需重视补充氨基酸、葡萄糖、复合维生素等静脉营养支持，以改善营养状态，同时积极补充人血白蛋白，纠正低蛋白血症。

5. 尿潴留是患者发生泌尿系感染的因素之一，虽然留置导尿后感染很快恢复，但导尿是有创性操作，常可导致尿道黏膜损伤、黏膜屏障破坏，为细菌入侵及增殖创造条件，如临床重视不足，将会导致尿管相关泌尿系感染[4]。随着留置尿管时间的延长，泌尿系感染发生率明显增高，留置时间与感染发生呈正相关。所以，积极治疗原发血液病、尽快控制尿潴留原因、尽早拔除尿管对预防发生尿管相关感染是非常重要的。

留置导尿管时应注意：

（1）导尿时严格执行手卫生及无菌操作，充分消毒尿道口。

（2）操作时动作要轻柔，妥善固定尿管，保持尿液引流装置密闭、通畅和完整。

（3）加强会阴部护理，保持会阴部清洁和干燥。

（4）使用个人专用的收集容器，及时清空集尿袋中尿液，防止交叉感染。

病例十九　淋巴瘤化疗后并发泌尿系统感染

（一）病历摘要

患者女，69 岁，主因“周身淋巴结肿大 1 年余”于 2013 年 9 月 16 日入院。患者于 2012 年 5 月即发现多发淋巴结肿大，于 2013 年 4 月行淋巴结活检，结果提示：淋巴组织不典型增生，不排除淋巴瘤，5 月出现咳嗽、咳痰及呼吸困难，检查发现肺占位、肺部感染及胸腔积液。予以抗感染、放胸腔积液等综合治疗后，症状缓解不明显，再次予以淋巴结活检，结果提示：不典型增生，不除外血管免疫母 T 细胞淋巴瘤。其后经美国病理会会诊确诊“T 细胞淋巴瘤”。同年 8 月于血液科行 1 个疗程 CHOPE（环磷酰胺＋吡柔比星＋长春地辛＋地塞米松＋依托泊苷）方案化疗，化疗后淋巴结明显缩小，但间歇 2 周后，淋巴结迅速增大，并感乏力，偶有咳嗽，无咳痰。入院查体：体温正常，贫血貌，皮肤、黏膜无黄染、皮疹及皮下出血。颈部、腋下、腹股沟、滑车上均可触及多个肿大淋巴结，黄豆粒至鸡蛋黄大小，质中等，无压痛，活动度尚可。胸骨无叩痛，腹平软，无压痛，脾肋下触及约 4 cm，双下肢轻度水肿。辅助检查：血常规可见白细胞计数 8.37×10^9/L、中性粒细胞 0.730、晚幼粒细胞 0.02、杆状核细胞 0.20、血红蛋白浓度 94 g/L、血小板计数 54×10^9/L，β_2-微球蛋白（血）21.10 mg/L，乳酸脱氢酶 463 U/L，血清肌酐 121.8 μmol/L，血清胱抑素 C 3.28 mg/L，血清尿素 13.65 mmol/L，血清总蛋白 55.4 g/L，C 反应蛋白 53.6 mg/L。尿常规：蛋白质（＋＋）、白细胞、红细胞均正常。腹部彩超：①肝内偏强回声（考虑血管瘤可能）；②肝内胆管结石；③腹膜后淋巴结肿大（肝门部可见多个低回声，较大者大小约 2.9 cm×1.3 cm）；④脾大（肋下约 4.5 cm，肋间厚 5.6 cm）。胸部 CT：①右肺上叶占位性病变，对比前片有缩小；②双肺炎症对比前片吸收明显；③纵隔及双侧腋下多发淋巴结肿大，无明显变化；④右侧胸腔积液，对比前片有减少，左侧胸腔积液消失。入院诊断：①恶性淋巴瘤（血管免疫母 T 细胞淋巴瘤不除外）Ⅲ期 B，中高危；②肾功能不全；③高尿酸血症；④肺部感染；⑤胸腔积液。

（二）医院感染发生及诊疗经过

患者入院当日下午出现发热，体温达 39.1 ℃，伴发冷，略感咽痛，偶有咳嗽，无咳痰，予以抽取血培养。血常规提示核左移，化验 C 反应蛋白增高，感染不能除外，予以头孢呋辛治疗 1.5 g，1/24 h，静脉滴注，体温逐渐恢复正常。入院第 3 天胸部 CT 提示双肺炎症吸收期。入院第 4 天针对淋巴瘤予以化疗，当日下午患者出现下腹坠胀、少尿及呼吸困难，双肺可闻及喘鸣音及湿啰音，叩诊膀胱区呈浊音，予以留置尿管，排出深黄色尿液 400 ml，同时给予甲泼尼龙及多索茶碱治疗，患者呼吸困难、下腹坠胀逐渐缓解。入院第 5 天尿培养（入院第 4 天留取）结果回报：大肠埃希氏菌生长，产 ESBLs 株，为多重耐药菌。血培养无致病菌生长。按照药敏结果予以哌拉西林钠/他唑巴坦钠 2.5 g，2/24 h，静脉滴注，抗感染治疗。入院第 6 天查尿常规：潜血＋＋、红细胞 35.68 /HPF、白细胞、细菌定量正常，C 反应蛋白 27.6 mg/L，继续抗感染治疗。入院第 8 天复查尿培养阴性，感染治愈，停用抗菌药物，化疗结束后，复查血象稳定出院。

入院第 4 天出现泌尿系感染，属于医院感染：

（1）患者出现下腹坠胀、排尿困难，予以留置尿管。

（2）尿常规检查：潜血（＋＋）、红细胞 35.68 /HPF。

（3）尿培养结果回报：生长大肠埃希氏菌，产 ESBLs 株，为多重耐药菌。

（三）医院感染原因分析

1. 患者存在医院感染的高危因素

（1）老年血液系统恶性肿瘤患者，身体消瘦、低蛋白血症，自身免疫功能低下，发病至明确诊断历时 1 年余，确诊时已存在肺部占位、胸腔积液及脾大，疾病分期已达晚期，各项身体功能不佳。

（2）化疗药物目前并无选择性杀伤，消灭肿瘤细胞的同时，会对骨髓造血细胞及免疫细胞造成损伤，化疗后白细胞减低、免疫细胞受损，导致机体抗感染能力下降，一旦细菌入侵人体，白细胞及免疫细胞未能有效抵御，将会导致感染的发生。

（3）老年女性易发生尿路感染[5]，与其解剖结构和生理特点有关。首先，女性尿道较短而宽，尿道口易被细菌污染，细菌上行引发尿路感染；其次，女性绝经后卵巢功能下降，雌激素水平低下，泌尿生殖道萎缩，盆底松弛，尿道短缩，黏膜变薄，括约肌松弛，常有尿失禁，排尿困难，致尿路感染反复发作，所以雌激素不足是老年女性尿路感染的主要发病原因之一。此例患者同时合并恶性肿瘤，并应用免疫抑制药，机体免疫功能低下，对疾病的易感性增加，患者同时存在排尿不畅，细菌容易在膀胱内停留、生长、繁殖，进而增加感染机会。

2. 既往反复应用广谱抗菌药物增加耐药菌感染风险

医院感染的主要病原菌为革兰氏阴性杆菌，血液病患者住院期间多使用抗菌药物，而抗菌药物的长期使用易引起菌群失调，从而发生耐药性细菌和真菌感染，药敏试验结果证实存在 ESBLs、MRSA 等多种耐药菌株。此例患者因肺部感染，反复应用抗菌药物，容易发生耐药菌感染。此次入院尿培养生长大肠埃希氏菌，产 ESBLs 株。按照药敏结果予以更换抗菌药物后，症状逐渐好转，复查尿培养恢复正常。因此对于患有感染性疾病的血液病患者，应尽可能依靠细菌检查及药敏试验，合理选择抗菌药物。

四、经验教训及防控措施

1. 加强对感染高危人群手卫生的重视

此例为老年恶性肿瘤患者，同时患多种基础疾病，贫血、血小板减少、肾功能不全、低蛋白血症，为感染发生的高危人群。针对此类患者应重视日常查房、护理及操作的手卫生。接触传播是医院感染发生的主要原因，保持手卫生是有效预防和控制病原体传播，从而降低医院感染发生的最基本，最简单，且行之有效的手段[6]。加强医务人员的手卫生，目前已得到广泛认可。提高医务人员手卫生依从性至关重要，平时应加强培训和教育，提高医务人员手卫生意识，规范手卫生方法。使得医务人员准确掌握洗手指征、洗手的合理时间、洗手动作的合理力度、六步洗手方法等，以提高医务人员洗手合格率。医院也应当结合实际情况配备并完善洗手设施和用物，如安装非接触式水龙头，配备一次性干手纸，在全院各个区域，配备触手可及的快速手消毒剂。回顾日常的医疗护理操作，我们仍存在手卫生不到位，依从性差；换液操作、检查时，未按照操作规范要求戴帽子和口罩；床单位消毒不及时的现象，这些都是造成接触感染的隐患。同时，患者及家属也应提高手卫生的意识，医护人员应向患者及家属普及手卫生的知识，反复进行培训指导，使其养成良好的手卫生习惯，尽可能减少因手卫生不到位造成的医院感染。

2. 加强对多重耐药菌感染的重视

老年恶性肿瘤患者自身免疫功能低下，应用免疫抑制药物后，免疫功能进一步下降，并且此例患者曾因肺部感染，反复应用广谱抗菌药物，为多药耐药菌感染发生的高危人群。一旦明确为多重耐药菌感染，应予以隔离处置，其中包括隔离单元设置、手卫生、个人防护用品使用、医疗用具专用、医疗废物处理等诸多方面。此例患者采用了单间隔离，隔离单元配备了充足的洗手设施和速干手消毒剂。医护人员在治疗、护理多重耐药菌感染患者，可能污染工作服时需穿隔离衣，近距离操作如吸痰、导尿等要戴防护镜。但在临床工作中，防护用品使用率较低。与患者直接接触的相关器械、器具及物品如听诊器、血压计、体温表、输液架等要专人专用。总之，临床上针对此类患者应严格执行《多重耐药菌感染预防和控制技术指南（试行）》[7]。

病例二十　重型再生障碍性贫血并发泌尿系统感染

（一）病历摘要

患者女，21 岁，因“反复乏力 9 年余，加重，伴活动后心悸、气短 3 d.”于 2014 年 10 月 7 日入院。2005 年经骨髓穿刺等检查诊断：重型再生障碍性贫血。2011 年 11 月因服用司坦唑醇片后，出现肝功能损害停药。此后仅口服中药，对症输注成分血治疗。本次入院时患者自觉乏力加重，伴心悸、气短，头晕，无发热、咳嗽、咳痰，无腹痛、腹泻等症状。饮食、睡眠及排尿、排便正常。入院查体：体温 36.6 ℃，脉搏 86 /min，呼吸 19 /min，血压 120/70 mmHg，重度贫血貌，周身皮肤散在少量新鲜瘀斑、瘀点，浅表淋巴结未触及，咽部无充血，扁桃体无肿大，齿龈少量渗血，舌质淡，苔薄白，双肺呼吸音清，未闻及干湿啰音，心脏查体未见异常。腹软，无压痛、反跳痛及肌紧张，肝、脾肋下未触及，双下肢无水肿。辅助检查：血常规可见白细胞 0.48×10^9/L、中性粒细胞绝对值 0.14×10^9/L、血红蛋白 45 g/L、血小板 3×10^9/L，电解质正常。肾功能、心肌酶谱正常。肝功能：白蛋白 33.0 g/L，余正常。凝血象：凝血酶原时间 13.5 s、活动度 65.9%、纤维蛋白原 6.69 g/L、D-二聚体 0.573 mg/L，余正常。血清病原学均阴性。尿、便常规正常。心电图：窦性心动过速，轻度 ST-T 改变。腹部彩超：肝、胆、脾、胰未见异常。心脏彩超：①心脏各房室腔密度减低，提示贫血；②右侧胸膜局部增厚粘连，双肺内未见实质性病变。入院诊断：重型再生障碍性贫血。

（二）医院感染发生及诊疗经过

患者入院后给予红细胞悬液 4 U，静脉滴注，纠正贫血，卡络磺钠氯化钠注射液 80 mg，1/24 h，静脉滴注，以加强止血。入院第 5 天患者出现发热，体温 37.7 ℃，伴尿频、尿急、尿痛，无寒战、腰痛、腹痛等症状。尿常规：红细胞计数 26.50 /μl、白细胞计数 119.14 /μl、白细胞（++）、潜血（++），超敏 C 反应蛋白 89 mg/L。泌尿系彩超：双肾实质区轻度弥漫性改变，双肾周积液，输尿管、膀胱未见异常。清洗外阴后，留取尿培养检查。考虑患者合并泌尿系感染，给予左氧氟沙星注射液 0.4 g，1/24 h，静脉滴注；重组人粒细胞刺激因子注射液 0.2 mg，1/24 h，皮下注射，促进粒细胞生长；加强外阴清洁，同时给予高锰酸钾片 0.1 g，每晚 1 次，坐浴。入院第 8 天患者尿频、尿急、尿痛等症状好转，无发热。尿培养回报：大肠埃希氏菌生长。患者泌尿系感染诊断明确，治疗有效，继续目前治疗。入院第 12 天患者无尿频、尿急、尿痛、发热、腰痛等症状。复查尿常规正常，送检尿培养，超敏 C 反应蛋白正常。彩超：无肾周积液。入院第 15 天尿培养回报：无病原菌生长，泌尿系感染治愈。

入院第 5 天发生泌尿系感染，属于医院感染：

（1）出现发热伴尿频、尿急、尿痛等症状，体温 37.7 ℃。

（2）尿常规：红细胞计数 26.50 /μl、白细胞计 119.14 /μl、白细胞（++）、潜血（++）。

（3）超敏 C 反应蛋白 89 mg/L。

（4）泌尿系彩超：双肾实质区轻度弥漫性改变，双肾周积液。

（5）尿培养回报：大肠埃希氏菌生长。

（三）医院感染原因分析

1. 患者为重型再生障碍性贫血，病史 9 年余，反复输血治疗，自身免疫力低下，长期中性粒细胞缺乏，为感染的高危人群。

2. 患者住普通病房，未将感染患者与非感染患者隔离，易发生交叉感染，患者未能做到勤洗澡及清洁外阴的护理，忽视勤换内裤等预防感染的措施。

3. 患者入院时即出现严重的粒细胞缺乏，临床医师未及时有效地应用提升白细胞药物，易导致感染的发生。

（四）经验教训及防控措施

1. 经验教训

对于感染患者采集标本的正确时间和方法非常重要，是能否成功培养出致病的病原微生物，合理抗感染治疗的关键。本病例临床医师在患者开始有尿路刺激症状时，立即送检尿培养，应用合理抗菌药物，使患者感染得到及时、有效的控制。同时，临床医护人员需注意加强血液患者预防感染的意识，嘱其注意口腔、皮肤、肛周等部位的护理，预防感染。尤其是重型再生障碍性贫血的患者，长期粒细胞缺乏，更应加强预防感染。

2. 防控措施

血液系统疾病患者，自身免疫功能受损，容易继发感染，因此入院早期应制订防范措施，加强此类患者的感染预防。

（1）加强科室管理

①提高科室全体医护人员对医院感染控制工作意义和重要性的认识[8]，是做好医院感染控制工作的思想保障。医院感染控制工作，需要科室全体人员共同关心、共同承担、共同完成。大力宣传医院感染控制工作的重要性，增强医护人员的事业心和责任感。

②加强医院感染知识与医院感染控制技术培训，医院应将培训作为每年的继续教育内容，根据科室工作实际情况，利用业务学习、交班等机会组织学习，增强医护人员对医院感染的预防意识，提高防治技术水平，还可通过走廊墙报等形式，对患者及家属进行医院感染预防相关知识的宣传，使他们也懂得感染防护知识，配合医护人员做好医院感染防控工作。

（2）加强病房管理，感染患者与非感染患者要进行隔离，尽量减少陪护者及控制探视者，避免发生交叉感染。

（3）减少环境的污染，每天定时采用通风，紫外线照射，空气过滤，等离子空气净化及臭氧、甲醛、过氧乙酸或中药熏剂、喷雾剂消毒等方法，对病房空气、门窗、衣柜、地面进行消毒；勤换床单，每天用消毒液浸泡过的抹布，打扫床单位 2～4 次，以切断病原体经呼吸道、消化道及手术切口侵入的途径[9]。

（4）尽可能避免有创诊疗操作，有创操作时，规范的术前备皮、手术部位无菌消毒和正确的术后处理等预防控制措施，是保证手术顺利进行和术后切口愈合良好，缩短患者住院时间，减少感染的重要环节。认真做好术前各项准备工作，如备皮、沐浴、更衣等；术中严格无菌操作，注意手术操作细节，减少手术暴露时间，提高手术操作水平；术后按时换药，注意换药前后进行手卫生消毒。有留置引流管的患者，应保持引流管通畅，防止引流管脱落、引流不畅等。

（5）加强抗菌药物合理使用的监测[10]：①正确使用预防性抗菌药物。②应加强抗菌药物使用的监督，对感染性疾病，应在治疗用药之前分离、培养病原菌，按药敏试验的结果选择用药，做到合理使用抗菌药物。③明确感染类型、明确感染细菌种类、明确细菌药物敏感或耐药情况，针对性使用抗菌药物，治疗效果更好。④把握治疗周期，延长抗菌药物应用，会给患者带来二重感染和正常菌群失调的危险。

（6）改善患者自身防御功能：营养不良者，适量补充营养；贫血者纠正贫血；低蛋白血症者，必要时给予丙球蛋白，以增加抗感染能力；高血糖患者，有效控制血糖；慢性疾病患者，及时治疗慢性及原发疾病；粒细胞减少患者，给予升粒细胞药物，以提高机体抗感染的能力。

总之，加大预防医院感染的宣传力度，加强重点科室的管理，减少侵袭性诊疗手段的使用，合理使用抗菌药物，加强易感部位的管理，及时处理高危因素，严格探视制度等，均有利于减少医院感染的发生。

病例二十一 原发免疫性血小板减少症并发泌尿系统感染、肾脓肿

（一）病历摘要

患者女，31 岁，主因“周身瘀斑、瘀点 6 个月，加重伴发热 1 d”于 2014 年 4 月 26 日入院。3 个月前经血液科骨穿等检查诊断为原发免疫性血小板减少症，曾应用糖皮质激素及免疫抑制剂等治疗，血小板从 2×10^9/L 最高可升至 22×10^9/L。本次入院时患者双下肢出现大量新鲜瘀斑、瘀点，无鼻出血、齿出血，无发热、咳嗽、咳痰、腹痛、腹泻、尿急、尿痛等症状，饮食、睡眠尚可。入院查体：无贫血貌，双下肢皮肤见大量瘀斑、瘀点，浅表淋巴结未触及，咽部无充血，双侧扁桃体无肿大，双肺呼吸音清，未闻及干湿啰音，心率 78 / min，律齐，各瓣膜听诊区未闻及病理性杂音，腹软，全腹无压痛，肝、脾肋下未触及，双下肢无水肿。辅助检查：血常规：白细胞 18.9×10^9/L、血红蛋白 148 g/L、血小板 8×10^9/L。血清离子、血糖、肾功能、肝功能、凝血象均正常，尿、便常规正常。腹部超声：肝、胰、脾、双肾、输尿管、膀胱、子宫附件未见异常。胸部 CT：右侧胸膜局部增厚、粘连；双肺及纵隔 CT 平扫未见明显异常。入院诊断：原发免疫性血小板减少症。

（二）医院感染发生及诊疗经过

入院后针对原发免疫性血小板减少症，先后给予泼尼松 30 mg，每日早晨 1 次，口服；达那唑胶囊 200 mg，口服；长春新碱 1 mg，每周 1 次，静脉滴注，对症止血、护胃、补钙等治疗。入院第 4 天患者出现发热，体温最高 38 ℃，自觉恶心，无呕吐，伴有尿频、尿急、尿痛等症状。超敏 C 反应蛋白 25 mg/L，降钙素原正常。复查尿常规：白细胞计数 22.44 /μl、细菌 161.70 /μl、白细胞（+），留取尿培养检查。考虑合并泌尿系感染，给予美洛西林钠/舒巴坦钠 2.5 g，1/12 h，静脉滴注。入院第 8 天患者尿频、尿急、尿痛等症状略好转，体温逐渐正常。尿培养回报：白念珠菌生长。加用氟康唑分散片 200 mg，1/24 h，口服（首剂加倍），抗感染治疗。入院第 11 天患者仍尿频，无尿急、尿痛，无发热、恶心。再次尿培养，回报：无细菌生长。复查尿常规正常。入院第 12 天患者再次出现发热，体温 39 ℃，自觉右下腹部隐痛，无腹泻、恶心、呕吐，无寒战。查体：右下腹压痛，全腹无反跳痛及肌紧张。复查血常规：白细胞 16.75×10^9/L、血红蛋白 146 g/L、血小板 15×10^9/L。急查腹部彩超：右肾异常回声，考虑右肾脓肿（范围 4.8 cm×5.3 cm×5.2 cm）。因血小板极低，患者及家属放弃介入治疗，故给予哌拉西林钠/舒巴坦钠 2.5 g，1/12 h，静脉滴注，抗感染治疗，丙种球蛋白 20 g，每日 1 次，静脉滴注，增强体液免疫功能，协助抗感染治疗。入院第 14 天患者体温正常，腹痛无缓解。复查血常规：血小板升至正常 220×10^9/L。超敏 C 反应蛋白 79 mg/L，尿培养正常，停用氟康唑分散片。超声引导下肾脓肿穿刺，送检脓液培养，继续目前抗感染治疗。入院第 17 天患者再次发热，体温 38.1 ℃，仍觉腹部隐痛，超敏 C 反应蛋白 46 mg/L。穿刺脓液培养回报：肺炎克雷伯杆菌生长。针对穿刺脓液培养药敏结果，

调整抗菌药物，应用左氧氟沙星注射液 0.6 g，1/24 h，静脉滴注，患者腹痛逐渐减轻，体温正常。入院第 21 天无发热、腹痛、恶心、呕吐。复查彩超：右肾脓肿（约 4.5 cm×4.0 cm×3.6 cm），左肾未见异常。超敏 C 反应蛋白 19 mg/L。再次行肾脓肿穿刺，送检穿刺脓液。入院第 26 天穿刺脓液培养回报：少量肺炎克雷伯杆菌生长，复查超敏 C 反应蛋白正常。病情较前明显好转，血小板正常，准予出院。

1. 入院第 4 天发生泌尿系感染，属于医院感染：

（1）患者出现发热，体温最高 38 ℃，伴有尿频、尿急、尿痛等症状。

（2）超敏 C 反应蛋白 25 mg/L。

（3）尿常规：白细胞计数 22.44 /μl，细菌 161.70 /μl，白细胞（+）。

（4）尿培养回报：白念珠菌生长。

2. 入院第 12 天出现肾脓肿，属于医院感染：

（1）患者再次出现发热，体温 39 ℃。查体：右下腹压痛，全腹无反跳痛及肌紧张；

（2）腹部彩超：右肾异常回声，考虑右肾脓肿（范围 4.8 cm×5.3 cm×5.2 cm）。

（3）超声引导下肾脓肿穿刺，穿刺脓液培养回报：肺炎克雷伯杆菌生长。

（三）医院感染原因分析

患者为已婚女性，因女性具有特殊生理结构：尿道较短而宽，尿道口易被细菌污染，细菌上行引发尿路感染；如患阴道炎也易导致尿路感染的发生。当下尿路感染上行，经输尿管可累及肾。患者有阴道炎病史，且应用糖皮质激素及免疫抑制药，自身抵抗力及免疫力下降，局部黏膜抵抗力变差，细菌易黏附于尿道上皮细胞表面，引发尿路感染，此外，患者住院期间不注意会阴部清洁卫生，亦是感染发生的诱发因素。

（四）经验教训及防控措施

1. 经验教训

针对血液病患者，需经常向患者做好日常预防感染的教育工作，注意加强口腔、皮肤、肛周、会阴等部位的护理，预防感染。患者发生肾脓肿时，以膀胱刺激症状为首发表现，再次出现发热时，仅有腹部隐痛，无寒战、呕吐、腰痛等肾脓肿典型的表现，临床上容易忽视，复查彩超才发现肾脓肿。因此应注意患者有无全身不适、乏力、食欲缺乏，注意腰痛的程度，有无尿频、尿痛、尿急等，观察尿液变化。随时观察患者生命体征的变化，尤其当体温超过 39 ℃，应立即给予物理降温（温水擦浴、冰袋降温等）[11]，及时补液，补充水分及电解质。积极治疗原发病及妇科相关疾病，消除易感因素，保持排尿通畅。当患者出现发热、腰部疼痛，尿路刺激等症状时，及时送检尿常规、尿培养、降钙素原、G 试验、内毒素等感染相关实验室检查，尽快找到感染灶及致病菌，并根据药敏结果应用抗菌药物，尽快控制感染，直至治愈。

2. 防控措施

女性尿道较短而宽，其泌尿系感染发病概率较男性高，平时应加强患者自身的护理，积极治疗妇科相关疾病，消除易感因素，保持小便通畅。注意进食清淡、富含水分的食物，鼓励患者多饮水，增加尿量；勤排尿，冲洗尿道，以促进细菌和炎性物质的排出。另外，可饮用一些含乳酸菌的酸奶、养乐多等益生菌饮料，调节菌群失调，以促进菌群平衡，增加免疫力。日常生活中生活规律，劳逸结合，保证睡眠，坚持适度的运动锻炼，保持愉悦的情绪，以增强身体的免疫力。当发生泌尿系感染时，特别是部分老年患者，不注意会阴部清洁卫生，应指导患者注意个人卫生，尤其注意会阴部清洁卫生，保持贴身衣服清洁，减少坐浴[12]。部分老年女性患者，常因长时间憋尿、尿道括约肌松弛，尿液反流，导致尿路感染复发，针对尿道括约肌松弛，应指导患者积极进行功能锻炼，每晚睡前在床上做抬腿运动和肛门会阴收缩运动，增加松弛的尿道括约肌张力，增强收缩力，防止尿失禁，减少尿路感染的发生率。部分尿路感染患者，使用抗菌药物 3～5 d，尿频、尿急、尿痛症状缓解后，即自行停药，由于治疗不彻底，造成细菌死灰复燃，尿路感染复发。针对此类患者，医务人员应注意治疗尿路感染知识的宣教，增加患者用药的依从性。

病例二十二　再生障碍性贫血并发泌尿系感染

（一）病历摘要

患者男，55 岁，以“反复乏力 16 年余，发热伴腹泻 1 d”为主诉，于 2013 年 6 月 10 日入院。入院时患者发热，轻微腹痛，排褐色稀水样便 3 次，自觉乏力，伴头晕、心悸，尿色深黄，无尿频、尿急及尿痛，进食欠佳，睡眠差。既往诊断：再生障碍性贫血、阵发性睡眠性血红蛋白尿综合征、2 型糖尿病。入院查体：体温 38.9 ℃，中度贫血貌，周身皮肤散在陈旧瘀点、瘀斑，皮肤及巩膜轻度黄染。心肺未闻及异常，腹软，上腹部轻度压痛，无反跳痛及肌紧张，肠鸣音每分钟 5～7 次，肝、脾未触及，腹水征阴性，双肾区无叩痛，双下肢无水肿。辅助检查：血常规：白细胞 1.9×10^9/L、中性粒细胞 0.89×10^9/L、血红蛋白 82 g/L、血小板 8×10^9/L、网织红细胞 3.57%。尿常规：潜血（＋＋），余正常。入院诊断：①再生障碍性贫血；②急性胃肠炎；③2 型糖尿病。

（二）医院感染发生及诊疗经过

患者入院第 1 天因急性胃肠炎，给予乳酸左氧氟沙星 0.6 g，1/24 h，静脉滴注。入院第 5 天患者急性胃肠炎治愈，停抗菌药物。入院第 7 天午后患者出现排尿困难，查尿常规未见异常，彩超提示：前列腺中度增大，肾、输尿管未见异常。给予盐酸坦索罗辛胶囊 0.25 g，1/24 h，口服，症状无缓解，请泌尿外科会诊，建议留置导尿（严格遵守无菌操作技术），导出淡黄色尿液约 800 ml，查尿常规：潜血（＋），红细胞 56 /μl，给予卡络璜钠 80 mg，1/24 h，静脉滴注，止血治疗。入院第 8 天拔除尿管。入院第 9 天患者导尿不畅，自觉有尿不能排出，请泌尿外科再次重新导尿，尿管中见少量血块，间断排鲜红色尿液，查尿常规：红细胞 9765.44 /μl、白细胞 125 /μl、蛋白（＋＋）、潜血（＋＋＋）、白细胞（＋），考虑患者合并泌尿系感染和泌尿系出血，给予庆大霉素 24 万 U，1/24 h，静脉滴注，申请单供体血小板 1 U，静脉滴注，送检尿培养查找微生物病原菌。此后 2 天患者排尿时血块逐渐减少，尿色呈淡红色，时有排尿疼痛。入院第 12 天患者出现发热，体温 39.2 ℃，自觉尿道口疼痛明显，无肉眼血尿。查尿常规：白细胞 128 /μl、红细胞 385 /μl、白细胞（＋＋）、潜血（＋＋）；C 反应蛋白 92 mg/L，停留置导尿，嘱患者多饮水，勤排尿，调整抗菌药物，停用庆大霉素，给予左氧氟沙星 0.6 g，1/24 h，静脉滴注，送检尿培养及药敏。入院第 14 天患者体温在 38.5 ℃以下，仍排尿困难，伴尿痛、尿不净、尿急，尿培养（入院第 9 天送检）回报：屎肠球菌，为泛耐药菌，对氯霉素、高水平链霉素、替考拉宁、万古霉素敏感，根据药敏调整给予替考拉宁 400 mg，1/24 h，静脉滴注，患者泌尿系刺激症状逐渐好转，体温逐渐降至 37 ℃左右。入院第 17 天患者再次发热，体温 38.4 ℃，再次出现尿频、尿急及尿痛，间断排少量血尿，尿培养（入院第 12 天送检）回报：白念珠菌，尿细菌培养未见异常，故加用氟康唑注射液 0.2 g，1/24 h，静脉滴注。入院第 20 天患者无发热，无尿频、尿急、尿痛症状，复查尿培养未见异常；复查尿常规：白细胞 28 /μl、红细胞 50 /μl、白细胞（+）、潜血（++），C 反应蛋白 18 mg/L，考虑泌尿系感染好转，继续静脉滴注替考拉宁和氟康唑注射液联合抗感染治疗。入院第 23 天患者体温正常、无泌尿系刺激症状，无肉眼血尿。复查尿常规：潜血+、白细胞+、白细胞 8 /μl、红细胞 13 /μl。患者自行要求出院，出院后继续氟康唑胶囊 100 mg，1/24 h，口服。出院后 1 周后，门诊复查尿常规恢复正常，患者泌尿系感染治愈。

入院第 7 天发生泌尿系感染，属于医院感染：

（1）午后患者出现排尿困难，查尿常规未见异常，彩超提示前列腺中度增大，肾、输尿管未见异常，予以留置导尿。

（2）入院第 9 天患者导尿不畅，自觉有尿不能排出，再次重新导尿，尿管中见少量血块，间断排鲜红色尿液，查尿常规：红细胞 9765.44 /μl，白细胞 125 /μl，蛋白（++），潜血（+++），白细胞（+）。

（3）入院第 12 天患者出现发热，体温 39.2 ℃，自觉尿道口疼痛明显，无肉眼血尿。尿常规：白细胞 128 /μl，红细胞 385 /μl，白细胞（++），潜血（++）；C 反应蛋白 92 mg/L。

（4）尿培养先后检出：尿肠球菌（为泛耐药菌）和白念珠菌。

（三）医院感染原因分析

1. 患者为血液病患者，中性粒细胞减少，导致患者抵抗力差。中性粒细胞又称为清洁细胞，它是在免疫反应中第一类迁移到感染及炎症病灶对抗入侵病原体的细胞，因其数量及质量的异常，使患者在稍接触病原体，甚至在接触条件致病菌时均可发生感染，是血液病患者医院感染高发的因素。

2. 患者长期应用糖皮质激素，是细菌与真菌感染的易感人群。糖皮质激素具有免疫抑制作用[13]，可抑制人体免疫反应的许多环节，能影响巨噬细胞吞噬抗原，抑制淋巴细胞增殖分化，能抑制浆细胞、淋巴细胞合成抗体及致敏淋巴细胞，能干扰补体参与免疫复合物介导的组织损伤作用，导致机体免疫功能减低。

3. 患者入院时因急性胃肠炎予以禁食，静脉补液治疗，营养状态较差。

4. 患者因排尿困难，先后两次行留置导尿，插入导尿管是侵袭性操作[14]，可能引起泌尿道损伤，同时因血小板数量少，功能低下，泌尿系反复出血，加重感染的风险。

（四）经验教训及防控措施

1. 经验教训

（1）针对高危人群，做好预防感染措施：患者老年，长期贫血，伴白细胞、血小板减少，且长期应用糖皮质激素，致使机体抵抗力和免疫力下降，是医院感染的高危人群；患者感染前有应用抗菌药物史，增加了耐药菌感染的概率，因此应向患者宣教注意个人卫生，包括口腔护理、肛周坐浴、外阴清洁，并予房间紫外线消毒，预防感染发生。

（2）结合病情，及时完善相关检查：发生感染后，应及时行微生物病原学检查及药敏培养。该患者发生感染后，依据经验选择抗菌药物，效果欠佳，经尿培养检查，先后培养出屎肠球菌（为泛耐药菌）和白念珠菌，根据药敏结果，选择敏感抗菌药物后，感染逐渐治愈。

（3）注意观察患者临床表现，及时正确判断病情转归：根据患者泌尿系刺激症状、体温等变化，及时判断病情转归；当发现患者体温、症状一度好转后，再次出现发热时，要判断是否存在新的病原菌或新的感染灶。

（4）加强临床护理：患者予以留置导尿，血小板功能低下，泌尿系出血，嘱患者减少活动，多饮水、勤排尿，留置导尿时严格执行无菌操作技术，予以尿道口局部消毒，预防感染。

2. 防控措施

（1）患者排尿困难，导尿术是处置病情不可缺少的重要诊疗手段。既然不可避免，则必须严格掌握留置导尿的适应证、禁忌证，执行有效的导尿管相关尿路感染预防控制方案，熟知置管前准备、置管操作、置管后的维护及正确评估方法。

（2）留置导尿预防感染的要点[15]

①妥善固定尿管，避免打折、弯曲，保证集尿袋高度低于膀胱水平，避免接触地面，防止逆行感染。

②保持尿液引流装置密闭、通畅和完整，活动或搬运时夹闭引流管，防止尿液逆流。

③应当使用个人专用的收集容器，及时清空集尿袋中尿液，操作时应遵循无菌操作原则，避免集尿袋的出口触碰到收集容器。

④留取小量尿标本进行微生物病原学检测时，应当消毒导尿管后，使用无菌注射器抽取标本送检。留取大量尿标本时（此法不能用于普通细菌和真菌学检查），可以从集尿袋中采集，避免打开导尿管和集尿袋的接口。

⑤不应当常规使用含消毒剂或抗菌药物的溶液进行膀胱冲洗或灌注，以预防尿路感染。

⑥应当保持尿道口清洁，排便失禁的患者，清洁后还应当进行消毒。留置导尿管期间，应当每日清洁或冲洗尿道口。

⑦患者沐浴或擦身时应当注意对导尿管的保护，不应当把导尿管浸入水中。

⑧长期留置导尿管的患者，不宜频繁更换导尿管。若导尿管阻塞或不慎脱出时，以及留置导尿装置的无菌性和密闭性被破坏时，应当立即更换导尿管。

⑨患者出现尿路感染时，应当及时更换导尿管，并留取尿液进行微生物病原学检测。

⑩每天评估留置导尿管的必要性，不需要时尽早拔除导尿管，尽可能缩短留置导尿管时间。

⑪对长期留置导尿管的患者，拔除导尿管时，应当训练膀胱功能。

⑫医护人员在维护导尿管时，要严格执行手卫生。

病例二十三　急性非淋巴细胞白血病 M1 化疗后并发泌尿系统感染

（一）病历摘要

患者女，58 岁，主因“确诊急性非淋巴细胞白血病 M1 型 2 年”于 2015 年 2 月 15 日入院。2013 年 2 月因乏力、心悸伴气短，皮肤散在出血点就诊，明确诊断为急性非淋巴细胞白血病 M1，经 2 个疗程 IA（去甲氧基柔红霉素 20 mg，第 1 天，10 mg，第 2 天；阿糖胞苷200 mg，第1～7天）方案，诱导化疗获完全缓解，继续1个疗程IA方案、6个疗程MA（米托蒽醌10 mg，第1～3天，阿糖胞苷200 mg，第1～7天）方案，巩固强化化疗。本次为化疗住院，入院时无发热、咳嗽及咳痰，无腹痛、腹泻，无尿频、尿急及尿痛。入院查体：体温36.8 ℃，脉搏106 /min，呼吸18 /min，血压100/70 mmHg。神志清晰，无贫血貌，周身皮肤及黏膜无黄染、皮疹及出血点，浅表淋巴结无肿大。咽部无充血，双侧扁桃体无肿大。胸骨无压痛，双肺呼吸音清，未闻及干湿啰音。心界不大，心率106 /min，心律规则。腹部平软，无压痛、反跳痛及肌紧张，肾区无叩痛，肝、脾肋下未触及。四肢活动自如，双下肢无水肿。辅助检查：血常规：白细胞8.6×10^9/L、中性粒细胞百分比65.6%、血红蛋白117 g/L、血小板263×10^9/L，尿常规正常，C反应蛋白13 mg/L，降钙素原0.29 ng/ml。胸部CT：未见异常。肾、输尿管、膀胱超声未见异常。心电图：窦性心律。骨髓穿刺检查：原始粒细胞1.5%，提示白血病目前处于完全缓解状态。入院诊断：急性非淋巴细胞白血病M1。

（二）医院感染发生及诊疗经过

入院第3天开始MA方案（米托蒽醌10 mg，第1～3天，阿糖胞苷200 mg，第1～7天）化疗。化疗过程中患者出现严重的胃肠道反应，如恶心、呕吐，给予昂丹司琼、托烷司琼等止吐药物治疗，止吐效果不理想。同时给予质子泵抑制剂埃索美拉唑40 mg，2/24 h，静脉滴注，抑酸；铝碳酸镁1000 mg，3/24 h，嚼服，保护胃黏膜，停化疗后患者饮食差，饮水量较少，每天约500 ml，未达到水化的目的。入院第14天患者白细胞降至0.5×10^9/L、中性粒细胞绝对值0.21×10^9/L，降钙素原0.12 ng/ml，C反应蛋白13.00 mg/L，给予哌拉西林钠/他唑巴坦4.5 mg，1/12 h，静脉滴注，预防感染；口泰、碳酸氢钠溶液交替漱口，进行口腔护理，预防口腔溃疡。入院第17天患者出现发冷、寒战及发热，体温最高达39.5 ℃，无咳嗽、咳痰，无腹泻，伴有腰痛，尿频、尿急、尿痛。送检血培养、进行中段尿培养。复查血常规：白细胞27.6×10^9/L、中性粒细胞95.6%、血红蛋白87 g/L、血小板263×10^9/L。尿常规：蛋白（+）、隐血（+）、胆红素（-）、细菌13 043/μl、白细胞966.33 /μl、红细胞103.97 /μl，C反应蛋白183 mg/L，降钙素原0.58ng/ml，胸部CT检查未见异常。补充诊断：泌尿系感染。考虑革兰氏阴性杆菌感染可能性大，经验性给予广谱抗菌药物，头孢哌酮钠/舒巴坦钠3.0 g，1/12 h，静脉滴注，抗感染治疗。同时嘱患者多饮水，之后几天体温呈下降趋势，尿路刺激症状逐渐减轻。入院第20天体温降至正常，无尿频、尿急、尿痛等尿路刺激症状，复查尿常规各项指标均恢复正常。复查血常规：白细胞13×10^9/L、中性粒细胞百分比68%，C反应蛋白30 mg/L，降钙素原正常。入院第22天血培养回报：未生长致病菌。尿培养回报：大肠埃希氏菌生长，药敏对美罗培南等敏感。由于患者体温恢复正常，无尿路刺激症状，泌尿系感染感染明显好转，未调整抗菌药物。入院第24天复查血常规：白细胞8.6×10^9/L、中性粒细胞56.8%、血红蛋白110 g/L、血小板228×10^9/L。尿常规：蛋白（+）、隐血（−）、胆红素（−）、细菌343 /μl、白细胞3 /μl、红细胞0 /μl，C反应蛋白9 mg/L。泌尿系感染临床治愈，停用抗菌药物，出院。

入院第17天发生泌尿系感染，属于医院感染：

（1）出现发冷、寒战及发热，体温最高达39.5 ℃，伴有腰痛，尿频、尿急、尿痛。

（2）尿常规：蛋白（+）、隐血（+）、胆红素（−）、细菌13 043 /μl、白细胞966.33 /μl、

红细胞 103.97 /μl。

(3) C 反应蛋白 183 mg/L，降钙素原 0.58ng/ml。

(4) 尿培养：大肠埃希氏菌生长。

(三) 医院感染原因分析

1. 女性尿道短而直，尿道括约肌薄弱，细菌很容易经尿道侵入膀胱，其次女性的尿道口与阴道、肛门较近，易受肠道正常寄生的大肠埃希氏菌的污染，因此，尿路感染女性高于男性。

2. 随着年龄的增长，泌尿系统的解剖屏障和生理功能随之下降，尿路感染的发生概率增高。

3. 免疫抑制药的应用，降低了人体正常抵抗力，容易引起感染的发生。

4. 患者化疗后饮水少，尿液不能被稀释，易形成尿液结晶，增加了感染风险。

5. 医务人员在进行会阴护理时，未严格地执行无菌技术和消毒隔离制度。

6. 患者不注意个人卫生，未勤更换内衣、内裤。

(四) 经验教训及防控措施

1. 高危人群发生感染，应及时应用广谱抗菌药物。

白血病患者自身免疫力低下，化疗对其机体的防御机制和免疫系统造成严重损害。尤其是化疗后粒细胞缺乏期，增加了细菌、真菌、病毒甚至结核分枝杆菌感染的概率，两种以上病原体的混合感染也较常见。患者一旦出现发热，经验性、抢先治疗至关重要，同时应积极查找病原体，采集各种标本进行多次培养，及时地进行 CT 检查，以及 G 试验、GM 试验、C 反应蛋白、降钙素原检测的运用，以提高诊断准确性。该患者入院第 17 天出现发热伴发冷、寒战、腰痛及尿路刺激症状，诊断泌尿系感染，考虑为革兰氏阴性杆菌可能性大，经验性给予广谱抗菌药物头孢哌酮舒巴坦钠抗炎治疗，及时控制了感染。

2. 严格按照操作常规进行临床护理，熟练掌握相关技术要点。

临床护理人员针对泌尿系感染进行会阴护理，尿道口清洁，首先要掌握正确的技术，根据患者性别的不同，使用不同护理技巧。对于女性患者，进行清洁时要由前到后擦拭，即从会阴部到肛门，切忌逆向擦拭，避免肛门处细菌扩散到会阴部，引起感染。护理人员要严格按照无菌操作原则实施护理，护理前后立即洗手，减少交叉感染机会，有助于预防患者泌尿道感染。对于白血病患者更应加强护理，加强尿道口的清洁工作；保证导尿管系统的密闭性；防止尿液逆流等造成导尿管相关泌尿系感染。

3. 加强相关生活护理，增强患者治疗信心。

白血病患者在化疗过程中由于细胞破坏，代谢产物极易在膀胱中形成结晶，应鼓励患者多饮水，如无特殊限制，每日饮水量至少 2000 ml，适量饮水可以达到稀释尿液，预防感染的目的。如患者化疗过程中胃肠道反应严重，可适当给予补液。该患者在化疗过程中饮水量不足，补液量少，可能是导致泌尿系感染发生的原因。

4. 加强对患者的管理。

向患者讲解医院感染的影响因素，矫正病区内患者的一些不良行为，嘱患者不要憋尿、病区内要按时通风、勤换内衣，勤漱口、便后要坐浴，提高患者预防感染的意识。在对患者进行的各项操作时，应严格遵守无菌操作原则。

参考文献

[1] 翟玉华，朱嘉芷，张惠玲，等. 血清免疫球蛋白轻链含量检测对 M 蛋白血症的诊断意义. 临床血液学杂志，2000，13 (4)：177-178.
[2] 苏萍. 留置尿管患者泌尿系感染的护理. 中国实用护理杂志，2010，26 (18)：12-13.
[3] 刘建，刘靳波，贺红焰，等. 350 例尿路感染患者尿培养细菌谱及药敏试验分析. 中国煤炭工业医学杂志，2000，3 (11)：1159.
[4] 周厚琼，胡彩虹，黄萍. 导尿常见问题及原因分析. 内蒙古中医药，2014，33 (18)：159-160.
[5] 曹向黎. 女性尿路感染易感因素分析与家庭护理. 中原医刊，2005，32 (20)：85-86.
[6] 王莉霞，郭丽南. 中西医结合医院手卫生现状及改进措施. 中国当代医药，2012，19 (25)：167-168.
[7] 侯秀凤，赵艳伟，赵霞. 多重耐药菌感染住院患者及家属的细节管理. 中国实用护理杂志，2015，31 (z2)：178-179.
[8] 崔霞，曹晋桂，路琴，等. 医护人员洗手和手部带菌现状调查与分析. 空军总医院学报，2005，21 (4)：228-231.
[9] 李艳芬，段冬梅，揭永秀，等. 有效清洁自然通风与紫外线照射空气净化作用对比研究. 护理学报，2006，13 (8)：7-9.
[10] 崔挺，李艳丽，冯端浩. 住院患者抗菌药物临床使用情况监测调查分析. 中国药物警戒，2010，7 (6)：366-369.
[11] 张鸿敏，杨秀芹，王艳玲，等. 高热患者物理降温的护理进展. 实用护理杂志，2001，17 (8)：47-48.
[12] 王希香，孙翔，邹洪敏，等. 老年女性糖尿病患者合并泌尿系感染的护理经验. 中国实用医药，2011，6 (28)：227-228.
[13] 徐唯. 糖皮质激素与免疫功能的关系及在运动免疫学中的作用. 中国组织工程研究与临床康复，2008，12 (5)：954-957.
[14] 鞠红卫，王艳龙，高春霞. 预防导尿管相关性感染的临床问题及决策. 医学与哲学，2010，31 (12)：35-36.
[15] 王素玲，梁化歧. 对留置导尿病人的护理. 国际护理学杂志，2002，21 (10)：448-450.

第四节　血液系统感染

病例二十四　非霍奇金淋巴瘤患者并发菌血症

(一) 病历摘要

患者男，80 岁，主因“周身皮肤反复皮疹 3 年”于 2015 年 7 月 10 日入院。患者病来乏力，食欲缺乏，睡眠一般，体重无明显变化，排便、排尿正常，无发热、咳嗽、咳痰及呼吸困难。患者于 2012 年初无明显诱因出现皮肤散在红色斑丘疹，伴瘙痒，按“湿疹”长期应用地塞米松，未见好转。2015 年 4 月取背部皮疹送检，病理结果：非霍奇金恶性淋巴瘤

（蕈样霉菌病），为行化疗入院。入院查体：生命体征正常，周身皮肤可见散在红色斑丘疹，双侧颈部、腋下及腹股沟均可见多个肿大淋巴结，咽无充血，扁桃体不肿大。心肺听诊未闻及异常，腹平软，无压痛，脐下可触及多处包块，较大者直径约 3.5 cm，质韧，活动度欠佳，无明显触痛。肝、脾肋下未触及，Murphy 征阴性，无移动性浊音，肠鸣音正常。辅助检查：血常规可见白细胞 5.44×10^9/L、中性粒细胞 0.582、血红蛋白 115 g/L、血小板 264 $\times10^9$/L，C 反应蛋白 15.40 mg/L。入院诊断：非霍奇金淋巴瘤（蕈样霉菌病）ⅣB 期。

（二）医院感染发生及诊疗经过

患者入院第 2 天开始给予 CHOP 方案联合甲氨蝶呤治疗（环磷酰胺 200 mg，静脉滴注，第 1～3 天；长春地辛 4 mg，静脉滴注，第 1 天；吡柔比星 30 mg，静脉滴注，第 1 天；地塞米松 15 mg，静脉滴注，第 1～7 天；甲氨蝶呤 100 mg，静脉滴注，第 4～5 天），考虑患者年龄大，营养状态差，化疗药物适当减量，并给予止吐、保肝、保护心脏、保护胃黏膜、碱化尿液、水化等减轻化疗不良反应。入院第 7 天患者出现口腔黏膜轻度疼痛、腹痛。入院第 8 天出现腹痛、腹泻，为黄色稀便，听诊肠鸣音亢进，考虑为化疗药物引起消化道黏膜损伤，给予抑酸、止泻及静脉营养治疗。复查血常规：白细胞 4.95×10^9/L、中性粒细胞比率 0.796、血红蛋白 108 g/L、血小板 161×10^9/L，C 反应蛋白 20.00 mg/L。入院第 9 天中午出现发热，体温 37.9 ℃，腹泻次数增加，为黄色稀水样便。无咳嗽、咳痰、咽痛、头痛，无发冷、寒战。粪便涂片：球菌/杆菌比例：0.7/0.3。入院第 10 天出现发冷、寒战，口腔黏膜疼痛，体温高至 39.3 ℃，口腔黏膜充血、溃疡，咽部充血。复查血常规：白细胞 0.84 $\times10^9$/L、中性粒细胞 0.10、中性粒细胞绝对值 0.08×10^9/L、血红蛋白 114 g/L、血小板 134×10^9/L，C 反应蛋白 123.00 mg/L，送检血培养。给予哌拉西林钠/他唑巴坦钠 2.5 g，1/8 h，静脉滴注，并给予粒细胞刺激因子升白细胞治疗。同时加强口腔、皮肤、肛周等部位护理预防感染。入院第 12 天血培养回报：革兰氏阳性棒状杆菌生长。粪便细菌培养：无志贺、沙门菌生长。补充诊断：菌血症，继续给予哌拉西林钠他唑巴坦钠抗感染治疗。入院第 14 天体温恢复正常，腹痛、腹泻及口腔疼痛缓解。查体：口腔黏膜无充血，溃疡好转。复查血常规：白细胞 6.94×10^9/L、中性粒细胞 0.48、血红蛋白 102 g/L、血小板 123×10^9/L，C 反应蛋白 33.40 mg/L。感染好转，患者及家属要求出院。

入院第 10 天出现菌血症，属于医院感染：

（1）口腔黏膜充血、溃疡，咽部充血。

（2）高热，体温 39.3 ℃，伴发冷、寒战。

（3）复查血常规：白细胞 0.84×10^9/L、中性粒细胞 0.10、中性粒细胞绝对值 0.08×10^9/L、血红蛋白 114 g/L、血小板 134×10^9/L，C 反应蛋白 123.00 mg/L。

（4）血培养回报：革兰氏阳性棒状杆菌生长。

（三）医院感染原因分析

1. 该患者是医院感染的高危人群

（1）患者为老年男性，营养状态差，化疗后骨髓抑制，致使机体抵抗力和免疫力下降，容易受到感染因素的侵袭。

（2）长期应用糖皮质激素，免疫功能低下，易引起感染，糖皮质激素具有免疫抑制作用，包括防止或抑制细胞介导的免疫反应，减少 T 淋巴细胞、单核细胞、嗜酸性细胞的数目，降低免疫球蛋白与细胞表面受体的结合能力，并抑制白介素的合成与释放，从而降低 T 淋巴细胞向淋巴母细胞转化，并减轻原发免疫反应的扩展。

（3）入院后予以化疗，化疗药物具有免疫抑制作用，使得抵抗力进一步低下，加之化疗后白细胞减少，极易引起感染，且一旦感染不易控制。

2. 化疗药物引起消化道黏膜损伤

患者化疗方案中含有甲氨蝶呤，甲氨蝶呤的主要毒性反应发生在正常和增殖迅速的组织，特别是骨髓和胃肠道[1]。胃肠道不良反应主要有：黏膜炎（牙龈炎、咽炎、口腔炎、舌炎），食欲缺乏，恶心，呕吐，腹泻，腹部不适，呕血，黑便，胃肠道溃疡与出血，肠穿孔，肠炎，急性和慢性肝细胞毒性导致的急性肝萎缩、坏死、脂肪变性、急性肝炎、门静脉周围纤维化、肝硬化、胰腺炎、肝酶升高、血清白蛋白下降和肝衰竭。患者入院第 7 天，出现口腔黏膜疼痛，腹痛，入院第 10 天出现发冷、寒战，血培养结果回报：生长革兰氏阳性棒状杆菌，该病原菌通常在喉部黏膜上生长、繁殖，分泌外毒素。患者应用甲氨蝶呤后，出现明显的消化道黏膜损伤症状，口腔黏膜疼痛，腹痛、腹泻，黏膜屏障破坏，易引起肠道菌群移位。

（四）经验教训及防控措施

1. 正确及时治疗及采集标本

本病例临床医师根据患者症状和体征，考虑化疗药物导致患者口腔黏膜损伤，肠系膜或肠道黏膜屏障受损，出现炎症水肿、黏膜溃疡脱落，可能会导致细菌入血，发生菌血症，因此立即抽取血培养，并给予经验应用广谱抗菌药物哌拉西林钠/他唑巴坦钠，抗感染治疗，入院第 12 天血培养查到革兰氏阳性棒状杆菌。继续治疗并密切观察病情变化，等待药敏试验。入院第 14 天 C 反应蛋白明显下降，恢复正常，消化道症状缓解。能否成功培养出致病的病原微生物，合理的抗感染治疗，采集标本的正确时间和方法是非常重要的。本病例临床医师在患者刚出现寒战后，高度警惕发生菌血症、败血症的可能，在使用抗菌药物前，立即送检血培养，抓住治疗的有效时间，培养出确切致病菌，避免多种广谱抗菌药物联合应用造成资源浪费、加重医疗负担等，为及时治愈患者提供了有力帮助。

2. 防控措施

老年患者机体免疫力较低，胃肠道消化功能减弱，加之患者应用甲氨蝶呤化疗，可引起消化道黏膜严重损伤，因此应及早做好口腔护理及营养支持治疗。应用甲氨蝶呤后应及时给予亚叶酸钙，缓解药物的毒、副作用；化疗开始即给予复方氯己定含漱液、硼酸等含漱，进行口腔护理，减少甚至避免致病菌在口咽部生长、繁殖；给予铝碳酸镁、兰索拉唑、奥美拉唑、康复新液等药物抑酸、保护胃肠道黏膜、促进胃黏膜损伤恢复等支持治疗，同时叮嘱患者平日注意饮食，少量多餐，进食高蛋白、高质量、富含营养、易消化的清淡饮食，多吃新鲜瓜果、蔬菜，多饮水，保持排便通畅，适当进食香蕉、蜂蜜等，尽量防止便秘发生。注意饮食卫生，不吃不洁食物，避免引起腹泻而造成肛周感染，并坚持化疗后，每日早晚坐浴。如进食困难或不能进食时，应静脉补充多种维生素、复合氨基酸、葡萄糖、脂肪乳及电解质等，维持机体酸碱平衡和热量供应。患者化疗后骨髓抑制期，及时加用粒细胞刺激因子提升白细胞；感染严重时，给予免疫球蛋白等免疫调节剂改善免疫功能。

病例二十五　淋巴瘤化疗后并发菌血症

（一）病历摘要

患者男，65岁，以“发现多部位淋巴结肿大3个月余，伴乏力、腹胀、瘙痒皮疹、消瘦”为主诉，于2015年6月26日入院。患者于2015年3月发现颈部、腋下及腹股沟多处黄豆及指甲大小淋巴结，渐增大，因无不适感未诊治。4月出现乏力及反复瘙痒性皮疹，曾于某医院诊断为“淋巴结炎”，口服中药治疗无好转。5月淋巴结明显增大至鸡蛋大小，伴颈部肿胀感、腹胀，影响进食，6月上旬到某三甲医院血液科就诊，经左侧颈部淋巴结活检，病理明确诊断“霍奇金淋巴瘤（混合细胞型）”，骨髓穿刺及免疫分型未见单克隆细胞，为系统化疗入院。患者病来消瘦，体重下降5 kg多，无发热、盗汗及食欲缺乏，无腹痛，排便、排气正常，无咳嗽、咳痰及呼吸困难，无鼻塞、鼻出血，无咽部不适，无咳嗽及咳痰，无骨痛，无牙龈出血。入院查体：体温36.3 ℃，脉搏78 /min，血压106/61 mmHg，神清语明，贫血貌。双侧颈部触及多个黄豆至花生米大小淋巴结，双侧腋下触及多个蚕豆大小淋巴结，双侧腹股沟触及多个蚕豆至核桃大小淋巴结，质均Ⅲ度硬，界限清楚，活动度尚可，光滑无压痛。心肺未闻及异常，肝脾未触及，腹水征阴性，肠鸣音正常。辅助检查：血常规可见白细胞8.62×10^9/L、中性粒细胞0.60×10^9/L、血红蛋白71 g/L、球蛋白50.4 g/L、白蛋白35.4 g/L。心肌酶：乳酸脱氢酶559 U/L，α-羟丁酸脱氢酶421 U/L，β_2-微球蛋白（血）9.860 mg/L，红细胞沉降率（ESR）120 mm/h，C反应蛋白76.00 mg/L。胸部及全腹CT：纵隔内淋巴结稍大，双侧颈部及腋下见多发淋巴结肿大，脾大，腹腔肠系膜内及盆腔内多发淋巴结肿大，左侧股骨头及股骨颈高密度结节影。入院诊断：霍奇金淋巴瘤（混合细胞型）ⅢB期。

（二）医院感染发生及诊疗经过

患者入院第3天下午进行化疗期间，出现发冷、寒战、发热，体温38.5 ℃，C反应蛋白65.30 mg/L，送检血培养，给予洛索洛芬钠60 mg，口服治疗后，体温降至正常。入院第7天血培养回报：阴性。患者左侧鼻腔内出现1处疖肿，伴肿痛，立即局部聚维酮碘消毒，同时注意加强口腔、皮肤、肛周等部位护理。入院第8天晨起自觉腹部不适，部位不定，不放散。腹部查体：全腹软，弥散性压痛，无反跳痛，给予铝碳酸镁片1000 mg，3/24 h，嚼服和兰索拉唑30 mg，1/12 h，静脉滴注，腹痛及压痛稍减轻，排黄色稀水样便4次，遂之出现发冷、寒战，体温增高至39 ℃，左侧鼻腔疖肿部位肿痛加重，无破溃，无咳嗽，再次送检血培养。考虑腹痛、腹泻为化疗后肠道黏膜损伤，致细菌入血可能性大，给予头孢哌酮钠/他唑巴坦钠2 g，1/8 h，静脉滴注；蒙脱石散3 g，1/8 h，口服，继续加强鼻腔疖肿部位消毒护理。下午体温降至正常，再次排黄色稀水样便2次，腹痛好转，但腹部仍有轻压痛，以左侧腹部明显，无肌紧张及反跳痛。血常规：白细胞计数2.68×10^9/L、中性粒细胞0.81×10^9/L，C反应蛋白23.70 mg/L。血培养结果回报：革兰氏阴性杆菌，继续应用广谱抗菌药物头孢哌酮钠/他唑巴坦钠，密切观察病情变化，补充诊断：菌血症。入院第9天患者日间体温最高为38.0 ℃，无发冷及寒战，鼻腔疖肿肿痛减轻，排黄色糊状便2次，无咳嗽等新发感染症状。腹部查体：全腹平软、弥散性压痛，以左侧腹部明显。考虑原发病病情重及化疗后白细胞减少，免疫力极低且高龄，合并菌血症，感染难控制，将抗菌药物改为亚胺培南/西司他丁 500 mg，1/12 h，静脉滴注；粒细胞集落刺激因子 200 mg，1/24 h，皮下注射，提升白细胞治疗。入院第 10 天体温正常，腹部压痛无明显减轻，腹胀减轻，排便恢复正常。血常规：血红蛋白 46 g/L，C 反应蛋白 139.00 mg/L，降钙素原 5.78ng/ml。血培养结果（入院第 8 天送检）回报：大肠埃希氏菌生长，药敏对亚胺培南/西司他丁最敏感，根据药敏结果，继续应用亚胺培南/西司他丁抗感染治疗，停用蒙脱石散。入院第 12 天 C 反应蛋白 49.20 mg/L，提示菌血症病情好转。入院第 13 天，应用 ABVD 方案（盐酸比柔比星，80 mg；达卡巴嗪，0.6 g；盐酸博来霉素，15 mg；硫酸长春地辛，4 mg，第 1、15、28 天，静脉滴注）化疗 1 次。入院第 14 天，腹痛缓解，复查 C 反应蛋白 15.60 mg/L，结合临床表现，菌血症病情临床治愈，停用抗菌药物。因胃肠道病变未完全恢复，不能耐受第 2 次化疗，于当天出院。

入院第 8 天出现菌血症，属于医院感染：

（1）患者发热，伴发冷、寒战，体温达 39.0 ℃。

（2）患者化疗后出现腹痛，腹泻，排黄色稀水样便数次。

（3）血培养结果回报：大肠埃希氏菌生长。

（三）医院感染原因分析

1. 老年男性患者，伴中度贫血、低蛋白血症，骨髓造血功能和免疫系统功能减低，致使机体抵抗力和免疫力下降，容易受到感染的侵袭。

2. 患者诊断为霍奇金淋巴瘤（混合细胞型）ⅢB 期，免疫功能严重降低，疾病本身累及 5 处以上淋巴结区伴脾大，此期患者临床特点：有播散倾向，增加感染的风险。

3. 入院后予以化疗，化疗药物具有免疫抑制作用，使患者的免疫功能降低，肠系膜或肠道黏膜水肿，肠道机械屏障功能降低，易导致细菌入血，加之化疗后骨髓抑制期白细胞减少、粒细胞缺乏，使免疫功能进一步下降，加大了感染的风险。

（四）经验教训及防控措施

1. 经验教训

（1）患者入院第 7 天，左侧鼻腔内出现 1 处疖肿伴肿痛，临床医护人员立即针对鼻腔疖肿进行局部聚维酮碘消毒，同时注意加强该患者的口腔、皮肤、肛周等部位的护理预防感染。

肠道机械屏障功能降低，肠道菌群异位，导致感染是血液病患者化疗后常见的并发症之一[2]，也是导致患者死亡的主要原因。大肠埃希氏菌是导致医院感染的主要病原菌之一，因此，临床护士在护理期间要严密观察病情变化，监测体温变化，尽早发现感染源，早期治疗，注意患者的主诉，重点观察腹部症状、体征。

（2）正确及时采集标本，是为菌血症患者提供及时有效治疗的关键环节，是能否成功培养出致病的病原微生物、合理抗感染治疗的关键。化疗后患者白细胞减少，机体抵抗力降低，极易引起菌血症、败血症的发生，应高度警惕，本病例临床护士严密观察病情变化，在患者刚出现发热、寒战时，及时发现并通知临床医师，在使用抗菌药物前，立即采集血培养送检，抓住治疗的有效时间，最终及时治愈患者。

2. 防控措施

恶性血液病患者本身免疫功能低下，接受化疗治疗，将进一步抑制机体免疫功能，是医院感染的易感人群。因此，临床医护人员应重视此类患者医院感染的防控：

（1）加强病情观察：关注易感人群，严密观察患者的生命体征及血象变化和感染征象，监测白细胞计数、中性粒细胞、血小板计数，及时评估患者有无感染的征象，如口腔黏膜的改变，有无牙龈肿胀、咽痛，有无溃疡皮肤，有无痤疮，肛周有无红、肿、痛及痔疮，患者有无咳嗽，告知患者如有异常情况，及时告诉医护人员，做到早发现、早处理。

针对该患者，应根据分级护理要求，按时巡视患者，定时测量患者的生命体征，尤其注意体温的变化，经常询问患者有无乏力、腹部不适，口腔疼痛，及时发现感染征象，注意观察患者饮食情况，排尿、排便情况等，出现异常症状或体征及时通知医生，给予处理。

（2）营养支持：化疗的同时给予止吐、抑酸、保护胃黏膜、保肝、营养心脏的药物，预防脏器损伤，提高免疫力。患者化疗后白细胞减少时，应给予粒细胞集落刺激因子提升白细胞。

（3）高热护理：患者入院第 8 天出现发热，体温 39 ℃，伴发冷、寒战时，在应用抗菌药物前，正确及时采集标本及血培养送检，并给予棉被保暖，嘱患者多饮水，给予物理降温及应用抗菌药物，随时观察患者有无伴随症状，及体温下降情况，及时更换衣裤及床单、被罩，保持患者皮肤清洁舒适，嘱其勤漱口，保持口腔清洁卫生。安慰患者，进行心理辅导，减轻患者及家属紧张不安的情绪。

（4）加强保护性隔离，防止交叉感染：医院感染多发生在化疗后骨髓抑制期（白细胞减少及粒细胞缺乏期间），即化疗后的 7～14 天，当白细胞≤ 1×10^9/L 时，患者机体防御功能低下，极易发生感染。如果经济条件允许者，可进行单间隔离；如果条件有限，不能单间隔离者，则要实施床边隔离，防止病情进一步加重，避免细菌传播至其他抵抗力低的患者。

该患者因经济条件有限，一直居住于普通病房（3 人间），实施床边隔离，给予悬挂警示牌，每日开窗通风，紫外线照射 1 h，每日使用 500 mg/L 含氯泡腾片擦拭床单位及地面 1 次，每日更换休养服；嘱患者戴口罩，减少家属探视，注意个人卫生。

（5）严格无菌操作和手卫生：医院感染中的 30%～50%与不恰当的护理操作有关[3]。临床工作中，严格执行无菌技术原则及操作规程，止血带、一次性用物等应专人专用，加强手卫生，落实医院感染防控的基本要求，严格执行七步洗手法，熟练掌握洗手指征，防止外源性医院感染的发生。

（6）管路护理：因化疗期间输液量大、时间长，加之化疗药物刺激性强，易造成静脉严重受损，无法进行常规穿刺。入院后第 3 天，留置单腔三向瓣膜式 PICC 导管（经外周中心静脉置管），留置期间严格执行无菌技术操作，做好导管护理，输液前后用生理盐水进行常规冲洗封管，预防发生导管相关性感染及导管内血栓形成。

（7）胃肠道感染的预防措施：化疗期间，加强饮食护理。叮嘱患者平日注意饮食，清洁饮食，避免食用不洁饮食，注意手卫生，避免病从口入，少量多餐，进食高蛋白、富含营养、易消化的清淡饮食，多吃新鲜瓜果、蔬菜，多饮水，保持排便通畅，适当进食香蕉、蜂蜜等，尽量防止便秘的发生。

病例二十六　急性淋巴细胞白血病并发菌血症

（一）病历摘要

患者女，70 岁，因“头晕、乏力 9 个月，发热 6 h”于 2015 年 10 月 11 日入院。2015 年 4 月经骨髓穿刺检查诊断为急性淋巴细胞白血病，患者家属拒绝化疗，一直支持对症治疗。入院查体：体温 38.6 ℃，血压 140/70 mmHg，无贫血貌，周身皮肤可见散在的瘀斑、瘀点，浅表淋巴结无肿大，咽部无充血、扁桃体无肿大，无咳嗽、咳痰，双肺呼吸音清，未闻及干湿啰音，心率 110 /min，律齐，各瓣膜听诊区未闻及病理性杂音，肝、脾未触及，腹水征阴性，肠鸣音正常，右手示指右侧甲沟红肿，面积约 1 cm×1.5 cm，未破溃，触之有波动感。辅助检查：血常规可见白细胞 4.43×10^9/L、中性粒细胞 0.20×10^9/L、血红蛋白 112 g/L、血小板 16×10^9/L。肝功能：白蛋白 32 g/L，谷丙、谷草转氨酶正常。心肌酶：乳酸脱氢酶 891.0 U/L，肌酸激酶 20.0 U/L。C 反应蛋白 76.00 mg/L。电解质：钠 133.0 mmol/L，氯 96 mmol/L，余正常。超敏 C 反应蛋白 60 mg/L，降钙素原正常。腹部彩超：脾大，脾内结节，肝弥漫性改变，胆囊息肉，腹腔淋巴结可见，胰、双肾未见异常，双输尿管未见扩张，腹腔未见积液。入院诊断：①急性淋巴细胞白血病；②甲沟脓肿；③低蛋白血症。

（二）医院感染发生及诊疗经过

患者入院时右手示指右侧甲沟红肿，诊断：甲沟脓肿。因有青霉素过敏史，应用莫西沙星 0.4 g，1/24 h，静脉滴注，抗感染治疗，甲沟脓肿处局部脓液引流，过氧化氢溶液，2/24 h，冲洗，行脓液培养，血培养，给予房间紫外线消毒，单间保护性隔离。自患者确诊为急性淋巴细胞白血病以来，患者家属便拒绝化疗，以支持对症治疗为主，并拒绝行肺部 CT 检查，以除外肺部感染，拒绝复查骨髓穿刺评估病情。入院第 4 天晚间出现寒战、高热，体温最高 39.5 ℃，行血培养检查。入院第 5 天复查血常规：白细胞 5.02×10^9/L、中性粒细胞 0.03×10^9/L、血红蛋白 104 g/L，血小板 8×10^9/L。患者中性粒细胞进一步下降，行 G 试验、内毒素检查正常，凝血指标正常。血培养回报（入院当日送检）：未见异常；脓液培养：金黄色葡萄球菌生长，药敏：莫西沙星耐药，利奈唑胺敏感。因患者出现高热、寒战等症状，考虑感染加重，调整抗菌药物，停莫西沙星，给予美罗培南 0.5 g，1/8 h，静脉滴注，利奈唑胺 600 mg，1/12 h，静脉滴注。继续病房紫外线消毒，嘱患者加强漱口、坐浴。入院第 6 天血培养回报（入院第 4 天所送）：大肠埃希氏菌产 β-酰胺酶生长，为多重耐药菌。复查血常规：白细胞 2.76×10^9/L、中性粒细胞 0×10^9/L、血红蛋白 80 g/L、血小板 6×10^9/L。凝血指标：D -二聚体 8.89 mg/L，纤维蛋白原 5.74 g/L，凝血酶原时间 15.8s，凝血酶原活动度 51.0%，国际标准化比值 1.36，活化部分凝血酶原时间 40.9s，余正常。患者全血细胞明显降低，输注单供体血小板后，血小板反而进行性下降，凝血酶原时间、活化的部分凝血酶原时间时间延长，纤维蛋白原>4 g/L，D -二聚体升高明显。补充诊断：菌血症、弥散性血管内凝血（DIC）。结合血培养结果，美罗培南为敏感抗菌药物，继续应用美罗培南抗感染，考虑患者持续粒细胞缺乏，为预防真菌感染，给予氟康唑氯化钠注射液 0.2 g，1/24 h，静脉滴注。并积极纠正 DIC，对症支持治疗。但患者病情进展迅速，于入院第 7 天死亡，死亡原因：感染性休克、急性淋巴细胞白血病晚期。

入院第4天发生菌血症，属于医院感染：

（1）晚间出现寒战、高热，体温最高39.5℃。

（2）血培养回报：大肠埃希氏菌产β-酰胺酶生长，为多重耐药菌。

（三）医院感染原因分析

患者老年女性，急性淋巴细胞白血病6个月余，确诊后未系统治疗，已发展为疾病晚期。骨髓造血和免疫功能均衰退，中性粒细胞缺乏、低蛋白血症，导致机体抵抗力和免疫力下降，容易受到感染因素的侵袭，为医院感染的易感人群。患者入院时存在甲沟脓肿，虽然给予抗感染治疗并局部消毒，脓液引流，但因患者免疫力差，多重耐药菌入血并繁殖，发生菌血症，使疾病进一步恶化。

（四）经验教训及防控措施

1. 经验教训

（1）血液病患者自身免疫力低下，因自身疾病的进展，中性粒细胞缺乏，正常造血功能缺失，机体的防御机制和免疫系统进一步受损。患者入院时存在甲沟脓肿，应尽早引流，应用抗菌药物，防止菌血症的发生，同时注意加强血液病患者的口腔、皮肤、肛周等部位的护理，以预防感染，加强房间紫外线消毒，条件允许情况下，给予单间保护性隔离。

（2）对于感染患者采集标本的正确时间和方法非常重要，是能否成功培养出致病的病原微生物，合理抗感染治疗的关键。临床医师在患者刚出现发热、寒战后，高度警惕菌血症/败血症的发生，立即送检血培养，成功培养出致病菌，但因感染细菌为多重耐药菌，且白血病已进展至晚期，免疫力低下，抗感染治疗难度大，最终因感染性休克死亡。

2. 防控措施

（1）感染是导致白血病患者死亡的主要原因之一。因此感染的预防及护理就显得格外重要。老年患者因为自身机体免疫力较低，在生活各个方面均应注意预防感染。患者的碗、筷子等日常用品要经常消毒，不和他人混用，在饭前要用开水冲烫或高温消毒后使用，避免细菌从口进入。口腔感染是导致白血病病情加重的常见因素[4]，所以日常生活中，患者要时刻注意自己的口腔卫生，每天坚持刷牙两次，常用漱口水漱口，保持口腔清洁。保持个人的生理卫生，排尿排便之后要用温水清洁，有条件者应使用高锰酸钾液坐浴，以杀灭病菌。饮食方面应注意，坚决不吃剩菜、剩饭，不吃油腻、生冷、辛辣的刺激性食物，多吃新鲜的水果和蔬菜。

（2）患者入院时存在甲沟脓肿是导致感染加重，发生菌血症的诱因，所以不仅医护人员应注意手卫生，患者及家属也应提高手卫生的意识，医护人员应向血液病患者及家属普及手卫生的知识，反复进行培训指导，使其养成良好的手卫生习惯，尽可能减少因手卫生不到位造成的医院感染[5]。另外要注重多重耐药菌感染患者的隔离，进行病房消毒，避免发生交叉感染。

（3）临床医师应有高度的责任心，细心观察、留意患者的临床症状及病情演变，及时给予安排相关检查及化验，尽快明确诊断，予以制订合适的治疗方案。不要因遗漏某些细小的症状而延误诊断，以至失去最佳的治疗时机。

（4）多与患者和家属进行沟通，做好血液病及其相关治疗方案的宣教工作，并选用以往治疗效果良好的患者，进行辅助讲解，减轻患者及家属心理负担，增强治愈信心，配合治疗工作。

病例二十七　非霍奇金淋巴瘤化疗后并发菌血症

（一）病历摘要

患者男，59 岁，主因“发现左颈部淋巴结进行性肿大 18 个月”于 2012 年 3 月 26 日入院。患者 18 个月前洗澡时发现左颈部淋巴结肿大，约 2 cm×2 cm 大小，无压痛，应用青霉素抗感染治疗 8 d，未见好转，行淋巴结活检病理回报为“滤泡性淋巴瘤”。2011 年 10 月经骨髓细胞检查：淋巴瘤细胞占 4.4%，诊断为非霍奇金淋巴瘤（滤泡型）IV 期 A，为进一步治疗入院。发病以来无发冷及发热，无咳嗽、咳痰，无心悸、气短，无鼻出血及齿龈出血，无腹痛，饮食较好，睡眠及排尿排便正常。入院查体：体温 36.5 ℃，脉搏 88 /min，呼吸 18 /min，血压 140/90 mmHg。神清语明，皮肤及黏膜无苍白，无皮疹及出血点，浅表淋巴结无肿大。口唇无苍白、无发绀，口腔无溃疡，齿龈无出血及溢脓，咽部无充血，扁桃体无肿大，无脓苔。颈软，无颈静脉怒张。胸廓对称，无畸形，胸骨无压痛，双肺叩诊清音，双肺呼吸音清，未闻及干湿啰音。心界不大，心律规则，心率 88 /min，未闻及杂音。腹部平坦，无压痛，肝、脾肋下未触及，双肾区无叩痛，肠鸣音 5 /min。双下肢无水肿。辅助检查：血常规可见白细胞 4.9×10^9/L、血红蛋白 137 g/L、血小板计数 203×10^9/L，癌胚抗原、β_2-微球蛋白、肝功能、肾功能、血糖、心肌酶谱、C 反应蛋白及离子正常。腹部 CT：脂肪肝，肝内钙化灶。肺 CT：未见明显异常。超声：左腋窝见淋巴结肿大，腹股沟淋巴结肿大。超声：左心房大，室间隔略增厚，左心室假腱索，三尖瓣少量反流，左心室收缩功能正常，舒张功能减低。心电图：窦性心律，大致正常心电图。入院诊断：非霍奇金性淋巴瘤（滤泡型）IV 期 A。

（二）医院感染发生及诊疗经过

患者入院第 3 天上午开始给予硫酸长春新碱、阿糖胞苷、门冬酰胺酶、醋酸泼尼松方案进行化疗（14 d）。入院第 12 天出现发热、发冷，伴寒战，体温 38.5 ℃，立即送检血培养。入院第 15 天血培养回报：阴性。血常规：白细胞 0.3×10^9/L、血红蛋白 75 g/L、血小板计数 48×10^9/L，C 反应蛋白 35.30 mg/L。口服退热药，并给予头孢米诺钠 1 g，1/12 h，静脉滴注。重组人粒细胞集落刺激因子 150 μg，2/24 h，皮下注射，密切观察病情变化。入院第 16 天患者发冷、寒战，日间体温最高为 39.0 ℃，送检血培养，回报：查到革兰氏阴性杆菌，补充诊断：菌血症。抗菌药物改为注射用美罗培南 1 g，1/12 h，静脉滴注，继续给予重组人粒细胞集落刺激因子，提升白细胞治疗。第 18 天无发冷及寒战，体温 37.5 ℃。血常规：白细胞 0.8×10^9/L、血红蛋白 74 g/L、血小板计数 61×10^9/L，C 反应蛋白 29.00 mg/L。血培养回报具体结果：大肠埃希氏菌生长，药敏结果：对美罗培南最敏感，继续目前的治疗。入院第 22 天发热症状消失，血常规：白细胞 7.8×10^9/L、血红蛋白 87 g/L、血小板计数 93×10^9/L，C 反应蛋白降至 19.20 mg/L，提示菌血症病情明显好转。停美罗培南，给予盐酸莫西沙星氯化钠注射液 0.4 g，1/24 h，静脉滴注。入院第 25 天血常规：白细胞 7.1×10^9/L、血红蛋白 84 g/L、血小板计数 274×10^9/L，C 反应蛋白 17.92 mg/L。结合临床表现，感染临床治愈，停用抗菌药物治疗。

入院第 16 天发生菌血症，属于医院感染：

（1）体温最高为 39.0 ℃，伴有发冷、寒战。

（2）C 反应蛋白 35.30 mg/L。

（3）血培养：大肠埃希氏菌生长。

（三）医院感染原因分析

1. 疾病诊断为非霍奇金淋巴瘤ⅣA 期，疾病本身抵抗力低下，疾病累及 5 处以上淋巴结区伴骨髓浸润，此期患者临床特点：有播散倾向，预后相对较差。

2. 该患者反复化疗，期间多次应用糖皮质激素，存在免疫功能受抑情况，化疗后导致粒细胞缺乏，免疫功能进一步下降，患者具有感染的高危因素。

3. 化疗药物引起黏膜损伤，导致黏膜屏障破坏，细菌、真菌、病毒等病原微生物极易突破屏障，造成感染。

（四）经验教训及防控措施

1. 患者原发病病情重，高龄，化疗后粒细胞缺乏，免疫力极低，感染很难控制。根据《中国中性粒细胞缺乏伴发热患者抗菌药物临床应用指南》，粒细胞缺乏伴高热患者，抗菌药物应采用降阶梯治疗，尽快做出治疗调整，抓住治疗时机，减少发生严重感染风险，降低因感染导致的死亡率。患者及时采用了降阶梯抗菌治疗，予以注射用美罗培南治疗，感染很快得到控制，减少了发生严重感染的风险。

2. 临床医师在患者刚出现发热、寒战后，高度警惕菌血症/败血症的发生，在使用抗菌药物前，立即送检血培养，第 1 次血培养回报为阴性。第 2 次血培养结果回报为大肠埃希氏菌。因及时调整了抗菌药物，抓住了治疗时机，治愈了患者。

3. 患者免疫力低下，且淋巴瘤需应用大剂量激素治疗，因此在应用超广谱抗菌药物治疗细菌感染的同时，不应忽略真菌感染的防治。患者虽未发生真菌感染，但从近几年的医院感染数据分析，真菌感染的发生率逐年上升，因此我们应用超广谱抗菌药物治疗感染的同时，特别是免疫力低下患者，需进行口服药物防治真菌感染，特别是曲霉菌，以免出现严重真菌感染，造成因感染导致的死亡率增加。

4. 患者因为本身机体免疫力较低，胃肠道消化功能减弱，因而应及早做好营养支持治疗。给予抑酸、保护胃肠道黏膜等支持治疗，同时叮嘱患者平日注意饮食，少量多餐，进食高蛋白、富含营养、易消化的清淡饮食，多吃新鲜瓜果、蔬菜，多饮水，少食辛辣、厚味的刺激性食物，保持排便通畅，适当进食香蕉、蜂蜜等，尽量防止便秘发生。注意饮食卫生，不吃不洁食物，避免引起腹泻而造成肛周感染。

5. 淋巴瘤患者免疫力低下，特别是细胞免疫功能低下，化疗对机体的防御机制和免疫系统进一步造成严重损害。在联合化疗及粒细胞缺乏期间应加强口腔护理、坐浴，每日 2～3 次，病房消毒及紫外线照射，每日 2 次，医护人员应注意手卫生，在进入病房前需进行反复洗手及手消毒，可避免或大大减少医院感染的发生。

6. 加强个人卫生管理，针对口腔无感染者，采取预防性措施，防止因患者个人不良习惯引发感染，每日用软毛牙刷、抗菌牙膏刷牙，予以复方氯己定、3%硼酸液、3%碳酸氢钠、1%过氧化氢等漱口，晨起、睡前、三餐后各 1 次，每次 1～3 min。如发现真菌感染，口腔出现白苔，加用制霉菌素 50 万 U 含化，每日 3 次，防止真菌感染到深部组织，甚至经呼吸道感染到肺部。若口腔发生溃疡，给予复方呋喃西林糊、金霉素甘油、制霉菌素甘油、锡类散及冰硼酸等药物直接涂于溃疡表面，促进溃疡面愈合[6]。

病例二十八　急性髓系白血病 M2a 型化疗后并发菌血症

（一）病历摘要

患者女，76 岁，主因“反复乏力 6 年”于 2014 年 5 月 20 日入血液科。2008 年 5 月曾行骨穿等检查，诊断为急性髓系白血病 M2a 型。经化疗后缓解，未系统巩固治疗，白血病复发 3 次，均经治疗缓解。末次治疗缓解时间为 2013 年 12 月 24 日，此后未再入院治疗。本次入院时患者轻度乏力，无发热，咳嗽、咳痰等现象，无鼻出血、齿龈出血等出血倾向，饮食、睡眠及排尿排便正常。既往有 2 型糖尿病、高血压病 2 级等病史。入院查体：体温 36.4 ℃，血压 130/70 mmHg，轻度贫血貌，全身皮肤无黄染、皮疹及出血点，浅表淋巴结未触及，心肺未闻及异常，腹软，肝、脾未触及，双下肢无水肿。辅助检查：血常规可见白细胞 1.83×10^9/L、中性粒细胞 0.57×10^9/L、血红蛋白 103 g/L、血小板 84×10^9/L。肝功能、肾功能、电解质正常。空腹血糖 8.8 mmol/L。骨髓象：骨髓增生活跃，其中粒系占 42%，红系占 41%，粒∶红＝1.02∶1。粒系异常增生，原粒细胞占 15%。红系增生明显活跃，以中晚幼红细胞增生为主，形态未见异常。淋巴细胞占 17%，形态正常。全片见到巨核细胞 32 个，其中见到产板巨核细胞 1 个，血小板小堆可见。入院诊断：①急性髓系白血病 M2a 型；②高血压病 2 级；③2 型糖尿病。

（二）医院感染发生及诊疗经过

患者入院第 3 天上午开始化疗，化疗方案为米托蒽醌 10 mg，1/24 h，静脉滴注 1～3 天；依托泊苷 100 mg，1/24 h，静脉滴注，1～7 天。入院第 7 天查血常规：白细胞 0.80×10^9/L、中性粒细胞 0.02×10^9/L、血红蛋白 93 g/L、血小板 48×10^9/L。考虑血象下降较快，粒细胞缺乏，停止第 5 天化疗，同时给予重组人粒细胞刺激因子注射液 0.2 mg，1/24 h，皮下注射，以促进粒细胞恢复，并建议搬至隔离病房，患者及家属拒绝。给予头孢孟多酯钠 2.0 g，1/12 h，静脉滴注，预防感染。入院第 9 天化验检查：中性粒细胞为 0×10^9/L，考虑患者为真菌易感人群，给予氟康唑 0.2 g，1/24 h，口服，预防真菌感染。入院第 11 天凌晨患者突然出现寒战，气短，体温升高至 39 ℃，及时抽取血培养送检。给予尼美舒利片 25 mg，口服，退热治疗，体温逐渐降至正常。改用美罗培南 1.0 g，1/8 h，静脉滴注。入院第 12、13 天患者反复发热，体温最高 38.2 ℃。入院第 14 天查血常规：白细胞 0.41×10^9/L、中性粒细胞 0×10^9/L、血红蛋白 75 g/L、血小板 17×10^9/L，降钙素原 0.70 ng/ml。患者无咳嗽、咳痰，自觉尿频，无尿痛、尿急，不除外泌尿系感染，故行尿常规及尿培养检查，因降钙素原增高，提示细菌性感染可能性大。考虑美罗培南已应用近 72 h，体温未得到有效控制，增用依替米星 100 ml，1/24 h，静脉滴注，协同抗感染；氟康唑改为 200 mg，1/24 h，静脉滴注，预防真菌感染。入院第 15 天体温正常，超敏 C 反应蛋白＞100 mg/L。内毒素、G 试验正常。尿常规正常。血培养（入院第 11 天送检）回报：多重耐药大肠埃希氏菌生长。根据血培养结果提示存在血流感染，行接触隔离，继续应用药敏试验敏感抗菌药物治疗，并积极给予重组人粒细胞刺激因子，促进粒细胞恢复。入院第 16 天查血常规：白细胞 1.79×10^9/L、中性粒细胞 0.73×10^9/L、血红蛋白 85 g/L、血小板 33×10^9/L，超敏 C 反应蛋白＞100 mg/L。患者白细胞开始恢复，美罗培南减至 0.5 g，1/8 h，静脉滴注，监测血常规变化。入院第21天患者粒细胞恢复正常，停重组人粒细胞刺激因子，体温正常，临床无感染相关症状、体征，复查血培养正常，菌血症治愈。

入院第11天发生菌血症，属于医院感染：

1. 凌晨患者突然出现寒战，气短，体温升高至39℃。

2. 中性粒细胞0×10^9/L，降钙素原0.70 ng/ml，超敏C反应蛋白>100 mg/L。

3. 血培养结果回报：多重耐药大肠埃希氏菌生长。

（三）医院感染原因分析

1. 白血病老年患者，伴有高血压、糖尿病等基础疾病，机体抵抗力低下，医院感染发生率较高，且一旦发生医院感染，往往病情较重。老年患者免疫功能衰退，多数因T4/T8细胞的数量和（或）比例异常，NK细胞活性不足[7]，对大剂量化疗耐受性差，同时由于化疗后，骨髓造血功能恢复慢，致粒细胞功能低下的持续时间较长，加之原有的心肺疾病及黏膜屏障功能减弱等原因，使致病菌易于侵入血液，而易导致血流感染的发生。

2. 反复化疗导致骨髓造血和免疫功能衰退，致使机体抵抗力和免疫力下降。因为化疗在杀伤白血病细胞的同时，对人体的正常细胞也有很大的破坏作用，还可影响免疫活性细胞的产生、增殖和分化，导致外周淋巴细胞质和量的异常，使患者免疫功能降低，易发生感染。

3. 患者为老年女性，化疗后出现粒细胞缺乏，在持续粒细胞缺乏期间，隔离防范措施不到位，未能及时有效地行单间隔离，避免亲属探视，从而在很大程度上增加了感染的发生概率，容易受到感染因素的侵袭。

（四）经验教训及防控措施

1. 经验教训

该患者为多重耐药菌感染，化疗后出现粒细胞缺乏，患者及家属拒绝单间隔离治疗。普通病房容易发生交叉感染，使感染的发生率明显增加。今后需提高患者及家属对血液疾病的认知程度，加强日常防护和多重耐药菌的隔离防护工作，尤其是对化疗后处于粒细胞缺乏期的患者，做好预防感染的措施，积极做好患者及家属的宣教及沟通工作。

2. 防控措施

（1）血液病患者自身免疫力低下，化疗对其机体的防御机制和免疫系统进一步造成损伤，故应在患者即将出现粒细胞缺乏时，尽早做好预防感染措施，经验性应用抗菌药物预防感染，同时在发生感染时，及时行相关病原学检查，以指导用药。

（2）病房应每日通风换气，房间紫外线消毒20 min，2/24 h。紫外线灯对眼睛有损伤，消毒时应离开病房或放置紫外线伞以遮盖。戴口罩，一定注意及时更换口罩，每天至少2次，预防呼吸道感染。搬至隔离病房，避免亲属探视。

（3）可用3%的小苏打或1∶2000的氯己定（洗必泰）交替漱口，以预防口腔感染[8]；化疗时为了预防恶心、呕吐，常应用止呕药，易导致粪便干燥。注意嘱患者多吃含纤维多的蔬菜，必要时服用一些缓泻药。注意饮食卫生，防止肠道感染，防止肛裂，如果一旦发生肛裂，用聚维酮碘消毒。每次便后用1∶2000的氯己定或0.1%的高锰酸钾液坐浴20 min，以预防肛周感染[9]。

（4）做好医护工作人员的手卫生工作，严格执行无菌操作，针对白血病患者，要了解患者心态，积极疏导，督促患者及家属配合治疗、护理工作。

病例二十九　血液病患者化疗后并发菌血症

（一）病历摘要

患者女，62岁，因“确诊急性髓细胞白血病9个月余，为继续治疗”于2014年12月18日入院。2013年12月下旬患者出现乏力，活动后心慌、气短，无黑便及酱油色尿，休息后能缓解，未及时诊治。2014年2月初上述症状加重就诊，查血常规：白细胞 2.4×10^9/L、血红蛋白50 g/L、血小板 30×10^9/L。心电图：轻度ST改变。给予粒细胞刺激因子、促红细胞生成素刺激造血等治疗，效果不佳，给予骨髓穿刺，骨髓象：增生减低，原始、幼稚单核细胞39%，病态细胞POX及CE均阴性，确诊为急性髓细胞白血病，考虑患者为老年人，给予CAG方案化疗（阿糖胞苷＋阿柔比星＋粒细胞刺激因子），并间断输血支持治疗及抗菌药物抗感染治疗，患者乏力症状明显缓解，出院。此后于2014年4月、6月、8月、10月分别给予CAG方案、CHG方案（高三尖杉酯碱＋阿糖胞苷＋粒细胞刺激因子）、MA方案（米托蒽醌＋阿糖胞苷）、HAA（高三尖杉酯碱＋阿糖胞苷＋阿克拉霉素）方案进行化疗，化疗过程中常规给予碱化、水化、保肝、营养心肌、抑酸、提高免疫力等治疗，骨髓抑制期给予粒细胞因子，促进造血功能恢复，并行血小板悬液输注、止血、抗感染等治疗，患者病情稳定，自动出院。此次为继续治疗入院。患者精神状态良好，食欲及睡眠尚可，体重无明显变化，排尿排便正常。入院查体：轻度贫血貌，皮肤无紫癜、瘀斑，浅表淋巴结无肿大，胸骨无叩痛，心肺未闻及异常，肝、脾未触及肿大，腹水征阴性，肠鸣音正常，双下肢无水肿。辅助检查：血常规可见白细胞 3.2×10^9/L、中性粒细胞计数 1.7×10^9/L、血红蛋白92 g/L、血小板 93×10^9/L。肝、肾功能正常，心电图正常。骨髓象：原始、幼稚单核细胞占2.5%。入院诊断：急性非淋巴细胞白血病M5b型。

（二）医院感染发生及诊疗经过

入院第2天开始DA方案化疗（柔红霉素＋阿糖胞苷）。入院第10天停止化疗。入院第14天患者出现发热，伴发冷、寒战，体温高至40 ℃，化验C反应蛋白212 mg/L，送检血培养。经验性应用可以覆盖革兰氏阴性杆菌的头孢哌酮钠/舒巴坦钠3 g，1/8 h，静脉滴注；临时给予异丙嗪25 mg，肌内注射，体温降至正常。入院第16天血培养结果回报：鲍曼不动杆菌生长，复查C反应蛋白降至54 mg/L，考虑患者体温控制良好，C反应蛋白指标呈下降趋势，且经济条件有限，继续应用头孢哌酮钠/舒巴坦钠。同时注意加强口腔、皮肤、肛周等部位的护理，预防感染。补充诊断：菌血症。入院第22天患者再次发热，体温最高38.5 ℃，考虑患者原发病病情重。血常规：白细胞 0.8×10^9/L、中性粒细胞计数 0×10^9/L、血小板 47×10^9/L、血红蛋白68 g/L，复查C反应蛋白再次升至153 mg/L，患者中性粒细胞为0，提示患者处于骨髓抑制期，免疫力极低，感染难控制，依据药敏结果将抗菌药物改为亚胺培南/西司他丁500 mg，1/6 h，静脉滴注；临时给予尼美舒利分散片0.1 g，口服。入院第28天患者体温降至正常，调整抗菌药物用量，亚胺培南西司他丁钠500 mg，1/8 h，静脉滴注。入院第32天患者体温持续正常5 d。血常规：白细胞 2.9×10^9/L、中性粒细胞计数 0.9×10^9/L、血小板 11×10^9/L、血红蛋白72 g/L；复查C反应蛋白降至正常。提示患者骨髓抑制期已过，结合临床特点，血流感染临床治愈，停用抗菌药物。

入院第14天发生菌血症，属于医院感染：

（1）患者出现发热，发冷、寒战，体温高至40 ℃。

（2）血培养回报：鲍曼不动杆菌生长。

（三）医院感染原因分析

（1）患者老年女性，伴贫血，骨髓造血及免疫功能减退，致使机体抵抗力和免疫力下降，容易受到感染因素的侵袭。

（2）患急性非淋巴细胞白血病M5b型，疾病导致自身抵抗力低下，预后相对较差。

（3）入院前后予以多次化疗，化疗药物具有免疫抑制作用，使得抵抗力进一步降低，加之化疗后白细胞减少。

综上所述，患者具有感染的高危因素。

（四）经验教训及防控措施

1. 鲍曼不动杆菌是引起医院感染的常见条件致病菌。目前鲍曼不动杆菌引起的感染有明显增长趋势，多重耐药情况也日趋严重。鲍曼不动杆菌不仅在医院环境中广泛分布，而且还可以长期存活。鲍曼不动杆菌可以引起下呼吸道感染、泌尿系感染，也可引发菌血症/败血症等[10]。其危险因素主要包括：①广谱抗菌药物的广泛使用。②进行侵入性治疗技术的应用，如机器通气治疗技术、静脉置管、留置导尿管等操作。③已有基础疾病和住院时间较长的患者，患者的基本情况比较差，心血管系统或呼吸系统功能衰竭，已经有感染或使用广谱抗菌药物治疗，机体的抵抗力下降等。

该老年患者本身机体免疫力较低，基础疾病为血液病，且住院时间较长，化疗结束后骨髓抑制期感染鲍曼不动杆菌，是易感染鲍曼不动杆菌的高危人群。加强个人卫生管理，做好口腔、肛周及皮肤护理是预防感染的重点。病房应保持清洁、定期消毒，将细菌减少到最低程度，必要时使用层流病房。正确合理使用抗菌药物，根据药敏试验结果，选择合理的抗菌药物。严格遵守无菌操作原则，加强医务人员的手卫生意识，避免外源性医院感染的发生。

2. 对于患者采集标本的正确时间和方法非常重要，是能否成功培养出致病的病原微生物，合理抗感染治疗的关键。本病例临床医师在患者刚刚出现发热、寒战后，高度警惕菌血症/败血症，在使用抗菌药物前，立即送检血培养，抓住治疗的有效时间，及时治愈了患者。

病例三十　急性非淋巴细胞白血病化疗后并发菌血症

（一）病历摘要

患者男，37岁，因“确诊急性白血病1年余，左眼视物不清3 d”于2015年11月10日入院。2014年5月因发热、腹胀就诊，查血常规：白细胞35.75×10^9/L、血红蛋白117 g/L、血小板13×10^9/L，超声示脾大，肝门、脾门及胰周多发淋巴结肿大。骨髓穿刺：急性髓系细胞白血病（AML），根据形态学改变及组化染色考虑（AML-M2a），免疫分型回报：考虑为急性髓系细胞白血病（AML-M2）可能，染色体核型：46,XY,inv（16）（p13q22）。之后给予多次化疗。2015年9月23日复查骨髓象：骨髓有核细胞增生活跃，原始幼粒细胞占47.5%。给予化疗，症状好转后出院。患者近3 d出现视物模糊，为进一步诊治入院。患者精神尚可，体力差，食欲正常，睡眠正常，体重无明显变化，排便、排尿正常。入院查体：体温 36.3 ℃，脉搏 78 /min，呼吸 20 /min，血压 120/70 mmHg，神志清楚，无贫血貌，皮肤色泽正常，无黄染、紫癜及瘀斑，左眼视物模糊，胸骨无叩痛，心肺听诊无异常，腹软，无压痛，肝、脾肋下未触及，双下肢无水肿。左下肢轻度活动受限。辅助检查：血常规可见白细胞 3.1×10^9/L、血红蛋白 112 g/L、中性粒细胞计数 2.0×10^9/L、中性粒细胞百分比 65.7%、血小板 179×10^9/L，C 反应蛋白正常。血液生化：血清肌酐测定 62.96 μmol/L、血清钾测定 3.83 mmol/L。骨髓象：有核细胞增生活跃，G＝50.5%、E＝37.5%，G/E＝1.35∶1，粒系细胞比例大致正常，原始粒细胞占 4%，胞体小，胞质量少，无颗粒，核染色质细致，可见核仁。少数幼粒细胞巨幼样改变，可见细胞分裂相，余形态未见异常。红系细胞比例增高，以中、晚幼红细胞为主，可见双核红细胞及细胞分裂相，余形态未见异常。成熟红细胞大小不等，可见多染性红细胞。淋巴、单核细胞形态未见异常。全片共见巨核细胞 90 个，血小板少见。外周血白细胞分类大致正常。入院诊断：急性非淋巴细胞白血病-M2a。

（二）医院感染发生及诊疗经过

患者于入院第 10 天开始化疗（大剂量阿糖胞苷化疗：阿糖胞苷 2 g，2/24 h，静脉滴注 3 d）。入院第 14 天化疗后，出现恶心、呕吐，腹泻 2 次，伴有发冷、发热，体温最高 37.8 ℃。查 C 反应蛋白 20 mg/L，降钙素原 0.09 ng/ml。送检血培养，考虑发热与长期粒细胞缺乏及免疫力极低有关。经验性给予头孢哌酮钠/舒巴坦钠 1.5 g，1/12 h，静脉滴注，抗感染治疗。第 20 天血培养回报：阴性，继续目前的抗感染治疗。第 23 天患者再次突然出现发热，伴发冷、寒战。查体：体温最高 38.6 ℃，脉搏 85 /min，呼吸 18 /min，血压 110/80 mmHg。复查 C 反应蛋白 101 mg/L，降钙素原 1.56 ng/ml。再次送检血培养。第 25 天血培养结果回报：大肠埃希氏菌（产 ESBLs）生长。药敏结果：对碳青霉烯类敏感。补充诊断：菌血症。由于原发病情重及化疗后免疫力极低，根据药敏结果将抗菌药物改为亚胺培南/西司他丁 500 mg，1/8 h，静脉滴注，同时应用粒细胞刺激因子 200 μg，1/24 h，皮下注射，促进粒细胞恢复，并注意加强口腔、皮肤、肛周等护理，给予保护胃黏膜等支持治疗。第 30 天患者一般状况尚好，体温 37.6 ℃，血常规：白细胞 2.1×10^9/L、中性粒细胞计数 1.0×10^9/L，C 反应蛋白 11 mg/L，降钙素原 0.08 ng/ml。提示菌血症病情好转，继续目前方案抗感染治疗。入院第 34 天患者体温 36.8 ℃，血常规：白细胞 2.6×10^9/L、中性粒细胞计数 1.2×10^9/L，C 反应蛋白 5 mg/L，降钙素原 0.03 ng/ml。送检血培养回报：阴性。结合临床表现，血流感染临床治愈，停用抗菌药物。

入院第 23 天发生菌血症，属于医院感染：

（1）发热，伴发冷、寒战，体温最高 38.6 ℃。

（2）C 反应蛋白 101 mg/L，降钙素原 1.56 ng/ml。

（3）血培养结果回报：大肠埃希氏菌（产 ESBLs）生长。

（三）医院感染原因分析

该患者是医院感染的高危人群。

（1）患者中青年男性，诊断为急性非淋巴细胞白血病，免疫功能低下，化疗药物多为免疫抑制剂，不仅抑制机体的异常免疫反应，也减弱了正常免疫功能，使其不能及时消灭病原体，而更易引起感染；化疗药物的使用更进一步导致中性粒细胞数量减少，并容易使中性粒细胞表面受体受到损伤，中性粒细胞的趋化、吞噬作用减弱，抗菌活性降低，从而增加了感染易感性。

（2）患者白血病病史1年余，既往曾多次化疗，化疗药物对胃肠道损伤大[11]，多次出现严重胃肠道反应，且化疗后肠道黏膜炎性水肿，易导致细菌入血，存在入侵门户。

（四）经验教训及防控措施

1. 患者因为本身机体免疫力较低，化疗过程中尤其处于骨髓抑制期的粒细胞缺乏期，积极给予经验性抗感染治疗显得尤为关键[12]；患者在粒细胞缺乏伴发热的首次经验性抗感染治疗中，考虑患者反复化疗，有严重胃肠道反应，化疗后出现发热、发冷，未发现确切感染灶，但医院感染以革兰氏阴性杆菌最常见[13]，故选择覆盖阴性杆菌为主的广谱抗菌药物治疗，如果调整头孢哌酮钠/舒巴坦钠剂量为1.5 g，1/8 h，药物在体内达到稳定的血药浓度，可能会达到更好的治疗效果。

2. 加强血液病患者的口腔、皮肤、肛周等感染门户的卫生及护理，预防感染。并注意病房的消毒等防护措施，同时做到除了陪护之外，无探视人员，尽量减少交叉感染。

3. 应及早做好营养支持治疗，同时叮嘱患者平日注意饮食，少量多餐，进食高蛋白、富含营养、易消化的清淡饮食，多吃新鲜瓜果、蔬菜，多饮水，保持排便通畅，适当进食香蕉、蜂蜜等，尽量防止便秘发生。

病例三十一　急性非淋巴细胞白血病-M2型化疗后并发菌血症

（一）病历摘要

患者男，63岁，以“确诊急性髓系白血病M2 5个月余，右腰腹部包块伴腰痛2个月”为主诉，于2014年6月9日入院。患者于2013年12月30日出现发热、乏力，体温最高39 ℃，未介意，2014年1月9日病情加重，出现咯血、便血及鼻出血，查血常规：白细胞37.3×10^9/L、幼稚细胞52%、早幼粒细胞10%、血红蛋白40 g/L、血小板2×10^9/L，骨髓穿刺及流式细胞免疫分析诊断：急性髓系细胞白血病M2a（AML-M2a），（原始粒细胞44.8%，早幼粒细胞27.6%），染色体核型示：t（8：21）（q22：q22），C-kit（Exon17）突变，NPM1、FLT3-ITD野生型，给予CAG方案（重组人粒细胞刺激因子、阿柔比星联合阿糖胞苷）化疗后出院，2014年2月17日再次入院行CAG方案化疗。2014年4月发现腰腹部包块及腰痛，但骨髓象提示完全缓解，血常规正常，给予CH方案化疗后，包块缩小，疼痛好转。患者近1周疼痛加重，包块增大，影响睡眠及排尿，目前精神焦虑，食欲及睡眠正常，体重无明显变化，排便正常。入院查体：体温36.3 ℃，脉搏88 /min，呼吸16 /min，血压130/80 mmHg。胸骨叩痛，心肺听诊正常，右腰腹部巨大包块，约15 cm×20 cm大小，质地较软，无压痛，肝、脾肋下未触及。辅助检查：血常规可见白细胞11.4×10^9/L、中性粒细胞计数45.1×10^9/L、血红蛋白126 g/L、血小板75×10^9/L。血液生化：血清白蛋白25.9 g/L、总蛋白48.1 g/L、血清γ-谷氨酰转肽酶130 U/L、血清碱性磷酸酶186 U/L、血清乳酸脱氢酶250 U/L。骨髓象：骨髓增生活跃，原始粒细胞52%、早幼粒细胞7.5%、红系7%，巨核细胞2个，外周血：原始粒细胞13%，早幼粒细胞6%。入院诊断：

①急性非淋巴细胞白血病-M2 型；②白血病髓外浸润。

（二）医院感染发生及诊疗经过

患者入院第 2 天开始给予 DA（柔红霉素＋阿糖胞苷）方案化疗，化疗的同时调节免疫力，给予止吐、抑酸、保护胃黏膜、保肝、营养心脏等治疗，预防脏器损伤副作用。由于肿瘤负荷极高，化疗容易合并肿瘤溶解综合征，给予补液水化、碱化尿液、利尿预防，补液量约 3000 ml/24 h。入院第 15 天（化疗结束第 8 天）患者出现发冷，无寒战，体温 38.6 ℃。查血常规：白细胞 1.3×10^9/L、中性粒细胞计数 0.7×10^9/L、血红蛋白 84 g/L、血小板 7×10^9/L，立即送检血培养。同时给予头孢哌酮钠/舒巴坦钠 1.5 g，1/8 h，静脉滴注，体温降至正常。考虑患者目前为骨髓抑制期，粒细胞缺乏，继续头孢哌酮钠/舒巴坦钠治疗，同时给予粒细胞集落刺激因子 200 μg 1/d 皮下注射，提升白细胞治疗。入院第 18 天患者臀部近肛周部位出现红肿、溃疡，阴囊水肿。血培养结果回报：阴性。入院第 25 天患者再次出现发热，发冷、寒战，体温 38.7 ℃，再次送检血培养。入院第 26 天体温 38.6 ℃，再次送检血培养，调整抗菌药物为美罗培南 1 g，1/8 h，静脉滴注。入院第 28 天患者上午再次出现 2 次寒战，复查血常规：白细胞 0.1×10^9/L、中性粒细胞计数 0.0×10^9/L、红细胞 1.48×10^{12}/L、血红蛋白 45 g/L、血小板 6×10^9/L，C 反应蛋白 162 mg/L、降钙素原 0.838 ng/ml，加用万古霉素 500 mg，1/8 h，静脉滴注，抗感染治疗。入院第 31 天两次血培养结果均回报：大肠埃希氏菌生长。药敏结果：美罗培南敏感，阿米卡星敏感，替加环素敏感，庆大霉素敏感。停用万古霉素，改用阿米卡星，后正式报告单回报庆大霉素最低抑菌浓度（MIC 值）<1，而阿米卡星<8，故晚间改用庆大霉素，同时加用替加环素 50 mg，1/12 h，静脉滴注。入院第 33 天患者臀部红肿消失，创面显著缩小，水疱消失，阴囊水肿好转。继续目前的抗感染治疗。入院第 40 天患者臀部创面长出新鲜皮肤，肿硬面积显著缩小。入院第 50 天患者因白血病未控制而死亡。

入院第 25 天发生菌血症，属于医院感染：

（1）患者出现发热，发冷、寒战，体温 38.7 ℃。

（2）C 反应蛋白 162 mg/L；降钙素原 0.838 ng/ml。

（3）两次血培养结果均回报：大肠埃希氏菌生长。

（三）医院感染原因分析

1. 患者为老年男性，系难治性白血病，骨髓造血功能呈现衰竭和紊乱状态，存在 T4/T8 细胞数量和（或）比例失常，NK 细胞活性不足，肝肾不能有效地代偿化疗药物副作用，延长了化疗后的骨髓抑制期，并使外周血白细胞计数（特别是中性粒细胞）大幅度下降，粒细胞缺乏时间明显延长，正常的免疫防御被破坏，极易发生感染[14]，感染之后机体无法产生有效的炎性反应，导致感染进展迅速，但临床症状隐匿。综上所述，患者是医院感染的高危人群。

2. 患者臀部近肛周部位出现红肿、溃疡，阴囊水肿，皮肤黏膜屏障破坏，为细菌入侵及增殖创造条件，导致细菌入血，发生菌血症。

（四）经验教训及防控措施

1. 经验教训

患者为老年男性，自身免疫力有所下降，原发病为难治性白血病，长期化疗，应用激素、免疫抑制药等药物，住院期间很容易合并感染，因此，临床医师不应忽视这类患者感染的发生、发展，重视感染的预防控制。在化疗前、后应密切观察患者状态，一旦发生发热、发冷、寒战，应及时进行血培养、痰培养、便培养等相关检查，注意完善血常规、降钙素原、C反应蛋白、T细胞亚群等检查，以尽早发现感染，早期治疗。在筛查病原体时，除细菌外，也应注意真菌、支原体、病毒等的筛查，否则在临床工作中很容易误诊、漏诊。本病例临床医师在患者出现发热、发冷、寒战后，立即送检血培养，查到大肠埃希氏菌，为抗菌药物的应用提供了指导，遗憾的是，患者因白血病未能得到控制而死亡。

2. 防控措施

（1）注意加强血液病患者的皮肤、肛周等部位的护理预防感染。患者臀部近肛周部位出现红肿、溃疡，阴囊水肿，应注意保持肛周皮肤干燥，在病情允许的情况下，使用高锰酸钾溶液坐浴20～30 min；或将无菌纱布浸于1∶5000的高锰酸钾溶液中，直接敷于伤口上10～15 min，期间注意更换；红外线照射局部肛周30 min，每日2次，以促进肛周局部血液循环；操作过程中注意保暖，预防因感冒而加重病情。保持排便通畅，减少用力排便所致的肛周疼痛加重。

（2）老年患者因为本身机体免疫力较低，化疗过程中，尤其处于骨髓抑制的粒细胞缺乏期，应注意病房的消毒等防护措施[15]，每日清晨湿式清扫每张病床，一床一套（巾），一桌一巾，用后消毒。用500 mg/L含氯消毒液擦拭床单元、门把手、灯开关、洗手池台面等物体表面，用1000 mg/L含氯消毒液湿式清扫地面，遇污染时即刻消毒。同时做到除了陪护之外无探视人员，尽量减少交叉感染。

（3）应及早做好营养支持治疗[16]，同时叮嘱患者平日注意饮食，少量多餐，进食高蛋白、富含营养、易消化的清淡饮食，多吃新鲜瓜果、蔬菜，多饮水，避免食用生、冷、硬的食物，防止发生肠道感染。

病例三十二　急性淋巴细胞白血病单倍型异基因造血干细胞移植术并发菌血症

（一）病历摘要

患者男，22岁，以“诊断急性淋巴细胞白血病11个月，拟行单倍型异基因造血干细胞移植”于2014年4月2日入院。患者于2013年5月初自觉乏力明显，无黑便及酱油色尿，5月6日就诊。查血常规：白细胞19.65×10^9/L、原幼细胞86%、血红蛋白78 g/L、血小板19×10^9/L。骨髓象：骨髓增生明显活跃，原始、幼稚细胞90%，粒细胞受抑，见2.5%成熟阶段细胞，淋巴细胞5.5%，红细胞减少，见2%晚幼红细胞。原始细胞化学染色：POX阴性，糖原染色（PAS）阳性率8%，为颗粒状，诊断为急性淋巴细胞白血病。5月10日入院，白血病相关基因筛查：TLS/ERG融合基因阳性。染色体核型：46,XY（20）。骨髓白血病免疫分型：在CD45/SSC点图上设门分析，原始细胞分布区域可见异常细胞群体，约占有核细胞的74.6%，表达HLA-DR、CD19、CD22、CD34、TdT，部分细胞表达CD13、CD33、CD38，考虑为急性B淋巴细胞白血病。5月18日开始VDLP（硫酸长春地辛4 mg，第1天、第19天；柔红霉素40 mg，第1天、第19天培门冬酶3750 μg，第1天；

泼尼松片 20 mg，3/24 h，第 1～3 天；10 mg，2/24 h，第 14～18 天；20 mg，2/24 h，第 19～24 天方案化疗，化疗过程顺利。5 月 24 日复查骨髓象：骨髓增生活跃，原始幼稚淋巴细胞占 77.6%。6 月 22 日行第 2 次疗程诱导缓解化疗，具体方案为环磷酰胺 1.6 g，第 1 天、第 7 天各用 1 次；阿糖胞苷 200 mg，1/24 h，第 1～4 天，第 8～11 天。7 月 16 日复查骨髓象：幼稚淋巴细胞 3.5%。7 月 19 日给予大剂量甲氨蝶呤 5.5 g 化疗，治疗期间共行 5 次腰椎穿刺，三联药物鞘内注射，预防中枢神经系统白血病治疗。8 月下旬查血常规正常。骨髓象：幼稚淋巴细胞 4.5%。给予应用 MA（米托蒽醌注射液 12 mg，1/24 h，静脉滴注，第 1～3 天；阿糖胞苷粉针 2.5 g，静脉滴注，1/12 h，第 1～3 天）方案化疗，9 月 24 日应用 VDLP 联合环磷酰胺方案化疗，11 月 26 日给予大剂量甲氨蝶呤 5.5 g 化疗。2014 年 1 月 7 日复查骨髓象：白血病复发，原、幼稚淋巴细胞占 13%。给予 Hyper-CVAD A 方案（环磷酰胺＋阿霉素＋长春新碱＋地塞米松＋鞘内注射甲氨蝶呤及阿糖胞苷）诱导缓解化疗，2 月 19 日复查骨髓象再次缓解。3 月中旬给予 Hyper-CVAD B（甲氨蝶呤＋阿糖胞苷＋鞘内注射甲氨蝶呤及阿糖胞苷）方案巩固化疗，因患者系急性淋巴细胞白血病 CR2（完全缓解）期，异基因造血干细胞移植适应证明确，其母亲移植意愿强烈，对移植风险及移植后可能复发充分知情，志愿行单倍型异基因造血干细胞移植，母亲与患者 HLA（人类白细胞抗原）高分辨配型 5/10 相合，拟行移植入院。患者病来，精神、饮食差，睡眠可，排便、排尿正常，体重减轻约 20 kg。入院查体：体温正常，无贫血貌，浅表淋巴结无肿大，胸骨无叩痛，心肺未闻及异常，肝、脾未触及肿大，腹水征阴性，肠鸣音正常，双下肢无水肿。辅助检查：血常规可见血小板 $207\times10^9/L$、血红蛋白 124 g/L、白细胞 $4.0\times10^9/L$。骨髓象：幼稚淋巴细胞占 3%。尿、粪便常规均正常，血生化、凝血象及免疫球蛋白定量均正常，甲状腺功能及性激素水平均正常，结核抗体及肝炎系列阴性，EB 病毒 DNA 及巨细胞病毒 DNA 均阴性。胸部 CT、心电图、心脏超声、腹部超声、心功能及肺功能检查均正常。移植前常规专科会诊：眼科、耳鼻喉科、口腔科及普外科会诊未发现感染灶，心理评估正常。入院诊断：急性淋巴细胞白血病 CR2 期（B -ALL）。

（二）医院感染发生及诊疗经过

入院第 13 天起给予改良 TBI＋Cy（全身照射＋环磷酰胺）方案预处理，移植物抗宿主病（GVHD）预防采用“五联”方案（环孢素、吗替麦考酚酯胶囊、短疗程甲氨蝶呤、抗胸腺细胞球蛋白及 CD25 单克隆抗体），常规前列地尔、低分子右旋糖酐及丹参粉针预防肝静脉闭塞综合征。入院第 20、21、22 天累积输注其母亲外周血干细胞悬液，按患者体重计算单个核细胞计数为 $6.1\times10^8/kg$，CD34 阳性细胞 $2.921\times10^6/kg$。入院第 23 天（移植后第 1 天）患者解黄色稀便 3 次，无黏液、脓血，无腹痛、里急后重，给予止泻、加强黏膜保护，应用左氧氟沙星 0.5 g，1/24 h，静脉滴注，抗感染等处理，患者腹泻缓解。入院第 33 天（移植后第 10 天）患者出现发热，自觉口腔黏膜疼痛。并自述查体：体温 38.3 ℃，口唇黏膜局部破溃、轻度红肿，双侧颊黏膜破溃、充血红肿，口腔黏膜无脓苔及豆渣样真菌斑，咽部充血明显。查血常规：白细胞 $0.1\times10^9/L$、中性粒细胞绝对值 $0\times10^9/L$，C 反应蛋白 118.6 mg/L，(1-3) β-D-葡聚糖检测（G 试验）及内毒素定量试验均正常。立即抽血培养，给予注射用盐酸万古霉素 1.0 g，1/12 h，静脉滴注，联合美罗培南粉针 0.5 g，1/6 h，静脉滴注，常规应用伊曲康唑胶囊 0.2 g，2/24 h，口服，覆盖真菌，并加强口腔护理。但患者仍发热，入院第 35 天（移植后第 12 天）13：40 出现寒战，持续时间约 30 min，体温高达 39.2 ℃，再次抽血培养，给予对症处理。入院第 36 天（移植后第 13 天）血培养结果回报：革兰氏阴性杆菌生长，补充诊断：菌血症。加用阿米卡星 0.4 g，1/24 h，静脉滴注。考虑患者粒细胞缺乏时间较长、黏膜屏障受损严重、长期使用广谱抗菌药物，故将抗真菌药物由伊曲康唑调整为伏立康唑片 200 mg，2/24 h，口服，并辅以人免疫球蛋白 5 g，1 /d，静脉滴注，提高被动免疫。入院第 37 天（移植后第 14 天）血培养回报具体结果：大肠埃希氏菌生长，多重耐药，除对阿米卡星敏感外，包括美罗培南在内的其他药物均耐药。因菌血症诊断明确，病原学已清楚，转入目标治疗，停美罗培南及万古霉素，鉴于阿米卡星常规不单独使用，加大阿米卡星剂量 0.4 g，2/24 h，静脉滴注，联合替加环素（首次剂量为 100 mg，此后 50 mg，1/12 h，静脉滴注）抗感染，患者体温高峰逐渐下降。入院第 40 天（移植后第 17 天）白细胞成功植入（中性粒细胞计数为 1.7×10^9/L），口腔黏膜逐渐愈合。入院第 43 天（移植后第 20 天）体温降至正常。入院第 46 天（移植后第 23 天）复查肾功能：血清肌酐 170.0 μmol/L、血清尿素 15.48 mmol/L，鉴于患者肾功能异常，且复查血培养转阴，故停阿米卡星注射液，给予改善肾功能等处理。入院第 58 天（移植后第 35 天）肾功能恢复正常，血象稳定出院。

单倍型异基因造血干细胞移植后第 12 天患者发生多重耐药菌血症，属于医院感染：

（1）异基因造血干细胞移植前，清髓性预处理（超大剂量化疗）致口腔及消化道黏膜屏障功能受损，患者出现腹泻及口腔黏膜炎，并于移植后第 10 天开始发热，第 12 天出现高热伴剧烈寒战。

（2）C 反应蛋白 118.6 mg/L。

（3）血培养回报：大肠埃希氏菌生长，为多重耐药菌。

（三）医院感染原因分析

1. 患者为青年男性，基础疾病为急性淋巴细胞白血病，既往曾多次化疗，急性淋巴细胞白血病化疗方案中多数含有激素，故患者系医院感染的高危人群。

2. 患者移植前多次化疗后曾发生感染，并先后使用多种抗菌药物抗感染治疗，促成多重耐药细菌形成。

3. 较 HLA 配型相合的异基因造血干细胞移植而言，单倍型异基因造血干细胞移植前预处理方案（全身放疗联合大剂量化疗）更强，导致黏膜屏障功能受损更重，且单倍型异基因造血干细胞移植，需使用更强的免疫抑制治疗，以克服 HLA 配型不合的障碍，移植后的免疫重建也更迟，故感染发生风险更高。

（四）经验教训及防控措施

1. 血流感染严重威胁着患者的生命，需引起高度警惕

急性淋巴细胞白血病患者是医院感染的高危人群，对于进行单倍体造血干细胞移植的患者更是如此，化疗后中性粒细胞减少、皮肤及黏膜屏障被破坏，原发病及化疗药物对体液免疫和细胞免疫的抑制、广谱抗菌药物致肠道菌群失调，加之化疗方案中激素的应用等，使得患者医院感染和血流感染的发生率高于其他疾病，严重威胁患者生命，是急性淋巴细胞白病患者的主要死亡原因之一。此例患者于化疗及骨髓移植后出现血流感染，回顾整个感染经过，患者并无确切感染部位，临床上此类患者大多无明确感染病灶，可能与下列因素有关：

中性粒细胞缺乏，不易在组织器官内形成化脓灶；黏膜屏障破坏，加之中性粒细胞缺乏，使细菌或真菌在引起组织器官感染前已经入血；感染灶比较隐蔽等。故针对持续发热或伴随寒战者，即使无明确感染灶也应该警惕血流感染，并积极做血培养以指导治疗。

2. 重视多重耐药菌感染的发生，尽可能做好防治措施

血液病患者因病程长、反复住院、病情复杂、侵入性操作较多、反复化疗致使自身免疫力极低，加之各类广谱抗菌药物的大量使用，易造成菌群失调，自身耐药菌增加，使得患者感染多重耐药菌的概率增加，不仅加重患者的病情，使其承受更大的痛苦，增加其经济负担，而且临床治疗较困难，病死率升高。使用抗菌药物是多药耐药菌感染发生的重要危险因素之一。使用抗菌药物容易诱导细菌耐药基因突变、激活外排泵系统的主动外排、诱导生物膜形成、靶位改变、膜通透性改变等，造成细菌多重耐药性的产生。因此，需加强医师、药师相关知识培训、个体化合理使用抗菌药物，以减少耐药菌的出现。另外，对于血液病患者应尽量缩短住院时间，减少侵入性操作、积极治疗基础疾病、加强对症支持治疗、纠正贫血及低蛋白血症，也是防治医院多重耐药菌感染的重要措施。

病例三十三　急性白血病化疗后并发菌血症

（一）病历摘要

患者男，26 岁，主因“确诊急性单核细胞白血病 9 年 9 个月，腹泻、腹痛 1 d”于 2014 年 11 月 20 日入院。2005 年 3 月无明显诱因出现乏力、发热症状，体温最高达 38.5 ℃，经骨髓穿刺检查确诊为“急性单核细胞白血病（M5a 型）”。末次化疗于 2014 年 11 月 13 日结束，1 天前食用不新鲜海产品后，出现腹痛、腹泻症状，自行口服小檗碱（黄连素）、诺氟沙星治疗，症状未见改善。入院查体：体温 37.9 ℃，脉搏 104 /min，呼吸 18 /min，血压 115/74 mmHg。神清语明，咽部无充血，扁桃体无肿大。胸骨无压痛，双肺叩诊清音，听诊双肺呼吸音清，未闻及干湿啰音。心界不大，心律规则，心率 104 /min，未闻及杂音。腹部平坦，未见肠型及蠕动波，脐周轻度压痛，无肌紧张及反跳痛，肝、脾肋下未触及，未触及包块，移动浊音阴性，双肾区无叩痛，肠鸣音活跃。脊柱、四肢无畸形，关节无红肿，活动自如，双下肢无水肿。辅助检查：血常规可见白细胞 5.9×10^9/L、中性粒细胞 93.3%、血红蛋白 132 g/L、红细胞 4.16×10^{12}/L、血小板 45×10^9/L，血浆纤维蛋白原 8.1 g/L、血浆抗凝血酶Ⅲ 131%，前白蛋白 93 mg/L、肌酸激酶 16 U/L、血尿素 7.9 mmol/L、血钠 131 mmol/L、血钾 3 mmol/L、血氯 95 mmol/L，C 反应蛋白 227.78 mg/L，血同型半胱氨酸测定 26.38 μmol/L。入院诊断：急性单核细胞白血病（M5a 型）。

（二）医院感染发生及诊疗经过

患者入院当天给予氨曲南 2 g，2/24 h，静脉滴注，抗感染治疗，并给予止泻、补液、补钾、营养心肌等对症支持治疗，留取粪便培养。入院第 3 天患者仍有发热、腹泻，伴有发冷、寒战，腹痛症状不明显，每日排黄色稀水便 5～7 次，无里急后重，偶有干咳，无痰，体温最高达 39 ℃，查体未发现新的阳性体征。血常规：白细胞 1.6×10^9/L、血红蛋白 120 g/L、血小板计数 28×10^9/L、中性粒细胞 31%，C 反应蛋白 227.78 mg/L。抽取血培养送检。考虑患者粒细胞缺乏，感染严重，更换抗菌药物，美罗培南 1 g，1/12 h，静脉滴

注，同时应用粒细胞刺激因子注射液 300 μg，1/24 h，皮下注射，提升白细胞。入院第 4 天患者体温有下降趋势，腹痛症状减轻，腹泻次数及量减少。入院第 5 天血培养回报：大肠埃希氏菌（ESBLs）生长，对美罗培南敏感。粪便培养报告：未生长致病菌。入院第 6 天患者体温恢复正常，腹痛、腹泻缓解，无咳嗽、咳痰，脐周压痛消失。复查血常规：白细胞 3.2×10^9/L、血红蛋白 113 g/L、血小板计数 67×10^9/L、中性粒细胞 40%，C 反应蛋白 82.69 mg/L。入院第 8 天患者体温恢复正常 3 天，停用美罗培南，给予头孢丙烯 0.5 g，2/24 h，口服，巩固治疗。入院第 10 天患者病情平稳出院。

入院第 3 天发生菌血症，属于医院感染：

（1）发热 39.0 ℃，伴发冷、寒战。

（2）继发于肠道感染后，C 反应蛋白 227.78 mg/L。

（3）血培养回报：大肠埃希氏菌（ESBLs）生长。

（三）医院感染原因分析

1. 该患者是医院感染的高危人群。

（1）患者原发疾病为急性单核细胞白血病，属血液系统恶性疾病，此类患者细胞免疫及体液免疫功能均低下，较正常人易感。

（2）入院前 1 周曾化疗，化疗药物具有免疫抑制作用，且在杀伤白血病细胞的同时，导致具有免疫功能的中性粒细胞减少，机体免疫功能降低，是医院感染的高危人群。

2. 化疗后骨髓抑制期进食不洁食物，因肠道黏膜屏障受损导致病原菌血行播散。

患者入院 1 d 前食用不新鲜海产品后，出现腹痛、腹泻等急性肠炎症状，肠道内致病菌，释放大量毒素，损伤肠壁黏膜，病变可累及空肠、回肠、结肠，甚至全消化道；临床症状以发热、腹痛、腹胀、腹泻、便血、呕吐等非特异性症状为主。因炎症反应，肠壁毛细血管扩张，通透性增强，细菌亦会随之进入血液循环，引发菌血症，导致感染病情恶化。

（四）经验教训及防控措施

1. 加强临床护理及患者教育

血液病患者自身免疫力低下，化疗对其机体的防御机制和免疫系统造成严重损害。临床医护人员在治疗期间，应密切观察病情变化，注意加强血液病患者的口腔、皮肤、肛周等部位的护理，预防感染。另外，对于化疗后患者应加强健康教育，进行饮食、生活习惯等相关知识的普及。

2. 明确病原学诊断是抗感染治疗成功的关键环节

对于医院感染患者采集标本的正确时间和方法非常重要，是能否成功培养出致病的病原微生物，合理抗感染治疗的关键。本病例临床医师在患者刚刚出现发热、寒战后，及时分析病情，结合患者易感因素，前期发病及治疗等情况，分析肠道感染后继发菌血症/败血症可能性大，在患者发热时，立即抽取血样，送检血培养，根据血培养及药敏结果调整抗菌药物治疗方案，抓住治疗的有效时间，及时治愈患者。

3. 重视基础疾病的预防

白血病患者极易发生医院感染的原因[17]：一是由于原发病所致，患者存在血液成分的改变，尤其是急性白血病血液中成熟的白细胞、淋巴细胞减少，不能有效抵御入侵体内的病原菌。二是白血病患者多数需进行化疗，大多数化疗药物为免疫抑制药，不仅杀伤肿瘤细胞，抑制异常免疫反应，而且对机体的正常免疫力有破坏作用，所以使用化疗及激素可使患者抵抗力进一步下降，是加重感染的一个重要因素。三是白血病患者需经受多种侵袭性操作，如锁骨下静脉穿刺留置导管、多次骨髓穿刺、静脉穿刺、肌内注射、椎管注射，易导致感染。四是白血病患者一旦发生感染，大多较重，常需要大剂量、长时间，甚至联合使用广谱抗菌药物，可导致菌群失调、细菌移位或引发二重感染。因此，在临床工作中需要注意加强多环节控制，一方面积极治疗基础疾病，另一方面应积极采取支持治疗，以提高患者抵抗力，同时应重视环境消毒，减少机会性感染。当临床高度怀疑血液感染时，应多次、多部位采血，及时送检，以明确诊断，便于采取有效抗感染措施，获得满意疗效。

4. 防控措施

（1）胃肠道管理：由于肠道感染患者可能需要短时间严格禁食[18]，特别是在病情恢复期，可能出现较为明显的饥饿感而强烈要求进食，此时需反复向患者及家属强调禁食的重要性，不得随意给患者提供食物。每日定时测量腹围，观察患者腹胀情况，腹胀明显者予以红外线烤灯照射物理治疗。治疗时先预热烤灯，距离 20 cm，时间 15～30 min，专人看护，防止烫伤。每班护理人员均要求严密观察腹部体征变化，如出现腹痛、腹胀加剧等异常情况，立即报告医生，配合处理。病情需要灌肠者，由专科护士执行此项操作，并做好健康教育，告知患者灌肠的作用、并发症及风险，取得患者的配合。

（2）饮食护理：患者可以进食时，应该合理安排饮食，少量多餐，不宜一次吃饱；进食营养相对丰富、易消化、无渣或者少渣的纯流质饮食，直至痊愈。

（3）肛周护理[19]：每日早晚用日舒安坐浴，便后温水清洗臀部。保持肛周皮肤清洁、干燥。注意观察肛周有无红肿、糜烂、破溃、轻度感染。皮肤黏膜微红时，每日洗臀部后用红霉素药膏涂搽；有红、肿、硬结的部位，可用如意金黄散外敷；感染严重，应遵医嘱给予静脉注射抗菌药物和营养支持治疗。观察每日排便的次数、量、颜色、黏稠度、性质，关注是否为洗肉水样或果酱样、有无坏死脱离的肠黏膜，必要时采集粪便标本作细菌培养。

参考文献

[1] 蒋莎义，刘廷亮，尹洪臣，等. 大剂量甲氨蝶呤治疗急性淋巴细胞白血病毒性反应 2 例. 实用儿科临床杂志，2000，15（2）：63.

[2] 姜梅杰，魏绪廷，刘广丽. 血液病患者医院感染的特点及危险因素. 中国抗感染化疗杂志，2003，3（5）：291-293.

[3] 魏宏戈，安建玲. 规范护理管理控制医院感染. 中国社区医师，2009，11（19）：251.

[4] 陈玉平，肖蓉，杨玉莲. 国内白血病患者口腔感染的护理进展. 实用护理杂志，2000，16（9）：9-10.

[5] 张冬红，罗风先，谢清凤，等. 医护人员手卫生执行情况及相关影响因素分析. 现代医药卫生，2008，24（17）：2565-2566.

[6] 李月英，颜丽萍. 恶性血液病患者化疗后口腔溃疡的预防与护理. 现代中西医结合杂志，2008，17（21）：3385-3386.

[7] 张军学，高云阁，李明. 老年血液病患者医院感染分析. 中华医院感染学杂志，2006，16（6）：611-613.

[8] 龙正美，谢润兰，罗文，等. 造血干细胞移植患者的口腔护理体会. 护士进修杂志，2014，29（1）：83-84.
[9] 刘远玲，王美莲. 恶性肿瘤患者肛周炎两种护理方法的探讨. 中外健康文摘，2009，6（3）：116-117.
[10] 李临平，王正兰，郭慧芳，等. 鲍曼不动杆菌感染及抗菌药物耐药趋势的研究. 中国药物与临床，2015，15（12）：1721-1723.
[11] 桂琦，于世英. 化疗所致的外周神经不良反应. 癌症进展，2010，8（4）：346-349.
[12] 周瑞微，陈文俊，徐莹玲，等. 医院感染病原菌药敏试验指导抗感染治疗价值. 中华医院感染学杂志，2008，18（2）：256-258.
[13] 杨晓煜，张枭然. 恶性血液病医院感染临床及耐药性分析. 山东医药，2011，51（44）：98-99.
[14] 柴铁，李骏，刘庆荣，等. 老年急性髓系白血病化疗后医院感染的危险因素及临床分析. 中华医院感染学杂志，2009，19（9）：1051-1054.
[15] 刘冬梅. 防止医院内存在感染隐患与护理措施. 内蒙古中医药，2010，29（9）：148-149.
[16] 詹美琼，陈惜遂，李回军，等. 恶性肿瘤化疗后致重度骨髓抑制 50 例护理体会. 2008，6（11）：1203-1204.
[17] 王爱红，王占聚，唐英，等. 急性白血病患者医院感染危险因素分析. 山东医药，2011，51（27）：97-98.
[18] 禹春爽，汪思思，黄晓蕾. 1 例放化疗联合治疗恶性肿瘤引发肠道细菌移位患者的护理. 中华现代护理杂志，2014，20（22）：2862-2863.
[19] 龚苏苏，李晓玲，代玲莉. 外周造血干细胞移植患者的肛周护理. 中国实用护理杂志，2012，28（8）：27-28.

第五节　多部位感染

病例三十四　白血病化疗后并发败血症、肺部感染

（一）病历摘要

患者，女，22 岁，主因“面色苍白 2 个月，齿龈间断出血 3 d”于 2015 年 2 月 18 日入院。入院时偶有恶心，无发热，无咳嗽、咳痰、气短等不适。入院查体：贫血貌，皮肤可见散在出血点，皮肤无黄染及皮疹。双侧颈部可触及多个肿大淋巴结，质软，活动度好，无压痛，直径较大者约 1 cm。其余浅表淋巴结区未触及肿大淋巴结，齿龈可见陈旧性血迹，咽部无充血。胸骨压痛（+），双肺呼吸音清，未闻及干湿啰音。辅助检查：血常规可见白细胞计数 12.90×10^9/L、幼稚细胞 0.56、血小板计数 22×10^9/L、血红蛋白浓度 70 g/L，C 反应蛋白、粪便常规及隐血、尿常规均正常。入院诊断：急性粒细胞-单核细胞白血病（M4a）。

（二）医院感染发生及诊疗经过

患者于入院第 3 天经骨髓穿刺确诊“急性白血病”，开始化疗，晚间出现鼻塞、流涕及低热，入院第 4 天化验 C 反应蛋白正常，考虑白血病瘤性热的同时不能除外存在病毒感染，予以病毒清口服液 10 ml，3/24 h，口服治疗。用药后鼻塞、流涕缓解，但仍有低热。入院

第10天输血过程中出现发冷、寒战，体温升至40.4℃，立即停止输血，抽取血培养，并予以地塞米松及头孢呋辛1.5 g，2/24 h，静脉滴注。用药后患者仍有间断发热，体温最高38.2℃，咽拭子培养及血培养未见致病菌生长。肺部CT：无感染表现。停用头孢呋辛，更换抗菌药物为头孢吡肟1 g，2/24 h，静脉滴注，患者体温逐渐正常。化疗结束2周后，复查骨穿见白血病细胞占22%，予以第2个疗程诱导缓解化疗。化疗当日（入院第30天）患者再次出现低热，无咳嗽、咳痰等感染表现。化验C反应蛋白正常。化疗第7天（入院第37天）体温升至39℃，偶有咳嗽、咳白痰，予以头孢哌酮钠/他唑巴坦2.5 g，2/24 h，静脉滴注，痰培养无致病菌生长。化疗结束后患者出现粒细胞缺乏及持续发热，予以更换碳青霉烯类抗菌药物亚胺培南/西司他汀1 g，2/24 h，静脉滴注。化疗结束第2天患者体温最高达39.7℃，予以抽取血培养。化疗结束第4天复查C反应蛋白43.60 mg/L，降钙素原0.25 ng/ml。化疗结束第5天血培养结果回报生长表皮葡萄球菌产β-Lac株，加用万古霉素1 g，2/24 h，静脉滴注，用药后患者出现过敏反应，更换为替考拉宁后仍有过敏表现，再次更换为盐酸莫西沙星注射液250 ml，1/24 h，静脉滴注，患者仍有发热。化疗结束第9天复查肺部CT提示左肺下叶背段感染，左侧胸腔积液。继续予以盐酸莫西沙星注射液250 ml，1/24 h，静脉滴注。化疗结束第12天复查血培养阴性。其后患者白血病病情缓解，粒细胞缺乏恢复，体温逐渐恢复正常，感染治愈出院。

1. 第2次诱导化疗结束第5天确诊败血症，属于医院感染：

（1）患者为急性白血病，化疗后存在粒细胞缺乏及高热，体温最高达39.7℃。

（2）患者原发病化疗后未能缓解，免疫功能低下，并且存在中心静脉置管。

（3）化验C反应蛋白43.60 mg/L，降钙素原0.25 ng/ml。

（4）血培养回报：表皮葡萄球菌生长。

2. 化疗结束第9天出现肺部感染，属于医院感染：

（1）患者化疗后，粒细胞缺乏期间出现发热及咳嗽、咳白痰。

（2）胸部CT提示左肺下叶背段感染，左侧胸腔积液。

（三）医院感染原因分析

1. 患者为医院感染高危人群

（1）患者为血液系统恶性肿瘤，自身免疫功能低下，化疗后粒细胞缺乏，使得感染风险进一步升高。

（2）患者首次白血病诱导缓解治疗未能缓解病情，免疫缺陷难以恢复，住院时间延长，增加了感染发生的机会。

（3）患者化疗应用中心静脉置管，增加了病原菌侵入的途径。

2. 中心静脉置管护理不到位

此例患者中心静脉置管，在粒细胞缺乏期间，应每日查看置管部位皮肤情况，敷料污染或潮湿时应及时更换，此例患者置管部位曾有红肿、疼痛，未能及时予以处置，以致增加了细菌通过管路入侵血流的风险。加之恶性血液肿瘤患者自身免疫功能低下，应用化疗药物后免疫功能进一步下降，尤其是粒细胞缺乏期间，皮肤、黏膜及消化道黏膜屏障功能明显降低，给细菌的侵入提供了条件。

3. 病房条件有限，陪护人员过多

血液肿瘤患者自身免疫功能低下，化疗后粒细胞缺乏期间极易合并感染，应适当予以保护性隔离，条件允许时应予单间隔离。但因当时病房条件有限，患者未能入住单间。病房内患者及陪护人员众多，并且通风换气不足，增加了呼吸道感染性疾病的发生机会。

（四）经验教训及防控措施

1. 合理应用抗菌药物

合理应用抗菌药物，严格掌握抗菌药物的用药指征。为防止长期应用广谱抗菌药物引起的二重感染，可先根据临床表现及感染部位选择抗菌药物，待病原菌明确后，再更换相应的抗菌药物。对疑似感染患者应及时做病原学检查，尽早、反复多次收集标本，以提高病原菌的检出率。

2. 高度警惕导管相关血流感染，做到早发现、早治疗

血液肿瘤患者大多存在中心静脉置管，化疗后粒细胞缺乏期间免疫功能极低，一旦患者出现难以控制的发热，并经广谱抗菌药物治疗效果欠佳时，应高度警惕导管相关血流感染的发生[1]。因皮肤表面存在细菌，免疫功能下降时细菌可通过皮下、导管皮内段至导管尖端的细菌定植，引起局部或全身感染[2]。医护人员应每日仔细检查患者穿刺部位皮肤有无红、肿、硬结等情况，一旦存在感染可能，除留取血液标本、选择有针对性的抗菌药物外，应对导管进行全面评估，必要时应尽早拔除导管。

3. 严格执行消毒隔离制度，做好环境管理

病房环境是预防医院感染的基础，日常必须加强对血液科病房环境的消毒和管理。病房每天早晚各通风 1 次，每周紫外线消毒 1 次，每日对层流隔离室进行紫外线消毒；病房保持适宜的温度和湿度，温度控制在 22～25 ℃，相对湿度在 55%～56%[3]；每天用含氯消毒液擦桌面、床头柜、拖地板。对白细胞＜2×10^9/L 的高危人群应采取保护性隔离，而白细胞数＜0.5×10^9/L 的患者尽可能进入层流病房[4]，定期做空气培养，发现问题及时解决，切断空气传播途径。

病例三十五　多发性骨髓瘤自体干细胞移植并发口腔炎、喉炎及肺部感染

（一）病历摘要

患者男，60 岁，主因“确诊骨髓瘤 4 个月余”于 2015 年 10 月 19 日入院。2013 年起先后发现胸壁、颅骨肿物。2015 年 5 月于某三甲医院血液科诊断为多发性骨髓瘤 IgG-λ 型Ⅲ期 A-IPSSⅠ期，经 3 个疗程 TCD 方案（沙利度胺 150 mg，每晚 1 次，口服，第 1～21 天；地塞米松 20 mg，静脉滴注，第 1～4 天；环磷酰胺 300 mg，静脉滴注，第 1～4 天）化疗获部分缓解。本次按期住院复查病情及接受自体干细胞移植治疗，入院时主诉无不适。入院查体：精神及一般状态较好，无贫血貌，口腔咽部未见异常。肋骨无压痛，心肺听诊正常。腹软，无压痛及反跳痛，肝、脾肋下未触及，肠鸣音正常。双下肢无水肿，脊柱四肢活动自如。右上肢留置 PICC 静脉置管部位皮肤无红肿痛。辅助检查：血常规可见白细胞 3.06×10^9/L、血小板 389×10^9/L、血红蛋白 105 g/L，C 反应蛋白正常。免疫球蛋白 G 高至 23.20 g/L，λ 轻链高至 6.550 g/L，M 蛋白绝对值 15 g/L，红细胞沉降 92 mm/h。胸部 CT：

双肺纹理略增强，双侧肋骨、胸椎、胸骨、双侧锁骨、肩胛骨及双侧肱骨可见多发低密度灶（符合骨髓瘤改变）。入院诊断：多发性骨髓瘤 IgG-λ 型Ⅲ期 A-IPSSⅠ期（部分缓解）。

（二）医院感染发生及诊疗经过

患者于入院第 8 天住无菌层流病房，开始大剂量美法仑（200 mg，d1；248 mg，d2）预处理化疗，期间给予特级护理，护士每天着无菌隔离衣，常规操作口腔、皮肤、肛周等部位护理。患者化疗结束后，出现恶心、呕吐、腹泻、饮食困难等严重胃肠道反应，及时给予盐酸昂丹司琼 8 mg，1/24 h，静脉滴注，加强止吐，质子泵抑制剂埃索美拉唑 40 mg，2/24 h，静脉滴注、康复新液 10 ml，3/24 h，口服及铝碳酸镁 1000 mg，3/24 h，嚼服，保护胃黏膜，蒙脱石散 3 g，3/24 h，口服，止泻治疗，给予禁食的同时给予氨基酸、生理盐水、葡萄糖等静脉营养支持治疗，对肛周进行清洁、聚维酮碘消毒、热敷等加强护理。入院第 13、14 天 2 次回输干细胞（单个核细胞总数 3.698×10^8/L）。入院第 16 天（化疗结束 1 周）白细胞降至 0.23×10^9/L、中性粒细胞绝对值 0.21×10^9/L，给予粒细胞集落刺激因子 300 μg，2/24 h，皮下注射，促进造血恢复。入院第 17 天出现发热，体温 38.5 ℃，口腔、咽部疼痛，查体口腔黏膜及咽部见 3 处米粒大小浅表溃疡面，明确合并口腔炎，送检咽拭子培养及药敏，经验性应用广谱抗菌药物亚胺培南-西司他汀 500 mg，1/6 h，静脉滴注，给予口泰、硼酸溶液、碳酸氢钠溶液交替漱口，加强口腔护理，康复新溶液 10 ml，3/24 h，含服，促进溃疡恢复。入院第 18 天反复发热伴发冷、头痛，需服退热药降温。白细胞降至 0.02×10^9/L、中性粒细胞绝对值 0.02×10^9/L，降钙素原高至 0.32 ng/ml，C 反应蛋白 151.00 mg/L，送检血培养。入院第 19 天体温 39.3 ℃，伴发冷及寒战，再次送检血培养。口腔、咽部疼痛，咽拭子培养结果回报：无致病细菌生长，C 反应蛋白高至 181.00 mg/L，应用盐酸万古霉素 1000 mg，1/12 h，静脉滴注。入院第 22 天仍高热，口腔、咽部黏膜多处溃疡面。两次血培养结果均未见生长致病菌，C 反应蛋白 170.00 mg/L，送检口腔溃疡面分泌物，继续上述联合抗菌药物治疗。由于持续恶心、呕吐及腹泻等胃肠道反应无恢复，口腔疼痛导致不能进食，合并低蛋白血症，给予 20%人血白蛋白 50 ml，1/24 h，静脉滴注。入院第 24 天体温降至 37 ℃左右，C 反应蛋白降至 70.30 mg/L，白细胞恢复至 6.00×10^9/L，粒细胞缺乏恢复，感染病情明显好转，停抗菌药物亚胺培南/西司他汀。由于存在口腔感染灶，继续用盐酸万古霉素，继续口腔护理。入院第 25 天咽喉疼痛加重，伴声音嘶哑。口腔溃疡分泌物培养结果回报：生长白假丝酵母菌（＋＋＋），联合氟康唑氯化钠注射液 100 mg，2/24 h，静脉滴注，抗真菌感染。行电子喉镜检查提示：急性喉炎。给予布地奈德混悬液1 mg，3/24 h，雾化吸入治疗。入院第 26 天体温高达 38.7 ℃，咽喉痛及声音嘶哑仍较重，盐酸万古霉素抗感染已 1 周，停用，改为盐酸莫西沙星氯化钠 400 mg，1/24 h，静脉滴注，继续联合氟康唑抗真菌。考虑持续留置静脉 PICC 置管，为导管相关感染高危因素，给予拔管。此后口腔、咽部疼痛及声音嘶哑、腹泻逐渐减轻，口腔黏膜陈旧溃疡部分开始愈合、白苔脱落。血常规：粒细胞稳定于正常。尿常规、便常规、便球菌/杆菌比例结果均正常。但患者仍持续中度发热，C 反应蛋白仍高至 60.50 mg/L，继续盐酸莫西沙星联合氟康唑抗感染及局部雾化吸入治疗。入院第 30 天声音嘶哑消失，口腔、咽部疼痛明显减轻，C 反应蛋白降至 23.00 mg/L，但发热仍无好转，依赖退热药降温，临床无咳嗽、咳痰症状。复查胸部 CT：左肺上叶舌段及下叶后基底段可见条状高密度影（较入院后结果对比为新发），左侧胸腔内少量不规则液性暗区。考虑侵袭性肺真菌感染可能性大，停抗菌药物，给予广谱抗真菌药伏立康唑 400 mg，1/12 h，24 h 后改为 200 mg，1/12 h，口服，抗真菌治疗，服药当日夜间体温波动在 37～38 ℃，继续口服伏立康唑治疗 3 d，体温正常，患者出院，回家坚持服药，未再发热，2 周后门诊复查胸部 CT：病灶明显吸收、未见胸腔积液。

1. 入院第 17 天出现口腔炎，属于医院感染：

（1）发热，伴口腔、咽部疼痛。

（2）查体口腔黏膜及咽部见 3 处米粒大小浅表溃疡面。

（3）C 反应蛋白增高达 170.00 mg/L。

（4）口腔溃疡分泌物培养：生长白假丝酵母菌（+++）。

2. 入院第 25 天出现急性喉炎，属于医院感染：

（1）咽喉疼痛加重，伴声音嘶哑。

（2）C 反应蛋白 70.30 mg/L。

（3）电子喉镜检查提示：急性喉炎。

3. 入院第 30 天出现肺真菌感染，属于医院感染：

（1）化疗后严重骨髓抑制，有应用多种广谱抗菌药物治疗史。

（2）持续中度发热。

（3）胸部 CT：左肺上叶舌段及下叶后基底段新发条状高密度影、左侧胸腔内不规则液性暗区。

（4）经验性应用广谱抗真菌药物伏立康唑治疗后，体温很快恢复正常，此后复查胸部 CT：病灶明显吸收。

（三）医院感染原因分析

1. 该患者为老年，原发病多发性骨髓瘤导致单克隆 M 蛋白血症及正常免疫球蛋白明显减低，病后接受多个疗程含激素方案的化疗，导致机体细胞及体液免疫功能损伤，为感染易患因素。

2. 自体干细胞移植期间，大剂量美法仑方案预处理化疗，最常见的副作用为口腔黏膜、胃肠道黏膜损伤，提供了病原菌侵袭的门户。大剂量化疗导致了严重的骨髓抑制及长时间持续性严重粒细胞缺乏。《中国中性粒细胞缺乏伴发热患者抗菌药物临床应用指南》[5] 指出，符合以下任一项标准均被认为是高危感染患者：①严重中性粒细胞缺乏（$<0.1\times10^9$/L）或预计中性粒细胞缺乏持续 7 d 以上。②血流动力学不稳定。③口腔或胃肠道黏膜炎症，吞咽困难。④胃肠道症状，包括腹痛、恶心、呕吐或腹泻。⑤血管留置导管（PICC 置管）。⑥新发肺部浸润或低氧血症。该患者同时符合上述多项标准，为极高危易感染人群。

（四）经验教训及防控措施

1. 患者接受自体干细胞移植，超大剂量化疗预处理导致的严重骨髓抑制及口腔、胃肠道黏膜损伤，均为医院感染的高危因素。治疗期间住无菌层流病房及接受特级护理，是度过感染危险阶段的基础防治措施。针对该患者胃肠道黏膜损伤，应给予一系列加强保护胃肠道黏膜的措施，适当禁食或食用容易消化的饮食及积极地进行静脉营养支持治疗；针对口腔黏膜严重损伤，应给予保护损伤黏膜、预防局部细菌感染、促进损伤愈合等作用不同的多种漱口液交替漱口，加强口腔护理。

2. 接受化疗或造血干细胞移植的血液系统肿瘤患者，在骨髓抑制期，感染是常见的并发症和死亡原因之一。其感染特点是进展迅速，病情凶险，败血症、肺炎等严重感染发生率高，死亡率高。因此要求尽早开始治疗，降低死亡率，这就使得经验性治疗成为必然的选择。开始治疗前，应积极寻找病灶及病原体，先留取相应的标本送病原学检查，培养应反复多次进行以提高阳性率和准确率，争取尽早明确病原体和药敏结果，完成留取标本后，立即进行经验性治疗，经验性抗菌药物应采取降阶梯的治疗策略。首选静脉应用可覆盖铜绿假单胞菌和其他严重革兰氏阴性菌的广谱、高效的抗菌药物，如该患者骨髓抑制期出现发热，首先经验性应用超广谱抗菌药物亚胺培南西司他汀，以防止感染的发生。除非存在联合用药指证，否则不推荐万古霉素及其他抗需氧革兰氏阳性球菌药物，作为初始经验性治疗的一部分。因为凝固酶阴性葡萄糖球菌是血液病感染中最常见的病原菌[6]，此类病菌毒力弱、很少引起病情迅速恶化；此外，过度应用万古霉素，可能导致不必要的不良反应，并可能导致肠球菌耐药的发生和金黄色葡萄球菌敏感性的下降。

3. 血液系统肿瘤接受化疗或移植治疗的患者易发生混合感染，包括革兰氏阴性菌、革兰氏阳性球菌、真菌及耐药菌等。所以控制感染，仅局限于经验性治疗远远不够。应在获得病原学证据后，对疗效不佳的患者调整用药方案。如果经验性治疗 3～5 d 后，仍没有阳性病原学结果，考虑联合盐酸万古霉素，尤其对于留置静脉导管、存在皮肤或软组织病灶等革兰氏阳性菌感染高危因素患者，是联合应用万古霉素的指征。如继续观察 2～3 d ，仍无效，且仍无病原学阳性结果，需考虑真菌感染。用时需要强调，不能盲目更换抗菌药物。咽拭子、痰、尿便等都是容易受污染的标本，对指导抗菌药物仅具有参考价值。因此，对病原培养结果应该正确评估，包括标本是否存在污染可能，应结合临床，分析和判断指导调整治疗的价值。另外，对于一般状态较好、感染病情稳定却有无法解释的发热患者，可以不更换抗菌药物，以密切观察病情为主，一旦发现感染加重，再予调整用药。

4. 由于血液系统肿瘤及化疗导致骨髓抑制、反复应用广谱抗菌药物等，使得侵袭性真菌感染发生率增加，最常见病原菌为曲霉菌[7]。侵袭性真菌感染具有死亡率高、早期诊断困难、病原学阳性率低的特点，主要根据临床病情、影像学检查、真菌葡聚糖试验等检查结果，对高度疑诊者，应及时给予经验性广谱抗真菌药物治疗。该患者粒细胞缺乏恢复后，口腔咽部感染明显好转，但持续发热，及时行胸部 CT 检查发现新发病灶，结合病情特点，明确了经验性广谱抗真菌药物的治疗指征，治疗后感染完全控制。

病例三十六　急性白血病化疗后并发菌血症、肺部感染

（一）病历摘要

患者男，23 岁，主因“确诊急性非淋巴细胞白血病-M1 6 个月余”于 2007 年 8 月 22 日入血液科。2007 年 2 月因反复牙龈出血，肝、脾大，骨髓象：原始粒细胞 89.5％，确诊急性非淋巴细胞白血病-M1，经 2 个疗程 MA（米托蒽醌注射液 10 mg，1/24 h，静脉滴注，第 1～3 天；阿糖胞苷注射液 200 mg，1/24 h，静脉滴注，第 1～7 天）方案，达到完全缓解(CR)，此后为巩固疗效，给予原方案 2 个疗程化疗。目前患者一般状态好，无发热及咳嗽、咳痰，无腹痛、腹泻，无尿频、尿急，食欲及睡眠良好，排尿、排便正常。入院查体：生命体征正常，巩膜无黄染，浅表淋巴结无肿大。口唇无苍白、无发绀，口腔黏膜未见出血点及

淤血斑，无溃疡，齿龈无出血及溢脓。咽部无充血，扁桃体无肿大。胸骨无压痛，双肺叩诊清音，双肺呼吸音清，未闻及干湿啰音。心界不大，心律规则，心率 72 /min，未闻及杂音。腹部平坦，未见肠型及蠕动波，肝、脾肋下未触及，全腹无压痛，未触及包块，移动浊音阴性，双肾区无叩痛，肠鸣音存在。辅助检查：血常规可见白细胞计数 3.4×10^9/L、血红蛋白正常、血小板计数 89×10^9/L。肝肾功能、血糖、C 反应蛋白、粪便常规及隐血、尿常规均正常，骨髓象回报缓解良好。入院诊断：急性非淋巴细胞白血病 AML-M1（CR1）。

（二）医院感染发生及诊疗经过

患者入院第 3 天给予中剂量阿糖胞苷 1.0 g，1/12 h，静脉滴注，5 天。入院第 12 天复查血常规：白细胞计数 4.7×10^9/L，血红蛋白正常，血小板计数 62×10^9/L，谷丙转氨酶 68 U/L，给予保肝药物治疗。入院第 15 天（化疗结束第 5 天），无不适主诉，复查血常规：白细胞计数 2.0×10^9/L、血红蛋白正常、血小板 30×10^9/L，监测血常规。入院第 17 天患者皮肤可见散在出血点。复查血常规：白细胞计数 0.9×10^9/L、血红蛋白正常、血小板计数 12×10^9/L。给予止血药物酚磺乙胺注射液 1.5 g，1/24 h，静脉滴注，加强口腔护理，注意预防感染。入院第 19 天患者发热，无发冷、寒战，无咽痛及咳嗽、咳痰，齿龈出血明显。查体：体温 38 ℃，皮肤可见散在出血点，牙龈渗血，无红肿，双肺呼吸音清晰，未及干湿啰音。复查血常规：白细胞计数 0.3×10^9/L、血小板计数 5×10^9/L，给予哌拉西林钠注射液 8 g，1/12 h，静脉滴注，抗感染治疗的同时给予升白细胞药物治疗，继续对症、止血药物治疗。入院第 21 天（化疗结束第 11 天），输血小板后，出血症状明显好转，无鼻出血及齿龈出血，无发热，复查白细胞计数 0.2×10^9/L，中性粒细胞 0，血小板计数 20×10^9/L，血红蛋白浓度 92 g/L。注意消毒隔离，注意口腔、肛周卫生，继续升白细胞、抗感染治疗。入院第 22 天复查白细胞计数 0.3×10^9/L，中性粒细胞计数 0，血小板计数 13×10^9/L，血红蛋白浓度 79 g/L，继续抗感染、升白细胞及对症治疗。入院第 23 天患者再次出现发热，体温 38 ℃，无咽痛及咳嗽咳痰，无出血倾向。给予头孢他啶注射液 8 g，1/12 h，静脉滴注。入院第 24 天患者出现高热，体温 40 ℃左右，发热前有发冷、寒战，咳少量白痰。复查白细胞计数 0.1×10^9/L、中性粒细胞计数 0、血小板计数 6×10^9/L、血红蛋白浓度 61 g/L，完善血培养、痰培养。经验性给予氟康唑胶囊 200 mg，1/24 h，口服，预防性抗真菌治疗。静脉输入血小板悬液 10 U，预防严重出血。入院第 25 天患者仍有高热，体温 40.1 ℃，血培养回报：真菌生长，为白念珠菌。补充诊断：菌血症，应用氟康唑注射液 200 mg，1/24 h，静脉滴注，首日加倍。入院第 26 天患者仍有发热，体温 39.1 ℃，退热药物降温效果不佳，有少量白痰。复查血常规：白细胞计数 0.1×10^9/L、中性粒细胞计数 0、血小板计数 11×10^9/L、血红蛋白浓度 52 g/L。患者持续粒细胞缺乏，目前出现真菌菌血症，考虑存在细菌、真菌混合感染，头孢他啶用 3 d，体温无明显下降趋势，停头孢他啶，给予亚胺培南/西司他汀注射液 500 mg，1/6 h，静脉滴注。完善血培养、痰培养、胸部 CT。同时输入红细胞悬液，改善贫血及血小板预防出血。入院第 27 天患者体温正常，复查白细胞计数 0.1×10^9/L、血小板计数 10×10^9/L、血红蛋白浓度 56 g/L。胸部 CT：双下肺感染，再次血培养回报：热带念珠菌生长。两次痰培养：肺炎克雷伯杆菌 ESBLs（＋＋＋）生长，对亚胺培南/西司他汀药物敏感，且体温有下降趋势，继续氟康唑＋亚胺培南/西司他汀抗感染治疗。补充诊断：肺部感染。入院第 29 天患者体温有下降趋势，抗感染治疗有效。查白细胞计数

0.6×10^9/L，可见晚幼粒、杆状核粒细胞，血小板计数 18×10^9/L，血红蛋白浓度 68 g/L。入院第 35 天患者再次发热，体温达到 39.8 ℃，有发冷，无寒战，有少量白痰。复查白细胞计数 4.2×10^9/L、血小板计数 20×10^9/L、血红蛋白浓度 88 g/L，完善痰培养、血培养。患者白细胞正常，但体温再次上升，考虑抗真菌时间尚短，或有耐氟康唑的真菌感染，给予伏立康唑 200 mg，1/12 h，静脉滴注，首日加倍。抗感染药物降阶梯治疗，停亚胺培南/西司他汀，选择对已培养出的肺炎克雷伯杆菌 ESBLs（＋＋＋）敏感的哌拉西林钠/他唑巴坦钠 2.5 g，1/12 h，静脉滴注。入院第 38 天患者体温最高为 39 ℃，血培养回报：未生长致病菌，痰培养回报：肺炎克雷伯杆菌 ESBLs（＋＋＋）生长、铜绿假单胞（＋＋＋）生长，对哌拉西林钠/他唑巴坦钠敏感，继续哌拉西林钠/他唑巴坦钠＋伏立康唑抗感染治疗。入院第 45 天考虑患者近日体温明显下降，最高 37 ℃，无咳嗽咳痰。复查 X 线胸片：双下肺炎症吸收。细菌感染已治愈，停用哌拉西林钠/他唑巴坦钠，继续伏立康唑抗真菌治疗。入院第 56 天患者体温正常，抗真菌治疗 1 个月，多次复查血培养未生长致病菌，结合临床表现，感染病情临床治愈，停用抗菌药物。

1. 入院第 19 天出现菌血症，属于医院感染：

（1）持续发热，体温最高 40 ℃，伴发冷、寒战。

（2）白细胞计数 0.1×10^9/L，中性粒细胞计数 0，血小板计数 6×10^9/L。

（3）两次血培养回报：热带念珠菌生长。

2. 入院第 24 天出现肺部感染，属于医院感染：

（1）出现高热，体温 40 ℃左右，发热前有发冷、寒战，咳少量白痰。

（2）胸部 CT：双下肺感染。

（3）连续两次痰培养：肺炎克雷伯杆菌 ESBLs（＋＋＋）生长。

（三）医院感染原因分析

患者存在医院感染的高危因素。

1. 患者曾反复多次化疗，骨髓造血和免疫功能均衰退，致使机体抵抗力和免疫力下降，容易受到感染因素的侵袭。

2. 患者为血液系统恶性肿瘤，自身免疫功能低下，本疗程给予 10 g 阿糖胞苷强化治疗，阿糖胞苷为细胞周期特异性药物，主要作用于细胞增殖 S 期的嘧啶类抗代谢药物，通过抑制细胞 DNA 的合成，干扰细胞的增殖，杀伤肿瘤细胞的同时也杀伤人体正常的细胞，导致全血细胞减少，并抑制骨髓造血[8]。同时阿糖胞苷也杀伤人体的免疫细胞，破坏人体的免疫系统，具有免疫抑制作用，使得抵抗力进一步低下，加之化疗后粒细胞缺乏时间较长，均是导致患者成为医院感染高危人群的因素。

（四）经验教训及防控措施

1. 正确及时采集标本及合理应用抗菌药物

采集标本的正确时间和方法非常重要，是能否成功培养出致病的病原微生物，合理抗感染治疗的关键。同时应注意观察患者的症状、体征变化，及时正确判断病情。本病例在患者刚出现发热、寒战后，治疗上高度警惕菌血症、败血症，立即送检血培养，完善病原学、影像学检查；病情变化时，多次采集病原微生物标本送检。及时抓住抗感染治疗的有效时间，合理应用抗菌药物。抗感染治疗无效时，依据病原学检测结果及药敏实验结果，及时调整，合理联合使用抗菌药物治疗。

2. 合理的支持治疗

化疗的同时调节免疫力，给予止吐、抑酸、保护胃黏膜、保肝、营养心脏等措施预防化疗药物损伤脏器的副作用。由于肿瘤负荷极高，化疗容易合并肿瘤溶解综合征，给予补液水化、碱化尿液、利尿预防，每日补液量约 2500 ml。患者重度贫血，输注红细胞悬液改善贫血；血小板极低且出血症状明显，输注血小板悬液，预防严重出血。患者化疗后白细胞减少，给予粒细胞集落刺激因子提升白细胞的治疗。

3. 防控措施

恶性肿瘤患者中有 70%～90%的人，体内有不同程度的维生素缺乏[9]。在使用阿糖胞苷化疗过程中，消化系统往往会出现诸多反应，如恶心、呕吐、腹泻等症状，此时可采取少食多餐的进食方法，或在三餐之外，增加一些体积小、热量高、营养丰富的食品，并多吃富含维生素 C 的蔬菜和水果，阻止癌细胞的生成和扩散。研究表明，摄入较大量维生素 C，能增强机体的局部抵抗力和全身免疫功能，从而达到预防医院感染的目的。维生素 A 可刺激机体的免疫系统，调动机体抵抗病原微生物的侵入。同时监测周围血象、血细胞和血小板计数、骨髓涂片及肝、肾功能变化。鼓励患者经常食用一些富含铁的和具有补血、生血和活血作用的食物。需注意加强对患者化疗后的口腔、皮肤、肛周等部位的护理，预防感染。条件允许情况下，患者应住层流无菌病房，减少感染机会，适当应用免疫调节药物以增强患者的抗感染能力。

病例三十七 淋巴瘤化疗后并发肺部感染、菌血症

（一）病历摘要

患者男，71 岁，主因“乏力、头晕、心慌、气短 1 年半，加重 1 个月余”于 2015 年 8 月 19 日入院。患者于 2014 年因乏力、头晕，检查发现白细胞增高、血小板减少，骨髓及流式检查诊断考虑“B 细胞非霍奇金淋巴瘤”，未予特殊诊治。本次入院前 1 个月感乏力、头晕、心慌症状逐渐加重，入院当日复查血常规：白细胞 88.87×10^9/L、淋巴细胞 0.87、血红蛋白 35 g/L、血小板 23×10^9/L。患者病来消瘦，体重下降约 5 kg。入院查体：生命体征平稳，重度贫血貌，皮肤、黏膜无黄染、皮疹及皮下出血，浅表淋巴结未触及明显肿大。胸骨轻度压痛，心律齐，无杂音。双肺呼吸音清，未闻及干湿啰音。腹软，无压痛，脾脐下触及约 2 cm，肝未触及，双下肢无水肿。辅助检查：血常规可见白细胞计数（WBC）131.20 $\times10^9$/L、血红蛋白浓度（HB）48 g/L、血小板计数（PLT）32×10^9/L、淋巴细胞 0.990，C 反应蛋白 17.40 mg/L。胸部 CT：双侧肺内轻度感染，不除外陈旧病灶，左肺上叶结节灶，双侧胸腔少量积液并双肺下叶含气不良，双侧胸膜局限增厚，纵隔多发淋巴结肿大，主动脉硬化，心脏体积略增大，少量心包积液。肝左外叶囊肿，脾增大。心电图：窦性心律，ST 段压低（V_5、V_6）。腹部彩超：①肝囊肿；②巨脾、脾门静脉增宽（脾肋间厚 7.4 cm，肋下长约 18.9 cm，脾门静脉内径约 1.3 cm）。既往骨髓穿刺检查提示成熟淋巴细胞占 90%左右。免疫分型结果提示 CD5、CD23、CD113 均为阴性，考虑为 B 细胞非霍奇金淋巴瘤。入院诊断：淋巴系统增殖性疾病（B 细胞淋巴瘤可能性大）。

（二）医院感染发生及诊疗经过

入院第10天予以CHOP（环磷酰胺＋吡柔比星＋长春地辛＋地塞米松）方案化疗，入院第14天（化疗第5天）患者出现发热，体温最高达39.1℃，伴咳嗽、咳白痰。听诊双肺呼吸音粗，无干湿啰音。复查血常规：白细胞计数（WBC）48.85×10^9/L、淋巴细胞0.990、中性粒细胞绝对值0.49×10^9/L、血红蛋白浓度（HB）44 g/L、血小板计数（PLT）24×10^9/L。患者出现粒细胞缺乏及发热，结合入院时肺部CT考虑双肺感染所致可能性大，予以留取痰标本送检，并予以哌拉西林钠/他唑巴坦2.5 g，2/24 h，静脉滴注，次日患者体温恢复正常。入院第16天痰培养结果回报：无致病菌生长。化验检查：C反应蛋白64.90 mg/L。入院第20天体温再次上升。复查肺部CT：双肺炎症吸收期，合并陈旧病灶不除外。双肺下叶肺间质改变或坠积效应。复查C反应蛋白92.6 mg/L，降钙素原测定1.33 ng/ml。血常规：白细胞计数26.45×10^9/L、血红蛋白浓度40 g/L、血小板计数19×10^9/L、中性粒细胞绝对值0.26×10^9/L。考虑患者为化疗后粒细胞缺乏伴发热，化验C反应蛋白升高，停用哌拉西林，更换盐酸莫西沙星注射液250 ml，1 /d，静脉滴注。入院第21天患者出现发冷、寒战，体温38.5℃，予以抽取血培养，复查C反应蛋白75.60 mg/L，粒细胞为0，淋巴细胞占100%，予以报病危，加用粒细胞刺激因子200 μg，1/24 h，皮下注射，提升白细胞，同时应用碳青霉烯类抗菌药物比阿培南0.3 g，2/24 h，静脉滴注，联合抗感染治疗。入院第22天血培养回报：生长革兰氏阴性杆菌，入院第24天血培养回报：为大肠埃希氏菌，产ESBLs菌株。药敏提示：碳青霉烯类抗菌药物敏感，继续比阿培南治疗。患者仍有间断发热，比阿培南治疗8 d后更换头孢哌酮钠舒巴坦钠2 g，2/24 h，静脉滴注。患者原发病不缓解，粒细胞持续不恢复，血红蛋白、血小板明显减低，间断输血支持治疗。入院第35天患者咳嗽加重，伴胸闷、气短、发热，C反应蛋白101.00 mg/L。复查胸部CT：双肺炎症，对比原片为新发，纵隔多发淋巴结肿大，双侧胸腔积液，对比原片为新发。考虑双肺感染明显加重，并可见新发胸腔积液。从病史及临床表现高度怀疑存在肺部侵袭性真菌感染可能，念珠菌不能除外。联合应用氟康唑胶囊100 mg，1/24 h，口服，抗真菌治疗。患者咳嗽、咳痰、呼吸困难仍逐渐加重，入院第36天血气分析提示：I型呼吸衰竭，考虑细菌感染加重同时合并肺部侵袭性真菌感染，更换亚胺培南/西司他汀1 g，2/24 h，静脉滴注，同时改用伏立康唑200 mg，2/24 h，口服。用药2天后患者体温逐渐下降，咳嗽、咳痰、呼吸困难逐渐减轻，听诊双肺啰音减少。复查血常规粒细胞缺乏恢复，贫血减轻，血小板明显提升，血氧饱和度逐渐恢复正常，巩固治疗1周后原发病及感染好转出院。

1. 入院第21天出现菌血症，属于医院感染：

（1）患者出现发冷、寒战，体温38.5℃，伴咳嗽、咳白痰。

（2）血常规：白细胞27.14×10^9/L，中性粒细胞为0，淋巴细胞占100%。

（3）C反应蛋白75.6 mg/L，降钙素原1.33 ng/ml。

（4）临床诊断的基础上，血培养分离出大肠埃希氏菌，产ESBLs菌株。

2. 入院第35天新发肺部感染（真菌感染可能大），属于医院感染：

（1）入院时无咳嗽、咳痰、呼吸困难症状，胸部CT：双侧肺内轻度感染，不除外陈旧病灶。

（2）化疗期间出现发热、咳嗽、咳痰及呼吸困难。听诊双下肺呼吸音弱，右下肺背部可闻及湿啰音。

（3）C反应蛋白101 mg/L，血气分析提示Ⅰ型呼吸衰竭。

（4）复查胸部CT：双肺炎症，对比原片为新发，双侧新发胸腔积液。

（5）广谱抗菌药物治疗效果不佳，结合病史及临床表现考虑“肺部侵袭性真菌感染”。予以伏立康唑治疗后症状、体征及辅助检查逐渐好转。

（三）医院感染原因分析

1. 患者是医院感染高危人群

（1）老年原发血液系统恶性肿瘤患者，入院时即存在严重贫血及粒细胞减少，免疫功能明显降低，容易受到感染因素的侵袭。

（2）患者为恶性淋巴瘤，并存在血液系统损害及巨脾，临床分期达Ⅳ期，预后差，并且一般身体条件差。

（3）化疗药物具有免疫抑制作用，使得免疫功能进一步低下，加之化疗后因原发病无好转，出现持续难以恢复的粒细胞缺乏。

2. 临床护理有待提高

血液病患者自身免疫功能低下，化疗对其机体的防御机制和免疫系统造成严重损害。持续粒细胞缺乏伴发热期间，除积极治疗外，临床医护人员应对患者所居住病房每日进行清洁、消毒处理，同时应对此类免疫功能缺陷患者加强口腔、皮肤、肛周等部位的护理，注意预防感染。此患者为多重耐药菌患者，临床医师重视不足，未及时下达病房消毒及特殊部位护理医嘱，护理人员也未及时提示医生做相应处置，因此增加了患者医院感染发生的机会。

3. 相关化验检查不及时，抗菌药物应用不合理

患者入院时即存在粒细胞减少、重度贫血及血小板减少，一般状态欠佳，肺部CT存在感染表现（不除外陈旧病灶）。化疗后出现咳嗽、咳痰及发热，化验检查：C反应蛋白、降钙素原增高，考虑肺部感染加重可能性大，未能及时留取痰培养，经验性应用哌拉西林钠/他唑巴坦钠抗感染治疗。由于原发病不缓解，患者存在难以恢复的粒细胞缺乏，感染控制难度大。更换莫西沙星后，发热症状仍无减退，并时有发冷、寒战，后经血培养发现多重耐药大肠埃希氏菌生长，确诊“菌血症”。予以碳青霉烯类抗菌药物比阿培南治疗后，复查血培养恢复阴性。但患者咳嗽症状无好转，并出现呼吸困难，复查肺部CT存在新发感染及胸腔积液，此时仍没有留取痰培养。此外，恶性肿瘤患者持续粒细胞缺乏，并大量使用广谱抗菌药物，为真菌感染的高危宿主，应完善痰真菌涂片及培养。此例患者未进行相应化验检查，直接予以抗真菌药物治疗。

（四）经验教训及防控措施

1. 加强临床医师的培训，以提高医师对复杂医院感染的认知和合理用药水平

（1）该患者入院时胸部CT已存在肺部感染表现，并且因原发病进展，粒细胞缺乏持续不能恢复，容易出现感染加重及新发特殊病原菌感染。患者化疗后出现发热、咳嗽、咳痰，临床医师未能考虑存在新发病原菌感染，说明临床医师对复杂的肺部感染认知不足，应加强学习，提高应对诸多复杂感染的能力。

（2）恶性肿瘤患者化疗后持续粒细胞缺乏并长时间应用广谱抗菌药物，均为真菌感染的高危因素[10]，应予以重视。临床医师在积极治疗细菌感染的同时，应警惕肺部真菌感染的

可能，尽早完善病原学标本涂片及培养，以便早期发现医院感染，早期诊断，合理治疗。

2. 提高责任心及对患者病情演变的预估能力

临床医师应具有高度的责任心，细心观察、留意患者的临床症状及病情演变，尽可能提前对可能发生的病情变化作出预判，一旦发生病情变化，应多加思考，制订更加科学合理的诊疗方案。避免因疏忽而造成患者病情延误，错失最佳治疗时机。

3. 科学、合理使用抗菌药物

本例患者感染病情迁延不愈，病原微生物培养无阳性结果，治疗期间频繁更换抗菌药物，治疗剂量及疗程存在不合理情况，医院应加强对抗菌药物临床合理应用的管理力度。

（1）严格执行抗菌药物分级管理制度[11]：根据抗菌药物安全性、疗效、细菌耐药性、不良反应及价格等因素，将抗菌药物分为三级：非限制级、限制使用级与特殊使用级。临床医师选用抗菌药物，必须根据感染诊断及患者的实际病情，合理选择药物，不能无依据滥用抗菌药物。

（2）经验治疗规范化：规范化经验治疗的首要问题是准确选择有效抗菌药物，同时对剂量、给药途径、给药次数、程序和后续治疗等要做到准确无误，尽早确定病原菌和获得药物敏感试验结果，再结合临床审核、修改、更正当初的经验治疗方案。

（3）遵循药代学、药效学的基本原理：若想要抗菌药物在机体内发挥作用，应遵循药代学、药效学特点，将药物浓度与时间、抗菌作用结合起来，充分掌握抗菌药物在特定剂量或给药方案下，血液或组织浓度抑菌或杀菌效果的时间过程。基于药代学、药效学原理制订的抗菌治疗给药方案，可使抗菌药物在人体内达到最大杀菌活性和最佳临床疗效和安全性，减少细菌耐药性的发生和发展。

病例三十八　急性髓系白血病化疗后并发上呼吸道感染、败血症

（一）病历摘要

患者男，35 岁，以“无明显诱因出现发热、头痛、咽痛、左下颌牙疼痛，食欲下降 1 个月余”为主诉，于 2015 年 1 月 19 日入院，1 个月前就诊于某院，诊断为淋巴增殖性疾病，不除外淋巴细胞白血病和淋巴瘤。6 天前仍有发热，最高体温 40 ℃，并有发冷、寒战，为进一步系统诊治来院就诊。患者病来偶有轻咳，间断上腹痛，食欲缺乏，睡眠欠佳。入院查体：体温 37.1 ℃，脉搏 86 /min，呼吸 18 /min，血压 102/54 mmHg。轮椅推入，神志清，中度贫血貌，皮肤无出血点、无皮疹及黄染，双侧颈部可触及多个肿大淋巴结，质软，活动度好，无压痛，较大者直径约 2 cm，腋下及腹股沟区未触及肿大淋巴结。巩膜无黄染，鼻腔无出血，左侧下颌牙龈轻度肿胀、充血，无齿龈出血，口腔上腭黏膜可见花生米大小溃疡面，咽部轻度充血，扁桃腺无肿大、充血。胸骨无压痛，心律规整，未闻及病理性杂音。双肺呼吸音粗，未闻及干湿啰音。腹平软，无压痛，肝脾肋下未触及肿大，双下肢无水肿。辅助检查：白细胞计数 0.79×10^9/L、幼稚细胞 0.100、中性粒细胞 0.20、血红蛋白浓度 69 g/L、血小板计数（PLT）23×10^9/L，C 反应蛋白 80.8 mg/L。尿常规：潜血（+）比重 1.005。空腹血糖：6.65 mmol/L。肝功能：白蛋白 31.9 g/L、γ-谷氨酰基转移酶 80 U/L。肾功能：血清胱抑素 C 1.64 mg/L。离子七项：无机磷 1.73 mmol/L、钠 133 mmol/L、

钙 2.00 mmol/L、氯 92 mmol/L、镁 0.68 mmol/L。凝血四项正常。血型：A 型，Rh（+），骨髓结果显示：急性髓系白血病，不考虑为 M3 型。入院诊断：急性髓系白血病。

（二）医院感染发生及诊疗经过

患者入院第 1 天间断咳嗽，间断上腹痛，体温 37.1 ℃，脉搏 86 /min，呼吸 18 /min。入院第 2 天患者最高体温 39.9 ℃，口服解热镇痛药物效果差，并给予生理盐水＋地塞米松磷酸钠 5 mg，静脉滴注，送检咽拭子、血培养。结果回报：均无需氧、厌氧细菌生长。入院第 3 天给予应用 CAG 方案（阿糖胞苷 20 mg，1/12 h，皮下注射，第 1～14 天；阿柔比星 20 mg，每隔 1 天 1 次，静脉滴注，第 1、3、5、7 天）化疗。同时给予水化、碱化、保护胃黏膜、保肝、止吐等治疗，减轻放疗副作用，并加用更昔洛韦 0.25 g，2/24 h，静脉滴注；氟康唑 200 mg，1/24 h，口服。复查白细胞计数（WBC）0.32×10^9/L、中性粒细胞 0.000。入院第 4 天患者咽痛，咽部充血发红，口腔内黏膜疼痛，咳嗽，无咳痰。体温 38.3 ℃、白细胞计数 0.32×10^9/L、中性粒细胞 0.00，送检咽拭子培养回报：溶血葡萄球菌生长，产 MRCoN 株，为多重耐药菌。补充诊断：上呼吸道感染。根据药敏结果加用万古霉素 0.5 g，1/8 h，静脉滴注，同时给予床边隔离。入院第 7 天发热、偶有咳嗽，体温 38.6 ℃，口腔内黏膜疼痛。血常规：白细胞计数（WBC）0.23×10^9/L、单核细胞 0.000、中性粒细胞 0.000，送检血培养回报：铜绿假单胞菌生长，药敏示对美罗培南敏感。补充诊断：败血症。加用美罗培南 0.3 g，3/24 h，静脉滴注。入院第 13 天患者仍有高热，最高体温 38.5 ℃，白细胞计数 0.32×10^9/L、单核细胞 0.00、中性粒细胞 0.50，内毒素鲎定量试验<5 pg/ml，考虑铜绿假单胞菌所致败血症好转，继续抗感染治疗。入院第 14 天患者仍发热，体温 37.7 ℃，口腔黏膜轻度疼痛、肛门处疼痛。复查血常规：白细胞计数 0.25×10^9/L、单核细胞 0.00、中性粒细胞 0.30，C 反应蛋白 82.00 mg/L。入院第 19 天仍有发热，夜间最高体温为 37.6 ℃，白细胞计数 0.26×10^9/L，C 反应蛋白 22.60 mg/L。患者感染好转，停用万古霉素，考虑目前仍有粒细胞缺乏，改用头孢哌酮他唑巴坦钠 2.0 g，1/8 h，静脉滴注。入院第 29 天无发热，体温 36.5 ℃、偶有咳嗽，无痰。血常规：白细胞计数 1.85×10^9/L、单核细胞 0.123、中性粒细胞 0.646，停用抗菌药物。入院第 37 天患者一般状态良好，无发热。血常规：白细胞计数 4.08×10^9/L、中性粒细胞 0.65，考虑化疗后骨髓抑制期已过，患者感染已愈，病情稳定，化疗间歇期准予出院。

1. 入院第 4 天出现上呼吸道感染，属于医院感染：

（1）患者咽痛，咽部充血发红，口腔内黏膜疼痛，咳嗽，无咳痰。体温 38.3 ℃、白细胞计数 0.32×10^9/L、中性粒细胞 0.00。

（2）咽试子培养：生长溶血葡萄球菌，产 MRCoN 株，为多重耐药菌。

2. 入院第 7 天出现败血症，属于医院感染：

（1）口腔内黏膜疼痛，发热、偶有咳嗽，体温最高为 38.6 ℃。复查血常规：白细胞计数 0.23×10^9/L、单核细胞 0.00、中性粒细胞 0.00。

（2）血培养：生长铜绿假单胞菌。

（三）医院感染原因分析

1. 患者为重症白血病，白细胞、中性粒细胞明显低于正常，疾病引起的免疫力下降，很大程度上增加了感染的风险。

2. 患者应用大剂量化疗药物治疗，阿糖胞苷通过抑制 DNA 多聚酶而起作用[12]；阿柔比星可抑制 RNA 的合成，两者联合应用可引起骨髓及机体免疫细胞受抑制，增加感染的风险。同时对心、肝、肾及其他脏器功能也有一定损害，阻碍身体恢复。

3. 患者高热期间及输血支持治疗期间，应用糖皮质激素地塞米松磷酸钠注射液，退热及抗过敏治疗。糖皮质激素可诱发加重感染[13]，以真菌、结核菌、葡萄球菌、变形杆菌、铜绿假单胞菌和各种疱疹病毒为主；可抑制巨噬细胞对抗原的吞噬和处理；阻碍淋巴母细胞增殖，使血中淋巴细胞迅速降低；抑制 B 淋巴细胞转化为浆细胞，而使抗体生成减少。因此应用糖皮质激素可增加患者感染的风险。

（四）经验教训及防控措施

1. 经验教训

（1）对医院内感染的高危人群应高度重视，积极预防医院感染：患者为重症白血病，免疫力低下。入院后应用化疗药物及糖皮质激素药物，使免疫系统受抑制，多器官功能减低，很容易发生医院感染。科室应对易发生医院感染的血液病患者高度重视，及时安排监护室，与未发生感染的患者隔离，由有经验的责任制护理人员加强监管，每日评估，按时监测体温、观察体温热型的变化，为医生诊断提供良好依据。

（2）加强多重耐药菌感染患者的环境管理[14]：发生多重耐药菌感染的患者，应安置于单间隔离病房，设隔离标识，防止无关人员进入。病房用专用的清洁卫生工具进行清洁和消毒，对患者经常接触的物体表面、设备、设施表面，每天进行清洁和擦拭消毒。血压计、听诊器、体温表、手电筒、叩诊锤、输液架等专用。使用过的抹布、拖布必须消毒处理后悬挂晾干备用。病室门口配备速干手消毒剂。病室每日进行空气紫外线照射 1～2 次，每次 30 min，保持环境清洁，调节适宜的温度和湿度，定时开窗通风换气。向患者及家属宣教减少陪住、探视及戴口罩的重要性。

（3）加强高热护理：密切观察患者的生命体征、神志及发绀、呼吸困难、咳嗽的变化、给予半卧位。指导患者进行正确而有效的呼吸及咳嗽、咳痰方法，当患者血小板计数低于 $20\times10^9/L$ 时，有自发性出血的可能，应绝对卧床休息，避免活动过度引起颅内出血，不能进行体位引流排痰法和拍背排痰法。患者持续高热，根据患者热型监测体温的变化每日 6 次。患者如出现发冷寒战时给予抽取血培养，并及时送检。

2. 防控措施

（1）严格无菌操作和执行手卫生制度：对于多重耐药菌感染患者应严格遵循《医务人员洗手及卫生手消毒管理制度》。加强科室感染小组监管工作，每日对患者床单位环境及护理人员的诊疗操作进行监督及指导，及时发现问题及时处置。

（2）加强患者自我感染防范意识：指导患者养成良好的卫生习惯，血液病免疫力低下者维持口腔的清洁，可预防继发口腔、咽、喉及呼吸道感染。加强口腔及肛周的自我观察及自我护理[15]。①患者血小板不低于 $30\times10^9/L$，无严重出血倾向的，在餐后选用软毛牙刷漱口，掌握正确的刷牙方法：牙齿内外面分别顺牙缝纵向刷动，上牙自上而下，下牙自下而上，后牙咬合面应前后刷动，牙刷在使用中应根据口腔牙齿不同的位置变换角度，做到既不损伤口腔黏膜又彻底消除口垢。如血小板低于 $30\times10^9/L$ 并有出血倾向时，用生理盐水或口泰漱口液漱口。口腔黏膜溃烂时加用 1%～3%过氧化氢溶液漱口。②便后和晚睡前以 1：

5000 的高锰酸钾溶液坐浴 15～20 min，保持肛周清洁，如不能坐浴时可在床上进行肛周冲洗。为防止继发肛周感染，在每次清洁肛周后，涂马应龙等抗生素软膏。③恢复期适当进行活动，避免到人流较多的公共场所，防止交叉感染。静脉导管在疗程结束后及时拔除。增强营养，合理饮食，增强患者战胜疾病的自信心。

病例三十九　急性单核细胞白血病化疗后并发胃肠道感染、败血症、肺部真菌感染

（一）病历摘要

患者男，57 岁，因“头晕、乏力 1 个月”于 2012 年 10 月 28 日入院。患者入院前 1 个月出现头昏、乏力，伴盗汗、消瘦，症状逐渐加重，1 个月内体重减轻 3 kg，并出现双下肢皮肤瘀点、瘀斑，查血常规后“发现白细胞升高”（具体数值不详）既往：30 余年前曾诊断“肺结核”，予抗结核治疗 1 个月，症状缓解后停药。无糖尿病、高血压病病史。入院查体：生命体征平稳，中度贫血貌，全身皮肤散在瘀点、瘀斑，以双下肢为主。双扁桃体无肿大，浅表淋巴结未扪及肿大，胸骨压痛（＋）。桶状胸，双肺呼吸音减弱，未及干湿啰音。心律齐，各瓣未及病理性杂音。腹软，全腹无压痛，肝未触及肿大，脾肋下 1 cm，质韧，缘锐，表面光滑，无触痛，移动性浊音（－）。辅助检查：血常规可见白细胞 $111\times10^9/L$、血红蛋白 80 g/L、血小板 $22\times10^9/L$、可见幼稚细胞。骨髓象：有核细胞增生极度活跃。单核细胞异常增生，原幼单核细胞占 78%，诊断：急性单核细胞白血病（M5b），染色体核型：46,XY。入院诊断：急性单核细胞白血病（M5b）。

（二）医院感染发生及诊治经过

入院第 3 天给予 MA 方案化疗（米托蒽醌 10 mg，第 1～3 天；阿糖胞苷 200 mg，第 1～4 天）。入院第 5 天出现粒细胞缺乏，白细胞 $1.1\times10^9/L$、中性粒细胞 $0.3\times10^9/L$，并持续处于粒细胞缺乏状态。入院第 10 天患者突然出现腹痛、腹泻，解黄色稀水便 10 余次，伴发冷、寒战，体温最高 39.0 ℃，抽取血培养，考虑为粒细胞缺乏合并肠道感染，应用美罗培南 0.5 g，1/8 h，静脉滴注。入院第 12 天体温降至正常，症状缓解，血培养回报：肺炎克雷伯杆菌生长，超广谱 β 内酰胺酶（ESBL）检测阴性。补充诊断：败血症，药敏结果对美罗培南敏感，继续应用美罗培南抗感染治疗。入院第 16 天复查血培养未再检出细菌，停用美罗培南。入院第 19 天患者再次出现发热，伴干咳，体温最高 39.3 ℃，双肺可闻及湿啰音，此时患者仍处于化疗后粒细胞缺乏状态，粒细胞低至 $0.4\times10^9/L$。行痰培养、肺 CT 检查、G 试验及 GM 试验。根据《中国中性粒细胞缺乏伴发热患者抗菌药物临床应用指南(2016 年版)》，患者为化疗后骨髓抑制期，粒细胞缺乏＞7 天；细菌性败血症广谱抗菌药物治疗后，体温降至正常再度升高。考虑真菌感染的可能，同时存在细菌败血症复燃可能，联合应用注射用卡泊芬净 50 mg，1/24 h，静脉滴注；美罗培南 500 mg，1/8 h，静脉滴注，控制真菌及细菌感染。入院第 22 天患者干咳、发热症状仍未改善。肺 CT：双肺结节状渗出病灶，G 试验及 GM 试验均为阴性。痰培养回报：白念珠菌生长。继续目前的治疗。入院第 34 天粒细胞逐步提高，患者体温逐步降至正常，复查 CT：病灶吸收，停抗菌药物。

1. 入院第 10 天发生胃肠道感染，属于医院感染：

（1）出现腹痛、腹泻，解黄色稀水便 10 余次。

（2）伴发冷、寒战，体温最高为 39.0 ℃。

2. 入院第 10 天发生败血症，属于医院感染：

（1）出现腹痛、腹泻，解黄色稀水便 10 余次。

（2）发冷、寒战及发热，体温最高为 39.0 ℃。

（3）血培养回报：肺炎克雷伯杆菌生长。

3. 入院第 19 天发生白念珠菌肺炎，属于医院感染：

（1）发热，体温为 39.3 ℃，伴干咳，双肺出现湿啰音。

（2）肺 CT：双肺结节状渗出病灶。

（3）痰培养回报：白念珠菌生长。

（三）医院感染原因分析

（1）患者为老年男性，骨髓造血和免疫功能衰退，致使机体抵抗力和免疫力下降，容易受到感染因素的侵袭。患急性单核细胞白血病，可导致自身免疫力低下。入院后予以化疗，化疗药物具有免疫抑制作用，使得抵抗力进一步低下；化疗药物破坏肠道黏膜屏障[16]，发生胃肠道感染，也使致病菌易于播散入血。综上所述，患者具有感染的高危因素。

（2）抗感染过程中超广谱抗菌药物的应用可增加真菌感染风险，碳青霉烯类抗菌药物（亚胺培南、美罗培南等）对严重细菌感染有较好的治疗效果，但由于抗菌谱广泛，长期应用易出现体内菌群失调，或继发真菌感染[17]。

（四）经验教训及防控措施

1. 经验教训

由于足量、广谱抗菌药物的使用及化疗应用激素用量加大，真菌感染已成为威胁患者生命的主要原因之一。真菌感染很少是粒细胞缺乏初期发热的原因，常出现在严重或持续的中性粒细胞缺乏 1 周以后。酵母菌最常见，主要是念珠菌属，曲霉菌为其次。感染后症状不典型，确诊标本取得困难，尚无快速精确诊断手段，使得真菌的诊断较为困难。尤其粒细胞缺乏的患者，细菌、真菌、病毒甚至结核感染都有可能，两种以上病原体的混合感染也较常见。诊断尚未明确，但器官组织损害、功能障碍迅速出现，同时抗真菌治疗起效较慢，疗效差，使得患者病死率高。根据指南推荐，经验性治疗和抢先治疗至关重要，为明确感染病原体及目标性治疗赢得时机。经验性抢先治疗的同时，应积极查找病原体，多次的血培养，及时的 CT 检查，G 试验、GM 试验的运用，提高了诊断的准确性。此病例充分体现了对白血病化疗后粒细胞缺乏的患者进行抗感染治疗的复杂性，前期细菌感染经广谱抗菌药物治疗后明显好转，但广谱抗菌药物也是一把“双刃剑”，长期应用极易继发二重感染，因此针对此类患者进行抗感染治疗时，应采取足量、短疗程治疗，并根据病情变化，及时降阶梯调整抗菌药物治疗方案。如已明确细菌感染较重，估计广谱抗菌药物疗程较长，则需酌情给予抗真菌药物，预防真菌感染。另外，治疗过程中需避免或减少糖皮质激素等免疫抑制药的应用。

2. 防控措施

血液病患者自身免疫力低下，化疗对其机体的防御机制和免疫系统造成严重损害。临床医护人员需针对病情进行以下专项护理。

(1) 加强病房清洁消毒及管理：病室内定时通风换气，早晚紫外线灯空气消毒，每日用含氯消毒液擦拭病房家具，地面湿式清扫。严格限制探视次数，室内不放鲜花，对粒细胞缺乏症患者给予保护性隔离。

(2) 严格执行无菌操作：对患者的治疗、检查工作尽量集中进行，实施工作前做好消毒措施。

(3) 做好口腔护理：督促患者在进餐前后、睡前、晨起用口腔护理液漱口，pH 中性者可用生理盐水或1%～3%的过氧化氢溶液，pH 碱性者可用2%～3%的硼酸溶液，合并真菌感染，可用制霉菌素或碳酸氢钠含漱，不进食有骨刺等易损伤口腔黏膜的食物[18]。

(4) 做好肛周与会阴护理：睡前、便后要清洁肛门，保持排便通畅，局部感染可根据病情用不同药液坐浴。

(5) 做好皮肤护理：保持皮肤清洁干燥，避免抓伤皮肤，各种穿刺应严格无菌操作。

(6) 做好中心静脉导管的维护护理[19]：严格无菌操作，制定导管维护的标准流程，定时维护，妥善、有效固定导管，脉冲式正压冲、封管，选择低敏感性、高透气性的透明贴膜，加强并发症的观察。

(7) 其他：监测患者体温、血象变化，做好血液、尿液、粪便与痰液的细菌培养及药敏试验，适量应用粒细胞集落刺激因子促进细胞生长。

病例四十　急性淋巴细胞白血病化疗后并发肺内感染、泌尿系感染

(一) 病历摘要

患者女，65 岁，主因“头晕、乏力 1 个月”于 2015 年 10 月 12 日入血液科。患者病来消瘦，体重下降 5 kg，无发热、咳嗽、牙龈出血及鼻出血等症状，排尿、排便正常。入院查体：体温正常，中度贫血貌，皮肤、黏膜无出血点及瘀斑，浅表淋巴结未触及肿大，胸骨无压痛。双肺未闻及干湿啰音，心率 80 /min，可闻及期前收缩。腹软，无压痛，肝、脾肋下未触及，双下肢无水肿。辅助检查：血常规可见白细胞 32.2×10^9/L、幼稚细胞 45%、血红蛋白 75 g/L、血小板 35×10^9/L，C 反应蛋白 35 mg/L，胸部及全腹 CT 结果未见异常。骨髓穿刺结果：原始淋巴细胞 55.2%、幼稚淋巴细胞 30%。流式细胞仪免疫分型结果：符合急性 B 细胞淋巴细胞免疫表型。染色体核型分析结果：46 XX，t (9;22)(q34;11) [1] / 46 XX [1]。入院诊断：急性淋巴细胞白血病 L2 (Ph^+)。

(二) 医院感染发生及诊疗经过

入院第 7 天应用 VDP 方案（长春新碱 2 mg，每周 1 次，静脉滴注；柔红霉素 40 mg，第 1～3 天；醋酸泼尼松 10 mg，第 1～28 天）诱导缓解化疗。入院第 35 天出现发热，咳嗽、咳黄痰，体温 38.5 ℃，双肺可闻及干湿啰音。血常规：白细胞 0.4×10^9/L、中性粒细胞 0.27%、血红蛋白 63 g/L、血小板 17×10^9/L，C 反应蛋白 78 mg/L，送检血培养、痰培养。胸部 CT：肺内感染、肺内占位。给予头孢哌酮钠/舒巴坦钠 3 g，1/12 h，静脉滴注，粒细胞集落刺激因子 200 μg，2/24 h，皮下注射，提升粒细胞数量。入院第 40 天血培养回报：阴性。痰培养：烟曲霉菌生长。根据药敏结果加用伏立康唑 200 mg，2/24 h，口服。入

院第 38 天患者出现尿路刺激症状，化验尿常规：白细胞（+++），送检中段尿培养。继续给予头孢哌酮钠/舒巴坦钠、伏立康唑联合抗感染治疗。入院第 41 天患者体温下降不明显，尿培养回报：大肠埃希氏菌生长，药敏结果对美罗培南等敏感。复查血常规：白细胞计数 1.0×10^9/L、中性粒细胞 0.81×10^9/L，C 反应蛋白 200 mg/L。停用头孢哌酮钠/舒巴坦钠，给予美罗培南 1.0 g，1/12 h，静脉滴注，加强抗感染治疗。在患者化疗期间给予调节免疫力、止吐、抑酸，保护胃黏膜、保肝、营养心脏等治疗，预防脏器损伤等副作用。给予补液水化，碱化尿液，利尿，预防肿瘤溶解综合征。给予输注红细胞悬液及单采血小板等支持治疗。针对粒细胞缺乏，给予粒细胞集落刺激因子 200 μg，2/24 h，皮下注射，提升白细胞数量。入院第 42 天复查骨髓结果已完全缓解。入院第 48 天患者体温稳定于正常，无咳嗽及咳痰，双肺未闻及干湿啰音。复查 C 反应蛋白降至 20 mg/L。复查胸部 CT：炎症有所吸收。复查痰培养及尿培养结果均阴性。停抗菌药物美罗培南，出院后继续服用伏立康唑。

1. 入院第 35 天发生肺内感染，属于医院感染：

（1）出现发热、咳嗽、咳黄痰，体温高至 38.5 ℃。

（2）双肺可闻及干湿啰音，C 反应蛋白 78 mg/L。

（3）胸部 CT：右肺下叶及左肺可见片状模糊影，提示：肺内感染。

（4）痰培养：烟曲霉菌生长。

2. 入院第 38 天发生泌尿系感染，属于医院感染：

（1）患者出现尿路刺激症状。

（2）尿常规：白细胞（+++）。

（3）C 反应蛋白 200 mg/L。

（4）尿培养回报：大肠埃希氏菌生长。

（三）医院感染原因分析

1. 患者为老年女性，尿道括约肌薄弱，尿道短而直，细菌容易经尿道侵入膀胱，其次因女性的尿道口与阴道、肛门较近，易受正常寄生在肠道的大肠埃希氏菌污染，极易发生泌尿系感染。并且随着年龄的增长，泌尿系统的解剖屏障和生理功能随之下降。因此，年龄越大，泌尿系感染的发生率越高。

2. 淋巴细胞白血病患者，在化疗方案组合中需要应用糖皮质激素，糖皮质激素对细胞免疫和体液免疫具有一定的抑制作用，使人体免疫功能下降，且患者在化疗后出现了严重的骨髓抑制及长时间持续性的粒细胞缺乏。《中国中性粒细胞缺乏伴发热患者抗菌药物临床应用指南》指出，符合以下任一项标准均被认为是高危感染患者：①严重中性粒细胞缺乏（$<0.1\times10^9$/L）或中性粒细胞缺乏持续 7 天以上。②血流动力学不稳定。③口腔或胃肠道黏膜炎症，吞咽困难。④胃肠道症状，包括腹痛、恶心、呕吐或腹泻。⑤血管留置导管（PICC 置管）。⑥新发肺部浸润或低氧血症。该患者同时符合上述多项标准，为极高危易感染人群。

3. 医务人员未严格地执行无菌技术和消毒隔离制度。医院中感染源多，环境污染也较严重，同时陪护及探视者多，极易造成病室内各种细菌、病毒增多，从而增加了感染机会。

（四）经验教训及防控措施

1. 患者自身免疫力低下，化疗对其机体的防御机制和免疫系统造成严重损害。给予铝镁加、兰索拉唑等药物进行抑酸、保护胃肠道黏膜、促进胃黏膜损伤恢复等支持治疗，同时叮嘱患者平日注意饮食，少量多餐，进食高蛋白、易消化的清淡饮食，多吃新鲜瓜果、蔬菜，多饮水，保持排便通畅，适当进食香蕉、蜂蜜等，防止便秘发生。注意饮食卫生，不吃不洁食物，避免引起腹泻，造成肛周感染。因患者贫血严重，及时纠正贫血，血小板低时嘱患者进软食，避免因食物较硬损伤口腔黏膜或出现血疱导致感染。本患者化疗后出现肺内感染，临床医护人员进行病房消毒、病房隔离，同时注意加强患者的口腔、皮肤、肛周等部位的护理预防感染。

2. 白血病患者在骨髓抑制期，感染是常见的并发症和死亡原因之一。其感染特点是进展迅速，病情凶险，因此应尽早开始治疗，降低死亡率，开始治疗前，应积极寻找感染灶及病原体，先留取相应的标本，送病原学检查，应反复多次采集标本以提高阳性率和准确率，争取尽早明确病原体和药敏结果，完成留取标本后，立即进行经验性治疗。此患者入院第35天出现发热、咳嗽。查体：双肺闻及湿啰音。临床医师根据患者症状和体征及影像学检查诊断为“肺内感染”，立即抽取血培养，留取痰培养，并给予经验性应用广谱抗菌药物头孢哌酮钠/舒巴坦钠进行抗感染治疗。患者发热后先后多次进行痰培养，入院第40天痰培养生长烟曲霉菌。侵袭性真菌感染具有病死率高、早期诊断困难、病原学阳性率低的特点，其诊断主要根据临床病情、影像学检查、真菌葡聚糖试验等检查结果。此患者高度疑诊，所以经验性给予广谱抗真菌药物伏立康唑治疗，入院第38天出现尿路刺激症状后进行尿培养，入院第41天尿培养生长大肠埃希氏菌，考虑患者原发病病情重及化疗后白细胞减少，免疫力极低，且年龄大，感染难控制，因此将抗菌药物改为美罗培南。入院第48天患者体温恢复正常。因考虑真菌感染治疗的疗程时间长，继续口服伏立康唑进行治疗。如果出现发热后，立即给予美罗培南治疗，患者可能就不会出现泌尿系感染。

3. 加强对患者的管理，严格执行限制陪伴探视制度，向患者讲解医院感染的影响因素，重点进行手卫生、口腔卫生、饮食卫生的知识宣教，矫正病区内患者及家属的一些不良行为，提高患者预防感染的意识。在对患者进行的各项操作中，应严格遵守无菌操作原则，保证一患一套检查、护理用具，尽量减少对患者不必要的侵入性操作。单间隔离时不设陪护，不得探视。如患者病情危重确需探视，探视者必须戴12层棉纱口罩、帽子、鞋套、穿隔离衣，严格做好个人防护。加强医护人员个人防护，进入病区必须戴12层棉纱口罩，4 h更换穿2层隔离衣、戴手套、工作帽和鞋套，进行近距离操作时，要戴防护眼罩。每次接触患者后，立即进行手部消毒和清洗[20]。

病例四十一　急性白血病化疗后并发肺部感染、菌血症

（一）病历摘要

患者男，60岁，因“确诊急性白血病1个月余”于2015年8月12日入院。患者于2015年7月确诊急性髓系白血病M5b型，行1个疗程DA（柔红霉素＋阿糖胞苷）方案化疗，病情未缓解。本次为进一步化疗入院。入院时患者感乏力，头晕，活动后气短，无发热，无咳嗽、咳痰，无任何出血表现，饮食、睡眠、排便、排尿正常，患者体重减轻2.5 kg。入院查体：生命体征平稳，贫血貌，周身皮肤未见出血点及皮疹，浅表淋巴结无肿，胸骨无压痛，心肺听诊无异常。腹软无压痛，肝肋下3 cm，脾肋下触及4 cm，无压痛，

双下肢无水肿。辅助检查：血常规可见白细胞计数 78.11×10^9/L、幼稚细胞 0.89、血小板计数 28×10^9/L、血红蛋白浓度 64 g/L，C 反应蛋白 56.80 mg/L。生化：尿酸 454 μmol/L、血清胱抑素 C2.59 mg/L、总二氧化碳 20.2 mmol/ L、钙 2.06 mmol/L，其余正常。葡萄糖 6.31 mmol/L。胸部 CT：正常。入院诊断：急性髓系白血病 M5b 型。

（二）医院感染发生及诊疗经过

患者入院第 2 天出现发热，体温最高 38 ℃，无其他感染症状，考虑发热为白血病所致瘤性热，给予高三尖杉酯碱 3 ml，1/24 h，静脉滴注；羟基脲 1 g，3/24 h，口服，降白细胞治疗。入院第 3 天仍发热，体温最高 39 ℃，复查血常规白细胞 20.82×10^9/L、幼稚细胞 0.84、中性粒细胞绝对值 0.21×10^9/L，考虑发热与白血病不缓解和粒细胞缺乏有关，根据粒细胞缺乏治疗指南，应用广谱抗菌药物，给予头孢派酮钠/他唑巴坦钠 2 g，1/12 h，静脉滴注。入院第 10 天给予 CAG（阿克拉霉素＋阿糖胞苷＋粒细胞刺激因子）方案化疗，化疗期间体温恢复正常。入院第 15 天患者出现间断发热，偶有发冷、寒战，无咳嗽、咳痰，当日抽取血培养，结果回报：阴性。入院第 21 天因考虑骨髓抑制，持续粒细胞缺乏，反复化疗，免疫力低下，更换抗菌药物为亚胺培南/西司他汀 0.5 g，1/8 h，静脉滴注。入院第 26 天复查血常规：白细胞计数降至 0.78×10^9/L、中性粒细胞绝对值 0.08×10^9/L、血小板 13×10^9/L、血红蛋白浓度 43 g/L，C 反应蛋白 92.40 mg/L。仍未查到确切感染灶，因粒细胞缺乏未恢复，继续应用亚胺培南/西司他汀。入院第 35 天患者体温恢复正常，仍无咳嗽、咳痰，无发冷、寒战等临床表现，双肺无异常体征。复查血常规：白细胞计数 0.88×10^9/L、中性粒细胞绝对值 0.53×10^9/L。C 反应蛋白降至 27.8 mg/L。粒细胞缺乏恢复，体温正常，停用抗菌药物，骨髓象：白血病细胞占 9%，部分缓解。入院第 45 天患者再次发热，体温 38 ℃，伴流涕。化验检查：白细胞计数高达 203.30×10^9/L、幼稚细胞 0.95，C 反应蛋白 18.50 mg/L。复查骨髓象：白血病细胞占 85.5%，考虑白血病进展快，发热与肿瘤热有关，给予高三尖杉酯碱 3 ml，1/24 h，静脉滴注，降低白细胞。入院第 48 天患者出现咳嗽、咳少量白痰，双肺听诊呼吸音粗。肺 CT：双肺炎症并间质性改变，明确肺部感染诊断，送检痰培养，应用哌拉西林钠/他唑巴坦钠 2.25 g，1/12 h，静脉滴注。入院第 50 天痰培养回报：中间肠杆菌（＋＋＋＋），药敏结果显示对哌拉西林钠/他唑巴坦钠敏感，故继续应用。入院第 53 天查白细胞降至 10.38×10^9/L，咳嗽、咳痰症状基本消失，体温稳定，停抗菌药物。入院第 55 天给予 CLAG（克拉屈滨＋阿糖胞苷＋粒细胞刺激因子）方案化疗，化疗用药 5 d。入院第 61 天患者出现高热 39.4 ℃，伴发冷、寒战、气短，无咳嗽、咳痰，反复抽血培养结果均为阴性。复查血常规：白细胞计数低至 0.29×10^9/L、中性粒细胞绝对值 0.06×10^9/L，骨髓抑制期，患者再次出现粒细胞缺乏伴发热，根据粒细胞缺乏治疗指南，给予广谱抗菌药头孢哌酮钠/舒巴坦钠 3 g，1/12 h，静脉滴注，继续给予粒细胞刺激因子 200 μg，1/24 h，皮下注射，提升白细胞，给予漱口、坐浴、病房消毒等护理，预防感染。入院第 63 天体温仍在 39 ℃左右，白细胞此时已降至 0.04×10^9/L、中性粒细胞绝对值 0.02×10^9/L，C 反应蛋白升高至 221 mg/L，真菌 G 试验回报阴性。考虑骨髓抑制几乎达最低点，中性粒细胞极低，免疫力下降，立即更换抗菌药物，亚胺培南/西司他汀 0.5 g，1/8 h，静脉滴注；氟康唑胶囊 100 mg，1/24 h，口服，控制念珠菌感染，临时应用洛索洛芬钠 60 mg，口服；地塞米松 5 mg，静脉滴注，退热治疗，同时应用保护胃黏膜等辅助用药。入院第65天患者体温波动在36.9～37.8℃，咳嗽、咳痰症状减轻，送检痰培养。入院第70天血常规：白细胞计数0.10×10^9/L、中性粒细胞绝对值0.00×10^9/L，C反应蛋白111.00 mg/L，降钙素原测定0.69 ng/ml。入院第71天体温再次上升至38.5℃，伴发冷、寒战，抽血培养。当日下午痰培养（入院第65天送检）回报：嗜麦芽窄食单胞菌（+++），对亚胺培南/西司他汀耐药，根据药敏结果更换抗菌药物，盐酸莫西沙星300 mg，1/24 h，静脉滴注。入院第73天：血培养回报（入院第71天送检）：查到革兰氏阴性杆菌。补充诊断：菌血症。入院第74天凌晨患者出现呼吸困难症状，并逐渐加重。复查肺CT提示：双肺感染灶加重，血气分析提示酸中毒。血常规：白细胞计数0.13×10^9/L、中性粒细胞绝对值0.01×10^9/L、血小板计数11×10^9/L、血红蛋白浓度49 g/L。请呼吸科会诊考虑为细菌感染所致，故联合美罗培南0.5 g，1/8 h，静脉滴注。复查骨髓象：白血病细胞占18%。患者病情逐渐加重，呼吸困难无好转，出现感染性休克、急性呼吸窘迫综合征，最终抢救无效死亡。患者死亡后第2天血培养回报：大肠埃希氏菌，多重耐药生长。

1. 入院第45天出现肺部感染，属于医院感染：

（1）患者持续发热，咳嗽，咳少量白痰。查体：体温38℃，双肺听诊呼吸音粗。

（2）C反应蛋白92.40 mg/L。

（3）肺CT：双肺炎症并间质性改变。

（4）痰培养：中间肠杆菌（++++）、嗜麦芽窄食单胞菌（+++）。

2. 入院第73天出现菌血症，属于医院感染：

（1）患者发热，伴发冷、寒战，体温38.5℃。

（2）血培养：查到革兰氏阴性杆菌（患者死亡后第2天血培养回报：大肠埃希氏菌并多重耐药生长）。

（三）医院感染原因分析

1. 该患者是医院感染的高危人群

（1）患者为老年男性，确诊急性髓系白血病M5b型，经1个疗程DA、1个疗程CAG等标准方案化疗，均未达到缓解。本次入院时查白细胞计数、幼稚细胞数极高，为高危白血病，病情进展快，预后极差，为高危人群。

（2）化疗后持续粒细胞缺乏多日，机体免疫功能几乎为零，感染极易发生，且不易控制。同时多种广谱抗菌药物的应用，可能造成体内菌群失调、细菌耐药及二重感染。

（3）感染为白血病主要死亡原因之一[21]，一旦发生，难以控制。患者入院后予以化疗，化疗药物直接损害机体免疫器官，抑制骨髓造血功能，白细胞减少，甚至长时间处于粒细胞缺乏阶段，导致体内细胞免疫功能缺失，抵抗力低下，增加了感染概率。患者白血病经多次化疗不缓解，原发病得不到控制，白细胞不能恢复正常，感染不易治愈。

2. 住院时间长，病房条件差，感染发生率高

（1）由于白血病不缓解，患者本次住院共给予2次化疗，住院时间长达74天，化疗期间持续粒细胞缺乏，白细胞长期处于极低的状态，同时因住院时间长，患者心理压力大，睡眠及饮食不好，免疫力下降，感染易侵袭。

（2）患者在骨髓抑制阶段，粒细胞曾为0，几乎无抵抗能力，因此一旦遭遇外界感染因素侵袭，易导致交叉感染的发生。因血液科病房条件有限，该患者住院期间一直未进入无菌

层流病房，普通病房患者多，家属反复探视，空气中存在大量的细菌。在患者的粒细胞缺乏阶段，这些细菌极易通过呼吸道进入人体发生感染。

3. 患者死亡原因分析

（1）高危白血病患者，多次化疗不缓解，预后极差。幼稚细胞增高，反复出现肿瘤性发热，继之出现呼吸道感染、血流学感染，而感染为主要死亡原因之一。

（2）患者住院时间较长，持续粒细胞缺乏，免疫力低下，同时反复应用多种广谱抗菌药物，为真菌感染高发人群。因无典型细菌学及影像学依据，未给予明确诊断。由于缺少临床证据，未经验性应用广谱抗真菌药物治疗[22]，可能导致患者感染加重，甚至死亡。

（3）患者住院期间先后合并肺部感染、菌血症，经痰培养及血培养均查找到致病菌，根据药敏结果，选择了敏感、有效的抗菌药物治疗，但因原发病不缓解，持续血细胞低下，感染难以控制，最终导致呼吸衰竭死亡。

（四）经验教训及防控措施

1. 血液病患者自身免疫力低下，化疗对其机体的防御机制和免疫系统造成严重损害。同时化疗期间骨髓抑制，白细胞下降，持续粒细胞缺乏，因此应加强血液病患者的口腔、皮肤、肛周等部位的护理，预防感染。条件允许情况下，应单间隔离，甚至进入无菌层流病房。

2. 对于感染患者采集标本的正确时间和方法非常重要，是能否成功培养出致病的病原微生物，合理抗感染治疗的关键。本病例临床医师在患者出现咳痰及发冷、寒战后，及时留取痰标本及血标本。在患者粒细胞缺乏期间，根据治疗指南应用广谱抗菌药物，抓住了治疗的有效时间。但患者因白血病不缓解，血细胞不升，感染难以控制，最终死亡。

3. 老年血液病患者，由于原发疾病难治，经多次化疗不缓解，白细胞不能恢复正常功能。在化疗后骨髓抑制期，持续粒细胞缺乏[23]，感染发生率极高，故在抗菌药物的应用上，需尽早加用广谱抗菌药物，以减少严重感染的发生。长期应用多种抗菌药物时，应警惕真菌感染等二重感染的发生，必要时应增加抗真菌药物的使用。

4. 老年白血病患者，自身机体免疫力较低，极易合并感染，应有针对性地给予免疫调节治疗，提高患者免疫力，减少感染概率。应叮嘱患者平日注意饮食，少量多餐，进食富含营养、易消化的清淡饮食，多吃新鲜瓜果、蔬菜，多饮水，适当进食香蕉、蜂蜜等，保持排便通畅，尽量防止便秘发生。注意饮食卫生，不吃不洁食物，避免引起腹泻，造成肛周感染。在化疗期间，由于化疗药物所致胃肠道反应，出现恶心呕吐，大量离子的丢失，应静脉补充多种维生素、复合氨基酸、离子等，以保证人体生理需要的营养，同时给予保护消化道黏膜治疗[24]。

5. 对高龄、基础疾病较多，尤其是血液病反复化疗的患者，应提前做好控制感染的相关方案，建立专业的管理人员，加强医院感染预防的监督，及时正确地进行病原学检查，提高治愈率。

病例四十二　急性淋巴细胞白血病化疗后并发肺部感染、肝脓肿

（一）病历摘要

患者男，53岁，主因“乏力4个月余，伴有头晕、胸闷，心悸”于2015年7月13日入

院，经化验检查诊断为贫血，口服中药治疗效果不佳。患者病来消瘦，体重下降 5 kg，无发热、咳嗽、咳痰及呼吸困难，无牙龈出血、皮肤紫癜等出血倾向，无腹痛，排便、排气正常。既往史：否认肝炎、结核、糖尿病及外伤、手术等病史。入院查体：一般状态尚可，体温 36.8 ℃，贫血貌，双侧颈部、腋窝、腹股沟可触及多个直径约 1 cm 的肿大淋巴结，质中等度硬，界限清楚，活动度尚可，光滑无压痛，皮肤色泽苍白，无黄染、紫癜及瘀斑，胸骨叩痛，双肺呼吸音清，心率 98 /min，律整，腹软，无压痛，肝、脾肋下未触及，腹水征阴性，肠鸣音正常。辅助检查：血常规可见白细胞 49.65×10^9/L、血红蛋白 71 g/L、血小板 11×10^9/L、幼稚细胞 83%，骨髓象：急性淋巴细胞白血病。骨髓活检：HE 及 PAS 染色示骨髓增生极度活跃（>90%），一类幼稚细胞明显增多，考虑急性白血病，网状纤维染色（MF-1 级）。免疫分型：异常细胞群约占有核细胞的 67.6%，符合急性 B 淋巴细胞白血病（Common B-ALL）表型。白血病 40 种融合基因筛查实验：融合基因阴性或低于检测灵敏度。骨髓组织化学染色：幼稚细胞 PAS 染色（PAS）中粗颗粒、粗颗粒散在分布，提示原始及幼稚淋巴细胞比例增高。免疫组织化学染色示全片未见巨核细胞。染色体荧光原位杂交 MLL：阳性信号百分率 0.2%。染色体核型分析（R 带＋G 带）：核型描述：46,XY ［20］。胸部 CT：未见异常。腹部超声：正常。入院诊断：急性淋巴细胞白血病。

（二）医院感染发生及诊疗经过

入院第 2 天给予 VDCLP（长春新碱＋柔红霉素＋环磷酰胺＋门冬酰胺酶＋泼尼松）方案化疗。第 15 天复查骨髓象：B-ALL 治疗后骨髓抑制期。白血病免疫分型（残留-B-ALL）：共检测有核细胞 290 000 个，异常细胞群占有核细胞的 1.12%，$CD19^+$ 细胞占有核细胞的 1.32%。第 16 天出现发热，体温 38.0 ℃，经验性给予头孢哌酮钠/舒巴坦钠 3.0 g，1/8 h，静脉滴注，抗感染治疗。入院第 17 天患者体温逐渐上升，晕厥 1 次，伴有发冷、寒战，咳嗽、咳痰、为黄白痰，无腹痛、腹泻及尿路刺激等症状。体温达 39.6 ℃，给予抽血培养，复查胸部 CT 提示：①两肺下叶感染性病变，两肺间质性病变、间质炎症、肺气肿；②心包上隐窝考虑积液；③两侧胸腔积液。补充诊断：肺部感染，加用美罗培南粉针 0.5 g，1/6 h，静脉滴注；卡泊芬净 50 mg，1/24 h，静脉滴注，抗感染，并进行输血及对症治疗。第 18 天血培养回报：阴性，继续目前抗炎治疗。入院第 23 天患者间断发热，咳嗽，体温 38.5 ℃左右。复查肺部 CT：双肺纹理增强、紊乱，沿支气管走行可见点状及小片状密度增高影，肺内见多发囊状低密度区。双肺上叶见点状及条索状高密度，右侧胸腔内胸腔少量积液。肝右叶见类圆形略低密度，边缘模糊。腹部超声：肝略大，脾厚，肝内混合回声。肝右叶可显示 5.8 cm×5.6 cm 的混合回声，中心部可见范围 3.1 cm×2.9 cm 的偏强回声，周边可见液性暗区环绕，透声差，周边可见彩色血流，胆总管末端因气体遮挡显示不清。入院第 24 天复查血常规：白细胞可见 5.1×10^9/L、血红蛋白 84 g/L、血小板 363×10^9/L，血清乳酸脱氢酶（LDH）126 U/L、血清 γ-谷氨酰转肽酶（GGT）67.00 U/L、血清碱性磷酸酶（AKP）119.00 U/L、血清天门冬氨酸氨基转移酶（AST）17.56 U/L、总蛋白测定（TP）49.3 g/L、血清白蛋白测定（ALB）24.0 g/L、球蛋白（GLOB）25.30 g/L、血清直接胆红素测定（DBIL）5.5 μmol/L、血清总胆红素测定（TBIL）9.1 μmol/L，C 反应蛋白 43.60 mg/L，完善腹部 CT 提示肝脓肿可能性大。入院第 25 天患者在超声引导下肝内混合回声肿物穿刺活检及置管引流，共引出黄色脓汁 60 ml，继续给予抗感染治疗，入院第 26 天患者体温持续正常，咳嗽明显减轻，复查C反应蛋白正常，肝脓肿脓汁培养回报：肺炎克雷伯杆菌。腹部超声：肝内见2.1 cm×2.0 cm的低回声，其内见强回声，逐渐停用头孢哌酮钠，第30天患者体温正常，停抗菌药物，准予出院。

1. 入院第16天患者出现下呼吸道感染，属于医院感染：

（1）出现高热，伴有发冷、寒战，咳嗽、咳痰，为黄白痰，体温高达39.6 ℃。

（2）胸部CT：双肺下叶考虑感染性病变，双肺间质病变、间质炎症、肺气肿；心包上隐窝考虑积液；两侧胸腔积液。

2. 入院第23天出现肝脓肿，属于医院感染：

（1）入院第23天患者间断发热、体温38.5 ℃左右，咳嗽。

（2）腹部超声：肝略大，脾厚，肝内混合回声。肝表面光滑，实质回声均匀，脉管结构清晰，血流未见异常，肝右叶可显示5.8 cm×5.6 cm的混合回声，中心部可见范围3.1 cm×2.9 cm的偏强回声，周边可见液性暗区环绕，透声差，周边可见彩色血流，胆总管末端因气体遮挡显示不清。

（3）C反应蛋白43.60 mg/L。

（4）在超声引导下肝内混合回声肿物穿刺活检及置管引流，抽出黄色脓汁。

（三）医院感染原因分析

患者为中老年男性，确诊为急性淋巴细胞白血病，成熟淋巴细胞减少，机体的细胞及体液免疫功能减低，入院后又给予化疗，化疗药物不仅杀伤白血病细胞，对正常细胞也有杀伤作用，白细胞及中性粒细胞显著降低，易发生感染。另外化疗中使用糖皮质激素，对骨髓有抑制作用，抑制了机体的免疫反应，也是导致感染的因素。

（四）经验教训及防控措施

1. 加强临床护理

血液病患者自身免疫力低下，化疗对其机体的防御机制和免疫系统造成严重损害。要注意加强血液病患者的口腔、皮肤、肛周等部位的护理预防感染。肝脓肿穿刺后应随时观察患者的生命体征，腹痛的性质和程度，穿刺后曾有穿刺点疼痛，自行缓解。无气胸、出血等严重的并发症发生，并加强了支持治疗，给予充分的营养支持，以提高机体的抵抗力。

2. 正确及时采集标本是为感染患者提供及时有效治疗的关键环节

对于患者采集标本的正确时间和方法非常重要，是能否成功地培养出致病的病原微生物，合理抗感染的关键，临床医师在患者刚刚出现发热、寒战后，高度警惕菌血症/败血症，立即送检血培养，使用抗菌药物，抓住治疗的有效时间，及时治愈了患者。

3. 营养支持

血液病患者本身免疫功能较低，加之化疗过程中使用激素，可导致机体的免疫力低下，继发感染的风险增加，因而应及早做好营养支持治疗，化疗期间根据患者的口味和饮食习惯，调整食物的品种，增加食欲，尽量提高机体的抵抗力，对预防感染有重要的作用。

（1）注意保持排便通畅，适当选食香蕉、蜂蜜，防止便秘的发生，注意饮食卫生，不吃不洁食物，避免引起腹泻而造成肛周感染，如进食困难或不能进食，应静脉补充多种维生素，复合氨基酸等，及时纠正贫血，维持机体酸碱平衡和重要脏器功能。

（2）保持口腔清洁，饮食后及时漱口，给予药物含漱，防治口腔炎及口腔溃疡的发生。

(3) 合理正确地使用抗菌药物，根据药敏结果选择抗菌药物，用药过程中注意观察有无口腔黏膜白斑、腹泻等，警惕真菌感染的发生，针对患者的肝脓肿，有针对性地给予抗菌药物、密切观察生命体征及腹部情况的变化，及时采取穿刺、引流等措施。

病例四十三　急性淋巴细胞白血病异基因造血干细胞移植术后并发多部位感染

（一）病历摘要

患者女，40岁，以“诊断急性淋巴细胞白血病近5个月，拟行异基因造血干细胞移植”于2011年8月10日入院。2011年2月患者无明显诱因自觉乏力，未及时就诊。3个月来乏力加重，活动后出现心慌、气短，并伴有全身骨痛。查血常规：白细胞 $0.9\times10^9/L$、血红蛋白 63 g/L、血小板 $10\times10^9/L$。3月16日为求进一步诊治收入血液科。骨髓象：有核细胞增生极度活跃，原始幼稚淋巴细胞共占95%。骨髓病理：急性淋巴细胞白血病伴骨髓纤维化。流式细胞术骨髓白血病免疫分型：B细胞急性淋巴细胞白血病（B-ALL）。骨髓染色体：46,XX（20）。骨髓 BCR/ABL（p190 及 p210）融合基因检测阴性。给予改良的 VDCP-L（长春新碱、柔红霉素、环磷酰胺及地塞米松联合门冬酰胺酶）方案化疗，化疗后患者乏力及全身骨痛缓解，血常规恢复正常，白细胞分类无原始及幼稚细胞。复查骨髓象：增生活跃，幼淋巴细胞占1%。5月5日为行第二个疗程化疗入院。骨髓象：幼稚淋巴细胞0.5%。给予大剂量甲氨蝶呤（4.0 g，第1天）联合门冬酰胺酶（1万U，第2～8天）化疗，并行预防性腰椎穿刺、鞘内注射。6月2日为行第三个疗程化疗入院。骨髓象：幼稚淋巴细胞占1%。给予中剂量阿糖胞苷联合依托泊苷化疗（阿糖胞苷 1.7 g，1/12 h，第1～3天；依托泊苷 200 mg，第1～3天）。7月12日入院行第四个疗程化疗，给予中剂量阿糖胞苷联合米托蒽醌化疗（阿糖胞苷 1.7 g，1/12 h，第1～3天；米托蒽醌 12 mg，第1～3天），骨髓抑制期患者出现双侧面颊肿胀，局部皮温正常，化验淀粉酶升高，口腔科会诊考虑腮腺炎，经抗病毒、外敷药物等处理后肿胀完全消退，期间与其兄弟 HLA 配型相合，其兄弟查体符合异基因造血干细胞移植供体标准，因供者血型为 B（Rh^+），而受者血型为 AB（Rh^+），系次要血型不合。鉴于患者处于移植的良好时机，移植前相关准备已完成，拟行异基因造血干细胞移植术收入血液科。患病以来，患者精神、饮食及睡眠可，排尿、排便正常，体重无明显减轻。入院查体：体温正常，无贫血貌，浅表淋巴结无肿大，胸骨无叩痛，心肺未闻及异常，肝、脾未触及肿大，腹水征阴性，肠鸣音正常，双下肢无水肿。辅助检查：骨髓象：增生活跃，分类外偶见幼稚淋巴细胞。骨髓细胞微小残留病检查：$CD34^+$、$CD10^+$、$CD19^+$的细胞约占有核细胞的0.03%，$CD34^-$、$CD10^+$、$CD19^+$的细胞约占有核细胞的0.16%，该群细胞在$CD38^-$、$CD20^+$图上表现为分化异常。血、尿及便常规均正常，血生化、凝血象及免疫球蛋白定量均正常，甲状腺功能及性激素水平均正常，结核抗体及肝炎系列阴性，EB病毒、DNA及巨细胞病毒 DNA 均阴性。胸部 CT、心电图、心脏超声、腹部超声、心功能及肺功能检查均正常。移植前常规专科会诊：眼科、耳鼻喉科、口腔科及普外科会诊无感染灶，心理评估正常。入院诊断：急性淋巴细胞白血病（B-ALL，Ph阴性）。

（二）医院感染发生及诊疗经过

1. 第一次感染

入院第 7 天给予改良 Bu/Cy（白消安＋环磷酰胺）方案预处理，移植物抗宿主病（GVHD）预防采用环胞素、吗替麦考酚酯胶囊联合短疗程甲氨蝶呤方案，常规前列地尔、低分子右旋糖酐及丹参粉针预防肝静脉闭塞综合征，第 15 天回输其兄弟外周血干细胞悬液，按患者体重计算，单个核细胞（MNC）计数为 7.68×10^8/kg，$CD34^+$ 细胞计数为 4.89×10^6/kg。移植当天患者出现腹泻，解黄色稀水样便 6 次，无黏液及鲜血，无腹痛及里急后重，并述口腔黏膜疼痛，局部黏膜溃疡，部分溃疡融合，不能进食。补充诊断：IV 度口腔黏膜炎。入院第 18 天（移植后第 3 天）发热，体温 38.6 ℃，C 反应蛋白 38.2 mg/L，(1-3)β-D-葡聚糖检测（G 试验）及内毒素定量均正常，便培养及血培养均阴性。鉴于患者有重度口腔黏膜炎，给予美罗培南 0.5 g，1/6 h，静脉滴注；盐酸万古霉素 1.0 g，1/12 h，静脉滴注，抗感染，并给予氟康唑 0.4 g，1/24 h，静脉滴注，覆盖念珠菌，同时进行常规止泻、黏膜保护等对症处理，患者腹泻缓解，入院第 28 天（移植后第 13 天）体温降至正常。

2. 第二次感染

入院第 26 天（移植后第 11、12 天）患者白细胞植入（中性粒细胞绝对数 1.4×10^9/L），血小板植入（血小板计数 53×10^9/L）。入院第 30 天（移植后第 15 天）患者再次出现腹泻，解绿色稀水样便 3 次，夹杂少许黏膜样物质，伴腥臭味，总量约 200 ml，粪便细菌培养阴性。便常规：白细胞（2/HPF），未见红细胞及脓细胞，便隐血阳性。巨细胞病毒 DNA（CMV-DNA）阴性。因腹泻发生在造血重建后，且无感染证据，故考虑腹泻为肠道移植物抗宿主病，给予甲强龙注射液 40 mg，2/24 h，静脉滴注，继续环孢素注射液联合吗替麦考酚酯胶囊抗排异治疗，加用头孢哌酮钠/舒巴坦钠 3.0 g，1/8 h，静脉滴注，抗感染，患者腹泻缓解后，激素逐渐减量。入院第 43（移植后第 28 天）患者出现尿频、尿痛，肉眼观尿液颜色正常，尿常规：隐血（＋＋＋）、白细胞（＋）、蛋白（＋）、pH 7.0、红细胞 8.50 /HPF、白细胞 37.04 /HPF、细菌 20.09 /HPF。立即留中段尿细菌培养，同时行血及尿 CMV-DNA 等检查，给予加强碱化、水化及强迫性利尿，但患者尿路刺激症状进一步加重，并出现肉眼血尿，其间夹杂有小血凝块及白色絮状物，考虑发生Ⅲ度出血性膀胱炎。入院第 45 天（移植后第 30 天）中段尿培养回报：革兰氏阳性球菌生长，并有革兰氏阴性杆菌生长。随即抗菌药物调整为美罗培南 0.5 g，1/6 h，静脉滴注；联合万古霉素 1.0 g，1/12 h，静脉滴注，硫酸庆大霉素注射液稀释后，行持续膀胱冲洗。入院第 48 天（移植后第 33 天）中段尿细菌培养鉴定及药敏结果回报：屎肠球菌（可疑产 β-Lacz 株），菌落计数 20 000 cfu/ml；大肠埃希氏菌（产 ESBLs 株），菌落计数 6000 cfu/ml，前者对万古霉素、替考拉宁敏感，庆大霉素及链霉素仅在高浓度时敏感；后者对亚胺培南、美罗培南、哌拉西林/他唑巴坦及呋喃妥因敏感。继续美罗培南联合万古霉素抗感染，1 周后停美罗培南，调整为万古霉素联合哌拉西林钠/他唑巴坦钠 2.5 g，1/12 h，静脉滴注及呋喃妥因肠溶片 100 mg，3/24 h，口服，抗感染治疗，入院第 69 天尿常规及培养转阴，入院第 77 天尿路刺激症状完全缓解。

1. 异基因造血干细胞移植当天发生口腔黏膜感染，属于医院感染：

(1) 患者出现发热，体温 38.6 ℃。

（2）口腔黏膜疼痛，局部黏膜溃疡，部分溃疡融合，不能进食，无脓苔附着。

（3）C反应蛋白 38.2 mg/L。

2. 异基因造血干细胞移植后第 28 天发生细菌感染相关的出血性膀胱炎，属于医院感染：

（1）异基因造血干细胞患者出现尿频、尿痛，随即出现肉眼血尿，其间夹杂有小血凝块及白色絮状物。

（2）尿常规：隐血（+++）、白细胞（+）、蛋白（+）、pH 7.0、红细胞 8.50 /HPF、白细胞 37.04/ HPF、细菌 20.09/ HPF。

（3）中段尿细菌培养鉴定结果回报：屎肠球菌（可疑产 β-Lacz 株），菌落计数 20 000 cfu/ml；大肠埃希氏菌（产 ESBLs 株），菌落计数 6000 cfu/ml。

（三）医院感染原因分析

该患者为中年女性，原发疾病为急性淋巴细胞白血病，多次化疗后行异基因造血干细胞移植，清髓性预处理致黏膜屏障受损，且常规多种免疫抑制药联合使用，预防移植物抗宿主病，发生急性移植物抗宿主病后，加用了激素，上述均是医院感染的高危因素。另外，尽管该患者在移植后，半个月内即实现了造血重建，但异基因造血干细胞的免疫重建，则明显延迟，有的患者甚至在移植 2 年后，免疫系统功能仍可能存在缺陷，故造血干细胞移植患者系免疫妥协宿主，易导致感染的发生。

（四）经验教训及防控措施

1. 对造血干细胞移植患者实施全环境保护：通过入住层流病房，创造无菌环境，对造血干细胞移植患者实施全环境保护。

2. 加强对造血干细胞移植患者的护理：入住层流病房前，应常规行肠道准备、药浴清除皮肤表面细菌，移植期间加强患者口腔、肛周、双耳及鼻腔等感染门户部位的护理，并进食无菌饮食。

3. 优化造血干细胞移植方案，减轻预处理对组织及黏膜损伤，并加强对黏膜屏障功能的保护。对于发生黏膜炎的移植患者，需加强护理、控制感染、促进黏膜尽快修复。

4. 正确及时采集标本，完善病原学及炎性相关检查，并给予经验性抗菌药物抗感染，病原学证据明确后转入目标性抗感染治疗。

5. 促进粒细胞尽快植入，纠正粒细胞缺乏是造血干细胞移植患者控制感染的重要环节之一。

参考文献

[1] 宋茵，朱健华. 导管相关血流感染的预防及护理行为的研究进展，中国实用护理杂志，2014，30（25）：39-41.

[2] Loveday HP，Wilson JA，Pratta RJ，et al. National evidence-based guidelines for preventing healthcare-associated infections in NHS hospitals in England. Hospital Infect，2014，86（suppl 1）：S1-S70.

[3] 卢利云，何美玲. 血液科控制医院感染的相关护理管理措施研究. 吉林医药学院学报，2015，36（2）：90-92.

[4] 胡龙华，王文丁，贾坤如，等．血液病患者医院感染与白细胞数关系的研究．中华医院感染学杂志，2002，12（3）：191-192.
[5] 中华医学会血液学分会，中国医师协会血液科医师分会．中国中性粒细胞缺乏伴发热患者抗菌药物临床应用指南．中华血液学杂志，2012，33（8）：693-696.
[6] 陈凤，苏之军．血液病患者标本分离的210株病原菌分布及耐药性分析．职业与健康，2009，25（9）：944-946.
[7] 罗保安．恶性血液病继发侵袭性真菌感染的诊治进展．海南医学，2013，24（15）：2277-2279.
[8] 刘文玲，刘卓星．吉西他滨致急性肺水肿1例护理体会．基层医学论坛，2010，14（12）：373-374.
[9] CSCO肿瘤营养治疗专家委员会．恶性肿瘤患者的营养治疗专家共识．临床肿瘤学杂志，2012，17（1）：59-73.
[10] 李新华，张玉珍，高秀华．医院真菌感染高危因素调查分析．中华医院感染学杂志，2005，15（3）：280-281.
[11] 卢琼．合理使用抗菌药，减少医院内感染．临床合理用药杂志，2015，8（5A）：174.
[12] 刘宁，吕丹瑜，吴俊，等．阿糖胞苷对肺腺癌细胞凋亡的诱导作用及其机制．解剖学报，2006，37（4）：432-435.
[13] 杨清儒，杨璐舟．糖皮质激素的副作用及并发症对策．中国现代医生，2008，46（3）：31.
[14] 阳桃鲜．多重耐药菌感染的预防控制措施．中外健康文摘，2013，（31）：71.
[15] 李文国．循证护理在血液病化疗中的应用48例分析．中国误诊学杂志，2008，8（32）：8039-8040.
[16] 李仲南，汪昱，秦环龙．化疗药物对肠屏障功能的损伤机制及防治进展．山东医药，2008，48（26）：113-115.
[17] 杨烨建，张劲丰，蔡惠兴．肠道菌群失调原因细菌耐药性调查及治疗探讨．中华医院感染学杂志，2006，16（1）：83-85.
[18] 黄贞杰．白血病病人的口腔护理体会．实用护理杂志，2001，17（5）：16.
[19] 徐晖，赵燕利，张振香，等．老年肿瘤患者经外周静脉留置中心静脉导管置管后院外自我维护知识及意愿．中国老年学杂志，2012，32（19）：4139-4140.
[20] 陈明君，盛芝仁．探视人员佩戴一次性口罩和帽子对控制重症监护病房环境污染的调查结果．中华危重病急救医学，2014，26（1）：56-57.
[21] 郑春荣，秦晶，吴杰．加强口腔、肛周护理降低白血病化疗后感染率．中国实用护理杂志，2004，20（5）：14.
[22] 唐暐，王芩，赵维莅，等．氟康唑预防血液病患者真菌感染的疗效分析．检验医学，2010，25（7）：529-532.
[23] 王彪，杨斌，董伟民，等．急性髓系白血病强化巩固后血象变化及其治疗．临床内科杂志，2013，30（12）：853-854.
[24] 傅廷亮，陈强谱．肠内营养对肠道功能保护．世界华人消化杂志，2000，8（12）：1395-1396.

第六节 其他部位感染

病例四十四 急性淋巴细胞白血病化疗后并发急性腮腺炎及化脓性中耳炎

（一）病历摘要

患者女，10 岁，因“确诊急性淋巴细胞白血病 1 年 10 个月，为巩固化疗”于 2010 年 12 月 1 日入院。患者入院时病情平稳，已达完全缓解，体温正常，饮食、睡眠及二便正常。入院查体：体温正常，无贫血貌，浅表淋巴结无肿大。胸骨无压痛，心肺未闻及异常。肝、脾肋下未触及，腹水征阴性，肠鸣音正常。辅助检查：血、尿、便常规及肝功能、肾功能、血糖指标均正常。骨髓穿刺检查：幼稚淋巴细胞占 5.2%。心电图、X 线胸片及腹部彩超检查均无异常。入院诊断：急性淋巴细胞性白血病（L2 型）。

（二）医院感染发生及诊治经过

患者入院后完善相关辅助检查，给予 1 个疗程 VAAMP 方案化疗（长春新碱 1.5 mg，第 1～2 天；米托蒽醌 5 mg，第 1～2 天；阿糖胞苷 200 mg，第 1～3 天；阿柔比星 20 mg，第 1～3 天；地塞米松 5 mg，第 1～14 天）。并给予止吐、保护胃黏膜、保肝、营养心肌及对症、支持治疗。入院第 17 天患者出现发热，体温最高达 38.5 ℃，伴有右侧颌面疼痛及右耳疼痛。复查血常规：白细胞 0.9×10^9/L、血红蛋白 85 g/L、血小板 52×10^9/L、中性粒细胞百分比为 0。经传染科会诊，诊断为“急性腮腺炎”，给予头孢呋辛 0.75 g，3/24 h，静脉滴注，应用炎琥宁 0.2 g，1/24 h，静脉滴注，抗病毒治疗，并应用粒细胞刺激因子注射液 100 μg，1/24 h，皮下注射，提升白细胞。入院第 19 天患者颌面疼痛略有减轻，右耳疼痛无缓解，仍有发热，体温升至 39.5 ℃。复查血常规：白细胞 0.8×10^9/L、血红蛋白 75 g/L、血小板 23×10^9/L、中性粒细胞百分比为 0。更换抗菌药物，美罗培南 0.5 g，1/8 h，静脉滴注，粒细胞刺激因子注射液剂量改为 250 μg，1/24 h，皮下注射。入院第 20 天患者右耳疼痛加重，流出黄色分泌物，细菌培养：金黄色葡萄球菌生长。经耳鼻喉科会诊，诊断为“化脓性中耳炎”，联合应用万古霉素 0.5 g，2 /d，静脉滴注，加强抗感染治疗，右耳局部应用过氧化氢溶液、氧氟沙星滴耳液。入院第 22 天患者体温降至 37.5 ℃，右耳疼痛减轻，分泌物减少。复查血常规：白细胞 4.3×10^9/L、血红蛋白 57 g/L、血小板 80×10^9/L、中性粒细胞绝对值为 1.7×10^9/L。入院第 26 天患者体温恢复正常，停用美罗培南。入院第 27 天患者右耳分泌物消失，停用万古霉素。停药观察 3 天，患者症状无反复。入院第 30 天患者出院。

1. 入院第 17 天出现发热，确诊急性腮腺炎，属于医院感染：

（1）出现发热，体温最高达 38.5 ℃。

（2）有单侧颜面、耳后肿胀及疼痛。

（3）查体：口腔内腮腺导管开口处水肿，可见异常分泌物。

2. 入院第 19 天补充诊断：化脓性中耳炎，属于医院感染：

（1）患者出现发热，体温达 39.0 ℃。

（2）右耳疼痛，并有黄色分泌物从外耳道流出。耳鼻喉科内镜检查提示中耳化脓。

（3）分泌物细菌培养：金黄色葡萄球菌生长。

（三）医院感染原因分析

患者诊断为急性淋巴细胞性白血病（L2 型），自身免疫力低下，入院后给予化疗，化疗药物具有免疫抑制作用，使得免疫力进一步减低，加之学龄儿童是急性腮腺炎高发人群，因此患者具有医院感染的高危因素。

（四）经验教训及防控措施

1. 经验教训

（1）血液病患者自身免疫力低下，化疗对其机体的防御机制和免疫系统造成严重损害。本患者入院第 17 天，右侧颜面及腮腺肿痛，临床医护人员立即针对腮腺感染进行局部聚维酮碘消毒，硫酸镁外敷，同时注意加强患者的口腔、皮肤、肛周等部位护理预防感染。

（2）患者入院第 17 天后自觉右侧颜面及耳后肿痛，随后出现发热。临床医师根据患者症状和体征，考虑可能存在腮腺炎，及时请传染科会诊，并经验性应用针对革兰氏阳性球菌的二代头孢类抗菌药物头孢呋辛及针对病毒感染的炎琥宁抗感染治疗，密切观察病情变化。入院第 19 天，考虑患者感染症状改善不明显，以及化疗后白细胞减少，免疫力极低，感染难控制，抗菌药物改为美罗培南。分泌物培养回报结果后，进一步明确感染诊断，根据细菌培养药敏试验结果，调整抗菌药物，联合应用万古霉素抗菌治疗，同时给予对症及支持治疗。

（3）医院感染患者采集标本的正确时间和方法非常重要，是能否成功培养出致病的病原微生物，是合理抗感染治疗的关键[1]。本病例临床医师在患者刚刚出现外耳道分泌物后，立即送检分泌物培养，并根据培养结果及时调整抗菌药物，为及时治愈患者，抢得了治疗先机。

2. 防控措施

（1）急性腮腺炎及中耳炎是儿童常见病之一[2]，是指 48 h 内突然发生的腮腺及中耳急性炎性反应，诊断要点是腮腺肿痛、耳痛，鼓膜完整，伴急性充血或发热。儿童由于咽鼓管较短[3]、峡部较宽，管腔相对较大，咽口位置较低，近水平且似直线，儿童咽部淋巴组织丰富，抵抗力差，因此儿童患上呼吸道感染后，细菌易存留于口腔及鼻咽部，引起急性腮腺炎及急性中耳炎。

（2）白血病患儿机体免疫力较低，加之化疗药物可能引起口腔及外耳道黏膜损伤，因而应及早做好预防。

（3）指导患儿擦鼻涕时要轻柔，切勿用力过猛，否则可能会导致耳部感染。家属需了解预防儿童中耳炎的方法[4]，临床医护人员应在患者化疗后骨髓抑制期，预防性应用抗菌药物类滴耳液，采取措施来降低患儿罹患中耳炎的概率。腮腺炎大多由上呼吸道病毒感染引起，让患儿远离病源，将有助于减少其腮腺感染的危险。

病倒四十五　恶性淋巴瘤化疗后并发右耳感染

（一）病历摘要

患者男，33 岁，主因“确诊左侧鼻腔淋巴瘤 3 个月”于 2013 年 10 月 8 日入院。2013

年经病理确诊：左侧鼻腔淋巴瘤（NK/T 细胞型）。患者入院时有左侧鼻塞，伴流脓涕，右侧鼻腔通气，双耳听力正常。无发热、乏力，无头晕、头痛，无心慌气短，无出血症状，无消瘦，饮食、睡眠及排尿排便正常。入院查体：生命体征平稳，面色正常，皮肤黏膜无黄染、皮疹及皮下出血。左侧鼻腔通气不良，鼻内可见鼻痂，左侧鼻旁窦压痛，右侧鼻腔通气良好，右侧鼻旁窦无压痛。胸骨无压痛，心肺听诊正常。肝、脾肋下未触及肿大，双下肢无水肿。辅助检查：血常规可见白细胞 3.74×10^9/L、血小板 391×10^9/L、血红蛋白 134 g/L，乳酸脱氢酶 136 U/L，红细胞沉降率 37 mm/h，C 反应蛋白 5.96 mg/L，β_2-微球蛋白 2.19 mg/L，凝血象正常。肝功功能、肾功能、血糖、离子、肝炎六项、HIV、RPR 均正常。入院诊断：①左侧鼻腔淋巴瘤（NK/T 细胞型ⅡE 期）；②左侧鼻窦炎。

（二）医院感染发生及诊疗经过

患者入院时一般状态好，有左侧鼻塞及流涕，考虑为鼻腔淋巴瘤放疗后所致左侧鼻窦炎，给予每日鼻腔冲洗。入院后第 2 天查血常规正常，C 反应蛋白基本正常，无化疗禁忌证。入院后第 6 天开始环磷酰胺＋阿霉素＋长春地辛＋地塞米松磷酸钠＋依托泊苷注射液方案（CHOPE）化疗，化疗期间病情平稳，除左侧鼻腔流涕、鼻塞外，余无任何不适症状。入院第 13 天患者出现右耳阻塞感，伴有分泌物流出，听力受影响，左耳一切正常。经耳鼻喉科会诊后确诊为右耳急性中耳炎，给予留取右耳分泌物标本做培养，应用头孢呋辛钠 1500 mg，1/12 h，静脉滴注；左氧氟沙星滴耳液 0.2 ml，3/24 h，滴耳。入院第 14 天患者出现发热，体温 37.8 ℃，无发冷、寒战，无咳嗽、咳痰，右耳液体分泌物较多，疼痛明显，听力障碍。复查血常规：白细胞 4.51×10^9/L、血小板 165×10^9/L、血红蛋白 123 g/L，C 反应蛋白 33.5 mg/L。中耳 CT 回报：右耳中耳炎，继续应用头孢呋辛钠，抗感染治疗。入院第 17 天患者仍有发热，右耳疼痛伴分泌物，复查血常规：白细胞计数 2.44×10^9/L、中性粒细胞绝对值 1.22×10^9/L，C 反应蛋白高至 117 mg/L。加用乳酸环丙沙星氯化钠注射液 200 ml，1/24 h，静脉滴注。入院第 18 天右耳分泌物（入院后第 13 天送检）培养回报：肺炎克雷伯杆菌生长，对头孢呋辛钠及环丙沙星均敏感，继续目前的治疗。入院第 19 天患者自诉右耳分泌物减少，疼痛减轻，听力未恢复，体温在 37 ℃左右。复查血常规：白细胞计数 1.68×10^9/L、中性粒细胞绝对值 0.39×10^9/L，加用粒细胞集落刺激因子，促进粒细胞恢复。入院第 21 天患者仍感右耳听力受限，无分泌物流出，无疼痛感，体温基本在正常范围。复查血常规：白细胞计数 5.58×10^9/L、中性粒细胞绝对值 3.12×10^9/L、血小板及血红蛋白正常，C 反应蛋白 47.60 mg/L，粒细胞恢复，白细胞正常，C 反应蛋白明显下降，感染好转，停用头孢呋辛钠，继续应用环丙沙星抗炎巩固。入院第 22 天患者体温稳定，无右耳疼痛及分泌物，听力稍有好转。结合临床特点，中耳炎好转，停用抗菌药物，继续外用左氧氟沙星滴耳液治疗，并出院。出院后追踪随访，约 1 周后患者听力逐渐好转，半个月后听力基本恢复正常，临床治愈。

入院第 13 天出现中耳感染，属于医院感染：

（1）出现右耳阻塞感，伴有分泌物流出。

（2）中耳 CT 回报：右耳中耳炎。

（3）C 反应蛋白高至 117 mg/L。

（4）右耳分泌物培养回报：肺炎克雷伯杆菌生长。

（三）医院感染原因分析

1. 该患者是医院感染的高危人群

（1）鼻腔淋巴瘤特殊性，鼻腔 NK/T 细胞淋巴瘤，在非霍奇金淋巴瘤中恶性度极高。经放疗及化疗，致使机体抵抗力和免疫力下降，尤其是化疗后骨髓抑制期，容易受到感染因素的侵袭。

（2）易感因素：鼻腔淋巴瘤患者，发病部位在鼻部，而鼻腔与耳道在生理结构上互相连通，鼻部感染灶易扩散至耳道。该患者病灶在左侧鼻腔，既往曾行放疗，导致左侧鼻腔反复鼻塞及流脓涕，存在慢性鼻窦炎，极易发生局部感染。在化疗后骨髓抑制期，免疫力低下，感染扩散至耳道，导致中耳炎。

2. 未能正确及时采集标本

患者出现右耳感染后，仅留取一次耳道分泌物培养，其后未再送检，无法判断病情变化。在化疗后骨髓抑制期，出现发热后，未能给予血培养检查，不能及时查明是否合并血流感染。在抗菌药物应用上，只能根据耳道分泌物药敏结果，选择强度较低的抗菌药物，不能排除有其他细菌感染的可能。

（四）经验教训及防控措施

1. 经验教训

（1）加强局部感染的护理：五官部位的感染由于其生理解剖位置的特殊性，极易发生局部交叉感染，故应加强局部护理。该患者合并鼻窦炎，应反复给予盐水冲洗鼻腔，布地奈德雾化吸入，以减轻局部感染灶，避免进一步侵袭他处。化疗后出现右耳疼痛、有分泌物流出，伴听力障碍，在积极抗炎及外用药物的同时，应注意避免出现另一侧中耳感染。血液病患者自身免疫力低下，化疗对其机体的防御机制和免疫系统进一步造成严重损害，应注意加强口腔、皮肤、肛周等部位护理，预防感染，在粒细胞缺乏期间加强病房卫生，每日通风消毒。

（2）完善病原学检查项目，提高病原学送检率：医院应加强对免疫缺陷患者的病原学送检情况监测，定期公示监测结果，查找未达标原因，制订可行对策，逐步提升病原学送检率。对于感染患者，采集标本的正确时间和方法非常重要，是能否成功培养出致病的病原微生物，合理抗感染治疗的关键[5]。患者出现右耳分泌物时，即给予送检分泌物培养，及时查找到致病菌，合理应用抗菌药物，使患者感染症状逐渐得到控制。

2. 防控措施

（1）淋巴瘤患者反复化疗所致机体免疫力较低，需给予免疫调节治疗，同时加强日常饮食营养，作息时间等，注意休息，保证睡眠，增强自身抵抗力。多吃新鲜瓜果、蔬菜，多饮水，保持排便通畅，注意饮食卫生，不吃不洁食物，避免引起腹泻，造成肛周感染。应注意加强口腔卫生，加强病区环境消毒，尽可能避免有创的诊疗操作，正确预防性应用抗菌药物，改善自体防御功能。

（2）详细记录患者在院期间的任何临床阳性症状及体征，当出现可疑感染征象时，不可松懈，应全面排除感染因素，及时留取病原学检查，根据病原学检查结果，严格执行《抗菌药物临床应用指导原则》相关要求，规范使用抗菌药物，采取合理治疗方案。

病例四十六　急性白血病化疗并发肛周脓肿、菌血症

（一）病历摘要

患者男，49 岁，因“确诊急性白血病 1 个月余，按期化疗”于 2012 年 5 月 15 日入院。2012 年 4 月患者被诊断为“急性髓系白血病 M0 型”，经化疗后好转。本次化疗间歇期 1 个月余，为定期复查病情及化疗再次入院。入院时轻度乏力，无感染及出血症状。既往无慢性病病史。入院查体：一般状态尚好，体温正常，贫血貌，皮肤未见出血点及瘀斑，浅表淋巴结未触及肿大。咽部无充血，扁桃体不大。胸骨无压痛，心肺听诊正常。腹软，无压痛，肝脾肋下未触及，肛周无红肿及压痛。辅助检查：血常规可见白细胞 1.86×10^9/L、中性粒细胞 0.275、血红蛋白 72 g/L、血小板正常。骨髓结果：增生活跃，原始细胞占 11.5%，红系增生明显活跃，可见轻度病态造血，环片 1 周见巨核 6 个。肝肾功能、离子、血糖、凝血象、C 反应蛋白、尿便常规、心电图等结果均正常。入院诊断：急性髓系白血病 M0 型（部分缓解）。

（二）医院感染发生及诊疗经过

患者入院第 2 天开始 MA 方案（阿糖胞苷＋米托蒽醌，7 d 为 1 个疗程）诱导缓解化疗，化疗期间出现恶心、食欲缺乏、排便不畅及便秘等副作用，虽交代患者注意通便、坐浴等加强肛周护理，但未引起患者重视。入院第 10 天（化疗结束第 1 天），复查血常规：白细胞 0.57×10^9/L、中性粒细胞绝对值 0.04×10^9/L、血小板 33×10^9/L、血红蛋白 56 g/L，C 反应蛋白正常。给予注射粒细胞集落刺激因子 200 μg，1/24 h，皮下注射，促进正常粒细胞恢复治疗。入院第 11 天出现高热，体温达 39.5 ℃，伴肛周疼痛。查体：肘膝位肛周 6～12 点部位压痛，无红肿及破溃。诊断：肛周感染。经验性应用头孢哌酮钠/舒巴坦钠 3.0 g，1/12 h，静脉滴注；给予坐浴、聚维酮碘消毒及外用痔疮膏等加强肛周护理；通便药治疗，保持排便通畅。入院第 12 天出现高热伴发冷、寒战，C 反应蛋白 146.00 mg/L，白细胞降至 0.22×10^9/L，考虑为化疗后骨髓抑制导致持续粒细胞缺乏，送检血培养并继续上述抗菌药物积极抗感染，输注红细胞悬液改善贫血，输注血小板悬液以降低出血危险。入院第 14 天抗感染治疗已 3 天，仍高热伴发冷、寒战，肛周疼痛加重，C 反应蛋白 254.00 mg/L。血培养结果回报：生长革兰氏阴性杆菌。明确诊断：菌血症。在药敏结果回报前，改为针对革兰氏阴性杆菌的抗菌药物亚胺培南/西司他汀 500 mg，1/6 h，静脉滴注。入院第 16 天 C 反应蛋白 240.00 mg/L，血培养回报：生长大肠埃希氏菌，药敏试验：对亚胺培南/西司他汀最敏感。入院第 18 天应用亚胺培南/西司他汀第 5 天，发热无好转，肛周疼痛剧烈伴排尿费力，肛周压痛明显，再次送检血培养。复查血常规粒细胞缺乏无恢复，C 反应蛋白 164.00 mg/L，外科会诊诊断肛周脓肿，暂未触及波动感，建议继续聚维酮碘局部消毒、温水坐浴加强肛周局部护理、继续积极抗感染治疗。入院第 21 天肛周疼痛需服镇痛药缓解，C 反应蛋白 196.00 mg/L，给予氟康唑 100 mg，2/24 h，静脉滴注，防治真菌感染。入院第 23 天肛周约 3 cm×5 cm 范围红肿痛、未触及波动感，C 反应蛋白 186.00 mg/L。血培养结果（入院第 18 天所送）回报：无致病菌生长，菌血症治愈，肛周感染难控制，增加粒细胞集落刺激因子用量至 200 μg，2/24 h，皮下注射，促进粒细胞恢复，化验白蛋白 26 g/L，补充人血白蛋白 10 g，1/24 h，静脉滴注。入院第 25 天肛周彩超结果提示低回声病灶，大小约

2.27 cm×1.22 cm，距体表约 0.33 cm，边界欠清，回声不均，其内见彩色血流。外科会诊意见：因未形成脓肿，继续抗感染。由于抗菌药物亚胺培南/西司他汀已用 10 d，参考前次血培养药敏结果，调整为盐酸头孢吡肟 2 g，2/24 h，静脉滴注，联合盐酸莫西沙星 400 mg，1/24 h，静脉滴注。入院第 27 天体温降至 38 ℃左右，肛周疼痛仍较剧烈，肛周红肿部位触及波动感，C 反应蛋白 186.00 mg/L，血常规：白细胞 1.22×10^9/L、中性粒细胞绝对值 0.27×10^9/L，粒细胞上升、体温呈下降趋势，肛周病灶形成脓肿。请外科会诊行局部切开引流。入院第 28 天转为低热，肛周疼痛明显减轻，肛周脓肿切口处纱条见少量脓性渗出，给予消毒换药及更换引流纱条。C 反应蛋白降至 81.60 mg/L。血常规：白细胞 2.03×10^9/L、中性粒细胞绝对值 1.03×10^9/L。入院第 29 天体温正常，肛周疼痛较前减轻，粒细胞缺乏已恢复，抗菌药物改为头孢哌酮钠/舒巴坦钠 3.0 g，2/24 h，静脉滴注，继续对肛周病灶局部消毒及换药处置。入院第 30 天体温正常，肛周压痛不明显，C 反应蛋白 22.00 mg/L。血常规：白细胞 4.76×10^9/L、中性粒细胞绝对值 3.65×10^9/L、血小板 47×10^9/L、血红蛋白 67 g/L。病情好转，出院。

1. 入院第 11 天出现肛周感染，属于医院感染：

（1）出现高热，体温达 39.5 ℃，伴肛周疼痛。查体，肘膝位肛周 6～12 点部位压痛。

（2）肛周疼痛渐加重伴排尿费力，局部红肿、疼痛，粒细胞缺乏恢复后形成肛周脓肿。

（3）C 反应蛋白明显增高，最高至 254.00 mg/L。

2. 入院第 12 天出现菌血症，属于医院感染：

（1）入院第 11 天出现肛周感染。

（2）入院第 12 天出现高热伴发冷、寒战，C 反应蛋白 146.00 mg/L。

（3）血培养结果回报：生长大肠埃希氏菌。

（三）医院感染原因分析

1. 急性白血病主要治疗途径是化疗。化疗所导致骨髓抑制，引起粒细胞缺乏、免疫力损害等均为感染高危因素。肛门是人体排泄代谢物的出口，解剖结构特殊，多数人具有痔、肛裂等潜在病灶，如果粪便干燥，机械损伤肛周皮肤黏膜或忽视肛周护理，极易导致肛周感染[6]。因此，肛周感染是化疗期间常见的严重感染之一。该患者平素没有养成保持肛门卫生的习惯。化疗前，临床医师、护士忽略了对患者肛周护理方面的健康宣教，对化疗期间出现的排便不畅等症状没有采取预防措施，这些因素促发了肛周感染。并且在感染期间，偏重抗菌药物应用及调整，忽视了肛周局部的护理工作，导致肛周感染加重，最终形成脓肿。

2. 该患者原发疾病为急性白血病，有反复化疗史，入院时机体免疫力已严重损害。入院后化疗导致严重骨髓抑制，持续粒细胞缺乏，且合并肛周感染，是发生菌血症的主要原因，此外合并肛周感染后抗菌药物选择不当、抗感染力度不够也是感染加重的原因之一。

（四）经验教训及防控措施

1. 该患者于粒细胞恢复后合并肛周脓肿，虽积极全身抗感染治疗，仍持续发热、C 反应蛋白不降，经脓肿切开引流后感染很快恢复。任何感染灶一旦形成脓肿，必须充分引流，才能完全控制感染，有效的全身抗菌药物治疗也同样重要。

2. 造血系统肿瘤患者中性粒细胞缺乏伴感染相关死亡率高达 11%的患者，感染发生、严重程度及临床过程与中性粒细胞缺乏程度和持续时间有关。中性粒细胞缺乏是指外周血中性粒细胞＜0.5×10^9/L，严重缺乏是指中性粒细胞＜0.1×10^9/L，急性白血病化疗后，骨髓抑制期患者多达到严重粒细胞缺乏标准，且持续时间超过 7 d，故属于高危感染患者。《中性粒细胞缺乏伴发热患者抗菌药物临床应用指南》[7]推荐：对于高危患者，一旦出现感染表现，初始需经验性选择可覆盖铜绿假单胞菌和其他革兰氏阴性杆菌的广谱抗菌药物，包括哌拉西林钠/他唑巴坦钠、头孢哌酮钠/舒巴坦钠、碳青霉烯类（亚胺培南/西司他丁或美罗培南）等，其中以碳青霉烯类最强。由于该患者肛周感染严重，且难控制，极易合并菌血症，故初始治疗宜选择碳青霉烯类，可能会降低严重感染的发生率。

3. 对于血液病合并严重感染患者，积极输血改善贫血、纠正低蛋白血症、静脉补液营养支持等治疗有助于改善患者的一般状态，是促进感染恢复的有力保证。

4. 血液肿瘤伴中性粒细胞缺乏感染患者，应重视感染灶的病原学检查，如及时送检痰、尿便、血等标本。尤其持续发热患者，应重视血培养检查，为提高血培养阳性率，推荐血培养检查时，至少同时行两套培养检查，如果存在中心静脉置管，一套血标本从管腔采集，另一套从外周静脉采集。如果无置管，应该选择不同静脉的两套血标本培养。如抗感染治疗后仍持续发热，可以每隔 2 天重复 1 次血培养。一旦获得阳性病原学结果，依据药敏调整抗菌药物，感染可能会很快得到控制。

5. 合理控制血液肿瘤患者化疗致肛周感染的原因及相关因素，针对化疗致肛周感染的特点进行预防及护理干预，对降低化疗相关危险性、减轻患者痛苦、改善预后具有重要意义。具体防范措施如下。

（1）化疗前，医生应详细询问患者有无肛周疾患及手术史，认真做肛门检查，对有肛门痔、肛裂等潜在疾病的患者，尽早开始温水坐浴，早晚各 1 次，坐浴后可用聚维酮碘消毒肛周，一般坐浴时间为 20～30 min，对于有肿胀、脱垂者，在 10 min 左右坐浴后，局部应用马应龙痔疮膏。如患者状态差、卧床不起，难耐受坐浴，应要求家人用热毛巾湿敷肛门代替坐浴，护理操作要轻柔。严重患者需请外科会诊，协助局部治疗肛门病变。

（2）根据患者及家属的治疗依从情况，采取不同的宣教形式，力争保证较好的依从性，提高预防意识，保持排便通畅。化疗前即开始培养每天按时排便习惯，如有习惯性便秘情况，尽早应用缓泻药防止发生肛裂。如便干导致排便费力，不可以过度用力排，可指导患者腹部按摩促进肠蠕动[8]，提肛练习，必要时用开塞露或温水灌肠协助排便，便后清洗肛门、加强坐浴。为保证排便通畅，鼓励患者保证充足饮水量，以高热量、高纤维素、易消化饮食为主，注意饮食卫生，避免刺激性饮食。

病例四十七　经支气管内超声淋巴结活检后并发急性丙型肝炎

（一）病历摘要

患者女，59 岁，主诉“发现纵隔淋巴结肿大 1 年”于 2015 年 5 月 13 日入院。2015 年 3 月，患者因纵隔淋巴结肿大 10 个月就诊于当地某三甲医院。近半年，偶有盗汗现象，间断出现咳嗽、咳痰等症状，经抗炎及对症治疗症状可缓解。病来无明显发热、乏力，无咯血，无体重减轻。肺部 CT 提示：纵隔、肺门淋巴结肿大，且生长较快。查感染 4 项时（乙肝、丙肝、梅毒、HIV）均为阴性。入院第 3 天，结核感染 T 细胞斑点试验（T-SPOT. TB）结果回报为阴性。PET-CT 提示：颈前结节灶，双侧肺门、纵隔、胃小弯侧、腹膜后多发淋巴结肿大，腹膜及右侧臀大肌结节灶，代谢增高，首先考虑良性病变，结节病可能性大，建议穿刺活检，排除淋巴瘤。为进一步明确诊断，2015 年 5 月 13 日患者就诊于北京某医院。入院诊断：纵隔淋巴结肿大原因待查，结核、炎症及恶性肿瘤待除外。

（二）医院感染发生及诊疗经过

2015 年 5 月 13 日，患者入住某医院接受治疗。入院第 2 天，查感染 4 项（乙肝、丙肝、梅毒、HIV）均为阴性。入院第 7 天，行支气管镜肺泡灌洗，同时经支气管内超声淋巴结进行活检，确诊为“结节病”并建议激素治疗。2015 年 5 月 21 日，患者返回当地医院继续进行系统治疗，查体：体温 36.5 ℃，脉搏 72 /min，呼吸 18 /min，血压 120/70 mmHg，全身皮肤无黄染，浅表淋巴结无肿大。腹部平坦，无压痛及反跳痛，未触及包块，肝、脾肋下未触及，肝区无叩痛，肠鸣音正常，查感染 4 项仍为阴性。入院第 20 天，检查时发现肝功能异常，同时患者出现恶心、厌油、肝区疼痛等症状，立即复查肝炎抗体，发现丙肝抗体出现阳性。入院第 22 天，丙肝病毒 RNA 定量 6.29×10^{7} U/ml，经传染科会诊确诊为急性无黄疸型丙型肝炎。入院第 27 天，经当地传染病医院再次查丙肝抗体亦为阳性，查丙肝病毒 RNA 定量 7.21×10^{4} U/ml，诊断结果同上。

返回当地医院治疗第 22 天确诊为急性无黄疸型丙型肝炎，属于医院感染：

（1）既往无 HCV 感染史：该患者每年体检丙肝抗体均为阴性，且 2015 年 3 月在当地某三甲医院住院时查感染 4 项时（乙肝、丙肝、梅毒、HIV）亦为阴性。

（2）高危因素暴露史：2015 年 5 月 19 日在北京某医院曾进行支气管镜肺泡灌洗，以及支气管内超声淋巴结活检。

（3）急性发病症状：2015 年 6 月 9 日出现恶心、厌油、肝区疼痛等症状。

（4）检查：2015 年 6 月 9 日发现丙肝抗体出现阳性，2015 年 6 月 11 日丙肝病毒 RNA 定量 6.29×10^{7} U/ml。

（三）医院感染原因分析

1. 支气管内超声淋巴结活检是造成该患者急性丙型肝炎患病的唯一高危险因素

患者 2015 年 3 月在当地某三甲医院查感染 4 项时（乙肝、丙肝、梅毒、HIV）均为阴性，2015 年 5 月 14 日于某医院查感染 4 项时亦为阴性，于 5 月 19 日进行支气管镜肺泡灌洗及支气管内超声淋巴结活检，在此之前未进行过有感染丙肝危险的有创操作。患者返回当地某三甲医院再次入院的第 20 天（2015 年 6 月 9 日）检查时发现肝功能异常，同时患者出现恶心、厌油、肝区疼痛等症状，丙肝抗体阳性。丙肝潜伏期为 2～26 周，从 5 月 19 日做支气管内超声淋巴结活检到出现丙肝抗体阳性共 21 d。

2. 制度执行不严、疏于监管造成手术器械未进行灭菌

根据《医疗机构消毒技术规范》（中华人民共和国卫生行业标准 WS/T 367-2012）中 4.3 规定：“进入人体无菌组织、器官、腔隙，或接触人体破损皮肤、破损黏膜、组织的诊疗器械、器具和物品应进行灭菌”。《内镜清洗消毒技术操作规范》中第二章第十二条要求：“凡穿破黏膜的内镜附件，如活检钳、高频电刀等，必须灭菌。”《内镜清洗消毒技术操作规范》中第二章第十一条要求：内镜的数量应当与医院规模和接诊病人数相适应，以保证所用器械在使用前能达到相应的消毒、灭菌合格的要求，保证患者安全。支气管内超声淋巴结活

检设备进入人体无菌组织、器官，属于高度危险性物品，具有极高感染风险。经调查发现，在患者就诊当日该医院仅有一套经支气管内超声淋巴结活检设备，而当天预约 6～7 名患者做检查，完全没有对支气管内超声淋巴结活检设备进行灭菌的时间。

3. 手术器械清洗消毒不彻底存在安全隐患

经该病例分析可知，支气管内超声淋巴结活检是此患者发生丙肝的唯一感染途径。支气管内超声淋巴结活检设备是一个精密、管腔狭长的器械，给清洗和消毒带来一定难度。如若支气管内超声淋巴结活检设备在清洗和消毒过程中存在不彻底的现象，极易导致下一个患者发生交叉感染。

4. 进行有创操作时应加强手卫生和无菌观念

根据《内镜清洗消毒技术操作规范》第二章基本要求中第九条规定：灭菌内镜的诊疗应当在达到手术标准的区域内进行，并按照手术区域的要求进行管理。《医务人员手卫生规范》（中华人民共和国卫生行业标准 WS/T 313－2009－04－01）中规定：外科手消毒应遵循以下原则：①先洗手，后消毒；②不同患者手术之间、手套破损或手被污染时，应重新进行外科手消毒。临床医师在为该患者进行支气管内超声淋巴结活检时，患者发现，前一个患者做经支气管内超声淋巴结活检（EBUS）诊疗结束后，检查医师并未对床单位进行消毒和更换敷料，该患者到诊查床前仍可看见前一位患者在床上留下的污垢。临床医师在进行诊疗前未更换手术衣、也未重新按照手卫生要求进行洗手或手消毒，为该患者发生医院感染丙肝埋下隐患。

（四）经验教训及防控措施

1. 加强医院感染防控知识培训，提高医护人员防范意识

要做好医院感染防控工作，首先要解决认识问题。《医院感染管理办法》第二十五条规定："医疗机构应当制订对本机构工作人员的培训计划，对全体工作人员进行医院感染相关法律法规、医院感染管理相关工作规范和标准、专业技术知识的培训"。第二十七条指出"医务人员应当掌握与本职工作相关的医院感染预防与控制方面的知识，落实医院感染管理规章制度、工作规范和要求"。同时，《内镜清洗消毒技术操作规范》第二章中第六条要求："从事内镜诊疗和内镜清洗消毒工作的医务人员，应当具备内镜清洗消毒方面的知识，接受相关的医院感染管理知识培训，严格遵守有关规章制度。"只有加强医务人员对预防医院感染的认识与相关知识的培训，使其了解医院感染相关的法律法规，提高临床医生对医院感染的诊断能力，提高全体医务人员对医院感染的防范意识，增强责任心，才能减少医院感染发生。

2. 建立健全各项制度，严格监管落实

近年来，随着医院感染事件不断发生，国家有关部门相继出台多个有关医院感染管理的法律法规，各医疗机构也根据实际情况制订相应的规章制度，但有些部门只是将这些规章制度写在纸上、挂在墙上，并没有真正落实到具体的医疗行为上。《内镜清洗消毒技术操作规范》第二章中第五条要求："开展内镜诊疗工作的医疗机构应当制订和完善内镜室管理的各项规章制度，并认真落实。"反思该患者因行支气管内超声淋巴结活检而致丙型肝炎感染的案例，完全是没有严格执行规章制度造成的。本案所涉及的制度包括对医疗器械的清洗、消毒、灭菌与隔离制度、医院感染监测制度、医务人员手卫生规范等。这些规章制度在医院感

染管理的法律法规中均有详细规定。但该科室的医务人员在具体的操作中没有按章办事，致使支气管内超声淋巴结活检钳清洗消毒不彻底，同时也没有进行灭菌，最终造成该患者感染急性丙型肝炎。要避免医院感染暴发的风险，不仅要建立健全医院感染防控的各项规章制度，更要严格监管落实，制度落实才是医疗安全的重要保障。

3. 加强无菌操作观念

支气管内超声淋巴结活检钳作为高度危险性物品，具有极高感染风险，使用后应进行清洁、消毒和灭菌；根据《手术部位感染预防控制指南》GJB7480—2012 要求指出：手术的医护人员在术前应对床单位进行消毒，更换无菌敷料，并进行外科洗手和消毒。

参考文献

[1] 杨秀云. 微生物培养标本不合格原因分析及对策. 检验医学与临床，2012，9（15）：1933.

[2] 宋纪军，刘宏建. 儿童急性中耳炎的病程和转归. 中国耳鼻咽喉头颈外科，2014，21（7）：366.

[3] 宇宁，李宇，苑莹. 小儿急性化脓性中耳炎的病因、治疗及护理措施. 2011，31（6）：482-483.

[4] 涂澄宇，彭佳. 中耳炎病因、治疗及预防分析. 2013，6（16）：127-128.

[5] 董献刚. 血液标本采集方式对检验结果影响的研究. 中国医药科学，2012，02（8）：82-84.

[6] 陈娟，何晓英，方丽，等. 超高龄大便失禁患者行改良式造口袋保护皮肤的效果观察. 西南国防医药，2013，23（7）：770-772.

[7] 中华医学会血液学分会，中国医师协会血液科医师分会. 中国中性粒细胞缺乏伴发热患者抗菌药物临床应用指南. 2012，33（8）：693-696.

[8] 蒋俊梅. 促进腹部手术后胃肠蠕动功能恢复的研究. 南方护理学报，2004，11（11）：7-8.

附　录

附录 1：中国中性粒细胞缺乏伴发热患者抗菌药物临床应用指南（2016 年版）

［中华医学会血液分会、中国医师协会血液科医师分会］

中性粒细胞缺乏伴发热患者是一组特殊的疾病人群。由于免疫功能低下，炎症的症状和体征常不明显，病原菌及感染灶也不明确，发热可能是感染的唯一征象，如没有给予及时恰当的抗菌药物治疗，感染相关死亡率高。因此，充分认识中性粒细胞缺乏伴发热患者的相关风险、诊断方法及如何合理使用抗菌药物，对于降低中性粒细胞缺乏伴发热的发生和死亡风险至关重要。

我国 2012 年《中国中性粒细胞缺乏伴发热患者抗菌药物临床应用指南》发布至今 3 年余，对临床诊疗发挥了很好的指导作用。期间国际上关于中性粒细胞缺乏伴发热的理念发生了一些重要的改变，我国在中性粒细胞缺乏伴发热的细菌流行病学调查及耐药菌方面也积累了大量临床研究和流行病学数据。因此，参考美国感染病学会（Infections Diseases Society of America，IDSA）《发热和中性粒细胞缺乏患者治疗指南》（简称 IDSA 指南）、第 4 届欧洲白血病感染会议（ECIL）《欧洲细菌耐药时代中性粒细胞减少症患者发热经验治疗指南》（简称 ECIL-4 经验治疗指南）和《欧洲细菌耐药时代中性粒细胞减少症患者发热目标治疗指南》（简称 ECIL-4 目标治疗指南），结合国内流行病学资料、细菌耐药检测数据及抗菌药物临床应用经验总结，中华医学会血液学分会和中国医师协会血液科医师分会对 2012 版指南进行修订。

一、定义

1. 中性粒细胞缺乏

患者外周血中性粒细胞绝对计数（ANC）$<0.5\times10^9/L$ 或预计 48 h 后 ANC$<0.5\times10^9/L$；严重中性粒细胞缺乏：ANC$<0.1\times10^9/L$。

2. 发热

口腔温度单次测定≥38.3 ℃（腋温≥38.0 ℃）或≥38.0 ℃（腋温≥37.7 ℃）持续超过 1 h。中性粒细胞缺乏期间应避免测定直肠温度和直肠检查，以防止定植于肠道的微生物进入周围黏膜和软组织。

需要指出的是，由于患者的临床表现差异较大，临床医师的判断在决定是否需要给患者使用抗菌药物治疗时起着关键性作用。即使患者不能满足上述定义，也需要医生仔细甄别是否需要应用抗菌药物治疗，例如，全身状况不良的患者（尤其是老年患者）在发生感染时可能无发热甚至有体温降低。

二、流行病学

80%以上的造血系统恶性肿瘤患者和10%～50%的实体肿瘤患者在≥1个疗程化疗后会发生与中性粒细胞缺乏有关的发热。造血系统恶性肿瘤患者发生中性粒细胞缺乏伴感染时常伴有较高的死亡率。据报道，13%～60%接受造血干细胞移植的患者发生血流感染，病死率达12%～42%。在目前国内医疗条件下，当中性粒细胞缺乏持续>21 d时，感染的发生率明显增高。

中性粒细胞缺乏伴发热患者的临床表现不典型，感染部位不明显或难以发现，病原菌培养阳性率低。近期完成的中国血液病粒细胞缺乏伴发热患者的流行病学调查显示：①中心静脉置管（CVC）、消化道黏膜炎、既往90 d内暴露于广谱抗菌药物和中性粒细胞缺乏>7 d是中性粒细胞缺乏伴发热的危险因素。②在我国中性粒细胞缺乏伴发热患者中，能够明确感染部位者占54.7%，最常见的感染部位是肺，其后依次为上呼吸道、肛周、血流感染等。③能够明确感染微生物的比例为13.0%，致病菌以革兰氏阴性菌为主，占全部细菌总数的54.0%。④目前我国中性粒细胞缺乏患者感染的常见革兰氏阴性菌包括大肠埃希氏菌、肺炎克雷伯菌、铜绿假单胞菌、嗜麦芽窄食单胞菌、鲍曼不动杆菌；常见革兰氏阳性菌包括金黄色葡萄球菌、肠球菌[包括耐万古霉素肠球菌（VRE）]、链球菌属、金黄色葡萄球菌[包括耐甲氧西林金黄色葡萄球菌（MRSA）]、凝固酶阴性葡萄球菌。⑤不同感染部位的致病菌谱有明显差异，如血流感染以大肠埃希氏菌、肺炎克雷伯菌、表皮葡萄球菌、铜绿假单胞菌和白念珠菌为主，肺感染则以铜绿假单胞菌、嗜麦芽窄食单胞菌、黄曲霉和鲍曼不动杆菌为主。

非发酵菌在革兰阴性菌中占较大比例。中国CHINET细菌耐药监测网的数据显示，2011—2014年在医院内分离的革兰氏阴性菌中非发酵菌所占比例波动于26.7%～37.7%。中国粒细胞缺乏伴发热血液病患者的流行病学调查显示非发酵菌在革兰氏阴性菌中的检出比例为37.2%。非发酵菌对常用抗菌药物的耐药发生率明显增高。近10年来鲍曼不动杆菌对碳青霉烯类耐药发生率从2005年的30%左右上升至2014年的62.4%。2015年我国对亚胺培南耐药的鲍曼不动杆菌的检出率高达58.0%。非发酵菌耐药发生率的上升增加了临床抗菌治疗的难度。

尽管有相当一部分的中性粒细胞缺乏伴发热患者最终无法明确致病原，但考虑到这类患者的病情严重及死亡率较高，同时研究证实，尽早开始抗菌药物治疗可显著改善粒细胞缺乏伴发热患者的预后，所以强烈推荐这些患者尽早经验性应用抗菌药物治疗。

三、诊断

1. 进行详细的病史询问和体格检查，以发现感染的高危部位和隐匿部位。但有相当一部分患者无法明确感染部位。

2. 实验室检查：至少每3 d复查1次全血细胞计数、肝肾功能和电解质。建议进行降钙素原、C 反应蛋白等感染相关指标的检查。

3. 微生物学检查：至少同时行两套血培养检查，如果存在 CVC，一套血标本从 CVC 的管腔采集，另一套从外周静脉采集。无 CVC 者，应采集不同部位静脉的两套血标本进行培养，采血量为每瓶 10 ml。如果经验性抗菌药物治疗后患者仍持续发热，可以每隔 2～3 d 进行 1 次重复培养。同时根据临床表现，对可能出现感染部位进行相应的微生物学检查。建议中性粒细胞缺乏伴发热患者按照以下流程进行诊断（附录图 1）。

中性粒细胞缺乏伴发热 →

- 部位特异性的病史及体检
  - 肺和腔窦
  - 皮肤
  - 血管内植入设备（如导管）
  - 消化道
  - 肛周/外阴周围
  - 尿路
  - 神经系统
- 补充病史
  - 主要合并症
  - 症状发生持续时间
  - 近期抗生素使用/预防性用药
  - 日常常用药物
- 发热前的暴露因素
  - 周围有类似症状的患者
  - 宠物
  - 旅行
  - 结核杆菌暴露
  - 新近血制品应用
- 实验室检查
  - 全血细胞计数、肝肾功能、电解质
  - 感染相关指标
  - 尿常规
  - 有呼吸系统症状者行影像学检查

→

- 两套血培养（每套 2 瓶）
  - 外周静脉＋中心静脉置管
  - 2 处外周静脉（无中心静脉置管者）
- 中段尿培养
  - 有尿路感染症状或体征
  - 留置导尿管
  - 尿液分析结果异常
- 部位特异性培养
  - 咳嗽或呼吸道症状（痰培养，支气管肺泡灌洗液培养，胸部影像学检查）
  - 皮肤穿刺/病变部位活检
  - 腹泻（粪便培养，艰难梭菌培养，肠道菌群筛查）
  - 导管经皮入口部位炎症（常规、真菌和分枝杆菌培养）
  - 头痛等中枢神经系统症状（脑脊液培养，头颅或鼻窦 CT 检查）
  - 导管相关感染的微生物学检查
  - 其他相应部位影像学检查

附录图 1　中性粒细胞缺乏伴发热患者的诊断流程

四、患者风险评估和耐药评估

患者危险度分层是中性粒细胞缺乏伴发热患者治疗开始前必要的工作，对于后续经验性选择抗菌药物至关重要。高危和低危的定义参照 IDSA 指南标准（附录图 2）。高危患者应首选住院接受经验性静脉抗菌药物治疗，不符合低危标准的患者在临床上均应参照高危患者指南进行治疗。

随着抗生素耐药问题的日趋严重，中性粒细胞缺乏伴发热患者在经验性治疗前还应参考 ECIL-4 经验治疗指南进行耐药评估（附录图 3）。

危险度	定义
高危	符合以下任何一项者

• 严重中性粒细胞缺乏（<0.1×10^9/L）或预计中性粒细胞缺乏>7 d

• 有以下任何一种临床合并症（包括但不限于）：血流动力学不稳定；口腔或胃肠道黏膜炎（吞咽困难）；胃肠道症状（腹痛、恶心、呕吐、腹泻）；④新发的神经系统病变或精神症状；⑤血管内导管感染（尤其是导管腔道感染）；⑥新发的肺部浸润或低氧血症或有潜在的肺部疾病

• 肝功能不全（转氨酶水平>5 倍正常上限值）或肾功能不全（肌酐清除率<30 ml/min）

低危　预计中性粒细胞缺乏在 7d 内消失，无活动性合并症，同时肝肾功能正常或损害较轻且稳定

附录图 2　中性粒细胞缺乏伴发热患者的危险度分层

1. 患者先前有耐药病原体定植或感染，尤其是：产超广谱 β 内酰胺酶（ESBL）或产碳青霉烯酶的肠杆菌；耐药非发酵菌：铜绿假单胞菌、鲍曼不动杆菌、嗜麦芽窄食单胞菌；耐甲氧西林金黄色葡萄球菌（MRSA），尤其是万古霉素最低抑菌浓度（MIC）≥2 mg/L；④耐万古霉素肠球菌。
2. 先前接触过广谱抗菌药物（尤其是第三代头孢菌素类、喹诺酮类）
3. 重症疾病患者（晚期肿瘤、脓毒血症、肺炎）
4. 院内感染
5. 长期和（或）反复住院
6. 使用导尿管
7. 老年患者
8. 留置重症监护患者

附录图 3　中性粒细胞缺乏伴发热患者耐药细菌感染的危险因素

五、初始经验性抗菌药物治疗

在感染危险度和耐药评估后应当立即经验性使用抗菌药物。初始经验性抗菌药物治疗旨在降低细菌感染所致严重并发症和病死率，其原则是覆盖可引起严重并发症或威胁生命的最常见和毒力较强的病原菌，直至获得准确的病原学培养结果。因此，有效的经验性抗菌药物治疗需要综合评估患者（危险度分层、感染部位、脏器功能、耐药危险因素），细菌（当地及本单位/科室的流行病学和耐药监测数据）及抗菌药物本身（广谱、药物代谢动力学/药物效应动力学、不良反应等）等多方面因素，选择具有杀菌活性、抗假单胞菌活性且安全性良好的广谱抗菌药物，并需注意与治疗原发病药物（如造血系统肿瘤的化学药物、免疫抑制剂等）之间是否存在不良反应的叠加。

对于低危患者，其初始治疗可以在门诊或住院接受口服或静脉注射经验性抗菌药物治疗。推荐联合口服环丙沙星、阿莫西林-克拉维酸、左氧氟沙星或莫西沙星[12]。在门诊接受治疗的低危患者，应得到密切的临床观察和恰当的医疗处理，如病情加重最好能在 1 h 内到

达医院。不能耐受口服抗菌药物治疗或不能保证在病情变化时及时到达医院的患者应住院治疗。反复发热或出现新的感染征象而必须再次住院的患者，按静脉广谱抗菌药物经验性用药常规进行治疗。

高危患者必须立即住院治疗。根据危险度分层、耐药危险因素、当地病原菌和耐药流行病学数据及疾病的复杂性（附录图 4）对患者进行个体化评估。对病情较轻的患者采取升阶梯策略，通过经验性使用头孢菌素类广谱抗菌药物来降低因抗菌药物过度使用造成的细菌耐药率增高；对病情较为危重的患者采取降阶梯策略，以改善预后（附录图 5）。

1. 休克、血流动力学不稳定、低血压、感觉丧失
2. 局灶性感染（肺炎、肠炎、中心静脉导管相关感染）
3. 住院
4. 长期和严重营养不良
5. 并发症（出血、脱水、器官衰竭、慢性病）
6. 高龄（60 岁以上）

附录图 4　复杂临床感染的危险因素

治疗策略	适应证	抗菌药物选择
升阶梯策略	• 无复杂表现 • 不确定有无耐药菌定植 • 此前无耐药菌感染 • 耐药菌感染不是本中心中性粒细胞缺乏伴发热的常见原因	• 抗假单胞菌头孢菌素（头孢吡肟、头孢他啶） • β-内酰胺酶抑制剂复合制剂（哌拉西林/他唑巴坦、头孢哌酮/舒巴坦） • 替卡西林/克拉维酸 • 哌拉西林＋庆大霉素
降阶梯策略	• 临床表现复杂 • 存在耐药菌定植 • 有耐药菌感染病史 • 耐药菌感染是本中心中性粒细胞缺乏伴发热的常见原因	• 抗假单胞菌 β-内酰胺类联合氨基糖苷类或喹诺酮类；重症患者选择 β-内酰胺类中的碳青霉烯类（亚胺培南-西司他丁、美罗培南、帕尼培南/倍他米隆） • β-内酰胺类±利福平 • 糖肽类、利奈唑胺等覆盖革兰阳性耐药菌的药物（如果存在革兰阳性菌风险）

附录图 5　中性粒细胞缺乏伴发热患者升阶梯和降阶梯治疗策略的适应症和经验性抗菌药物选择的建议

经验性抗菌药物选择的建议

高危患者静脉应用的抗菌药物必须是能覆盖铜绿假单胞菌和其他严重革兰氏阴性菌的广谱抗菌药物。鉴于耐药菌比例日益增加，在初始选择药物时还应基于体外药敏试验、已知特定病原体的最敏感药物、药物代谢动力学/药物效应动力学资料。在权衡风险获益后，也可以经验选择替加环素、磷霉素等。在既往发生过耐药菌定植或感染的患者，选择初始经验性

用药应慎重，建议参考 ECIL-4 指南。既往有产超广谱β-内酰胺酶（ESBL）菌定植或感染史者，可选择碳青霉烯类；既往有产碳青霉烯酶菌（CRE）或耐药非发酵菌定植或感染史者，建议选择β-内酰胺酶抑制剂复合制剂联合磷霉素、替加环素等。

在以下特定情形，初始经验性用药应选择联合用药方案，即覆盖铜绿假单胞菌和其他严重革兰氏阴性菌的广谱抗菌药物，同时联合抗革兰氏阳性菌药物：①血流动力学不稳定或有其他严重血流感染证据；②X 线影像学确诊的肺炎；③在最终鉴定结果及药敏试验结果报告前，血培养为革兰氏阳性菌；④临床疑有导管相关严重感染（例如经导管输液时出现寒战以及导管穿刺部位蜂窝织炎、导管血培养阳性结果出现时间早于同时外周血标本）；⑤任何部位的皮肤或软组织感染；⑥耐甲氧西林金黄色葡萄球菌、耐万古霉素肠球菌或耐青霉素肺炎链球菌定植；⑦预防性应用氟喹诺酮类药物或经验性应用头孢他啶时出现严重黏膜炎。

选择抗菌药物时还应注意不同药物的抗菌特性，根据感染部位及抗菌需求恰当选择。如替加环素抗菌谱广，但在铜绿假单胞菌感染时，需与β-内酰胺酶抑制剂复合制剂联合使用；利奈唑胺在肺、皮肤软组织等的组织中穿透性高且肾安全性好；达托霉素不适用于肺部感染，但对革兰氏阳性菌血流感染和导管相关感染作用较强。

六、抗菌药物的调整

在接受经验性抗菌药物治疗后，应根据危险分层、确诊的病原菌和患者对初始治疗的反应等综合判断，决定后续如何调整抗菌治疗。正在接受经验性口服或静脉治疗的低危门诊患者，如果其发热和临床症状在 48 h 内无好转，应住院重新评估并开始静脉应用广谱抗菌药物治疗。对于明确病原菌的患者，可根据药敏结果采用窄谱抗生素治疗；检出细菌如为耐药菌，可参照（附录图 6）选择药物。对于未能明确病原菌的患者，可参照（附录图 7）调整后续流程。在抗菌药物治疗无效时，应考虑真菌和其他病原菌感染的可能性，参照血液病患者的真菌诊治指南尽早开始抗真菌或抗其他病原菌治疗。

耐药菌	治疗药物
耐碳青霉烯类抗生素肠杆菌	替加环素[a]，氨基糖苷类抗生素[a]，磷霉素[a]
耐β-内酰胺类抗生素铜绿假单胞菌	磷霉素[a]
耐β-内酰胺类抗生素不动杆菌	替加环素[a]
嗜麦芽窄食单胞菌	复方新诺明，氟喹诺酮类抗生素，替卡西林/克拉维酸；重症或中性粒细胞减少者考虑联合用药
糖肽类抗生素不敏感革兰阳性菌（耐万古霉素类肠球菌、屎肠球菌、金黄色葡萄球菌）	利奈唑胺，达托霉素，替加环素

注：[a] 首选联合用药，可考虑加用利福平

附录图 6　多药耐药菌感染的药物选择

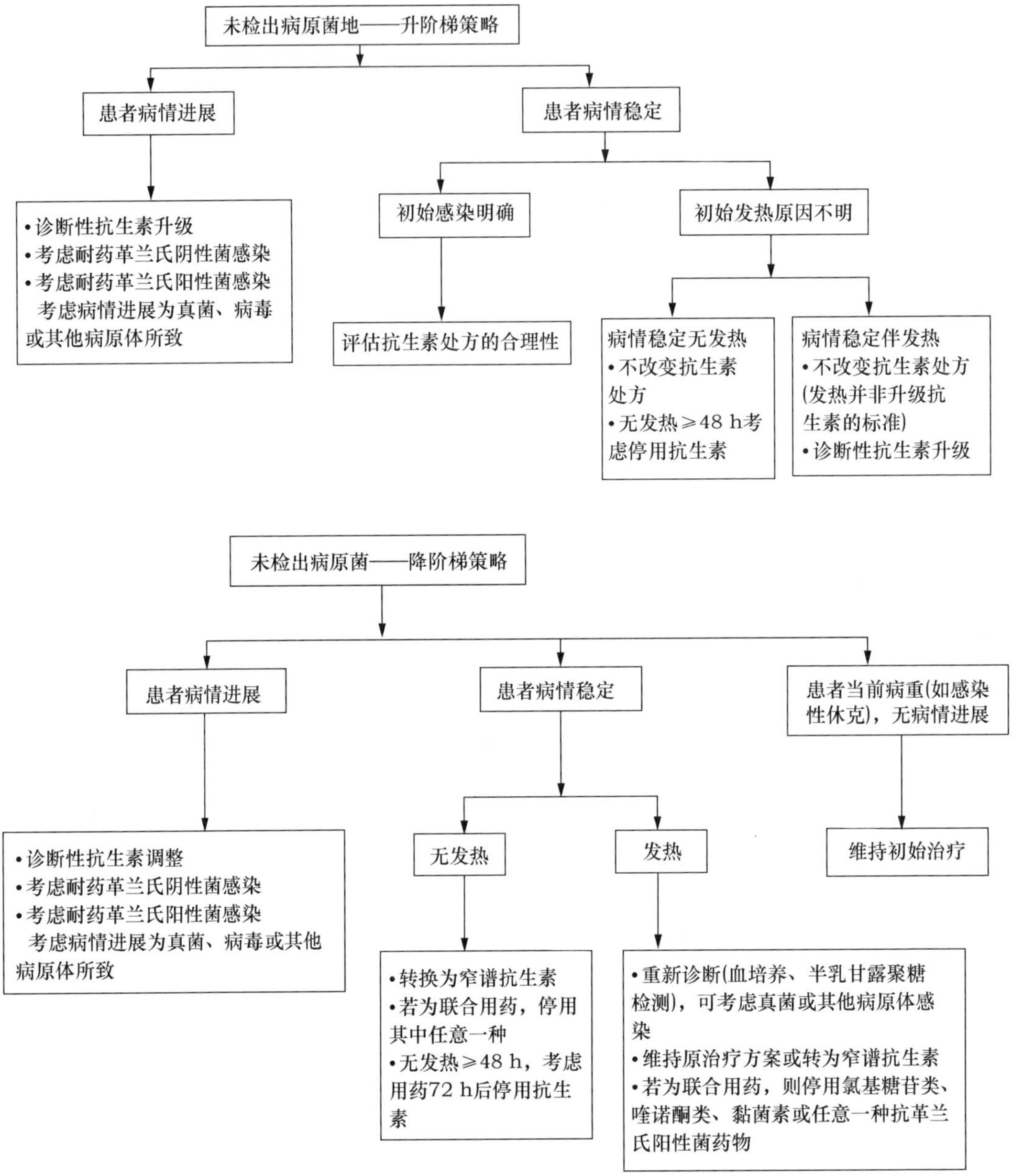

附录图 7 经验性抗菌药物治疗 2～4 d 的治疗方案调整策略

七、抗菌药物治疗的疗程

适当的抗菌药物治疗应持续用于整个中性粒细胞缺乏期，直至 ANC≥0.5×10^9/L，不同的感染部位疗程或停药标准（附录图 8）。适当的疗程已结束、感染的所有症状和体征消失但仍然存在中性粒细胞缺乏的患者，可以采用预防性用药方案治疗直至血细胞恢复。

感染类型	疗程
肺感染	10～21 d
腹部复杂感染	感染证据完全消失，ANC≥0.5×10^9/L
深部组织感染、心内膜炎、化脓性血栓性静脉炎或接受适当抗菌药物治疗并拔除导管后仍有持续性血流感染>72 h	>4 周或病灶愈合，症状消失
金黄色葡萄球菌、铜绿假单胞菌或分枝杆菌所致导管相关性血流感染	首次血培养阴性后至少 14 d
耐甲氧西林金黄色葡萄球菌血流感染（以糖肽类药物、达托霉素等治疗）	至少 14 d，合并迁徙性病灶者适当延长
耐甲氧西林凝固酶阴性的葡萄球菌或肠球菌引起的血流感染	体温正常后持续治疗 5～7 d
无法解释的发热患者	治疗持续至血细胞有明显恢复迹象，一般在 ANC≥0.5×10^9/L 时停药

注：有临床或微生物学感染证据患者的疗程取决于特定的微生物和感染部位。ANC：中性粒细胞绝对计数

附录图 8　中性粒细胞缺乏患者不同类型感染的抗菌疗程或停药标准

八、抗菌药物预防用药的指征

对于高危患者，推荐预防性用药，可选择氟喹诺酮类药物、磺胺甲噁唑/甲氧苄啶，不建议预防性应用第三代头孢菌素。最佳的开始给药时间和给药持续时间尚无定论，推荐从中性粒细胞缺乏开始应用至 ANC>0.5×10^9/L 或出现明显的血细胞恢复证据。需要注意的是，长期预防性应用喹诺酮类药物可能导致革兰氏阳性球菌感染，并可能导致细菌耐药性增加。对于低危患者，不推荐预防性应用抗菌药物。

不推荐常规使用抗菌药物预防导管相关血流感染。在插管前或应用 CVC 时，不推荐常规鼻腔给药或全身应用抗菌药物预防细菌定植或血流感染。

不推荐对自体造血干细胞移植患者预防性用药。对于异基因造血干细胞移植患者，建议预防性用药以防止感染发生。

附录2：血液病/恶性肿瘤患者侵袭性真菌病的诊断标准与治疗原则（第四次修订版）

［中国侵袭性真菌感染工作组．中华内科杂志，2013.］

侵袭性真菌病（invasive fungal disease，IFD）系指真菌侵入人体，在组织、器官或血液中生长、繁殖，并导致炎症反应及组织损伤的疾病。中国侵袭性真菌感染工作组经反复讨论，并参照欧洲癌症研究和治疗组织/侵袭性真菌感染协作组（EORTC/IFICG）和美国真菌病研究组（MSG）标准、美国抗感染学会（IDSA）指南及欧洲白血病抗感染委员会指南，对我国原有侵袭性真菌感染的诊断标准与治疗原则进行了再次修订。

在本版诊治原则中“侵袭性真菌病”的概念代替了此前的“侵袭性真菌感染（invasive fungal infection，IFI）”。“感染”更多描述的是病原菌与宿主的一种共存状态，而“病”则描述的是病原菌在体内侵袭、繁殖造成器官组织损伤的病理现象，更能反映一种病理状态。

在本版诊治原则中增加了我国IFD的流行病学特点。诊断方面继续沿用分层诊断体系，保留确诊（proven）、临床诊断（probable）及拟诊（possible），并增加了未确定（undefined）的诊断。治疗方面则按预防治疗（antifungal prophylaxis）、经验治疗（empirical antifungal therapy）、诊断驱动治疗（diagnostic-driven antifungal therapy）及目标治疗（targeted antifungal therapy）的策略进行分层。

一、流行病学

国内及欧美的流行病学研究显示，血液病患者总体IFD的发病率呈现上升趋势，其发生率在不同的疾病人群中有所不同。国内近期一项前瞻性、多中心流行病学研究（CAESAR研究）显示，在接受化疗的血液恶性肿瘤患者中，IFD的总体发生率为2.1%，急性白血病/骨髓增生异常综合征患者IFD发生率最高，尤其是在诱导化疗期间。而在接受造血干细胞移植的患者中，国内的流行病学研究显示，接受同胞相合移植及单倍体移植患者IFD的1年累积发生率分别为3.8%和7.1%，接受异基因造血干细胞移植患者IFD明显高于接受自体造血干细胞移植患者。

念珠菌和曲霉菌是IFD最主要的两种致病菌。国外研究显示曲霉菌及接合菌的比例在升高，而念珠菌和白念珠菌的比例在下降。国内CAESAR研究显示在化疗患者中病原菌仍以念珠菌为主。而在造血干细胞移植患者中，曲霉菌比例超过念珠菌，接合菌属、镰刀菌属也呈现增多趋势。在国内一项单中心研究中，1042例患者接受同胞相合移植或单倍体移植，总共61例患者出现确诊及临床诊断IFD，26株真菌被检出，其中15株为曲霉菌，仅9株为念珠菌，此外还有2株毛霉菌。

IFD伴随着较高的病死率，国外数据显示念珠菌病的病死率为39%，曲霉菌病的病死率为49.3%。国内数据显示，IFD对异基因造血干细胞移植的生存有显著影响，伴或不伴有 IFD 患者的长期生存率为 24.4%和 71.2%，IFD 相关死亡率为 30.6%。

随着血液病治疗技术的进步，免疫抑制宿主群的扩大，以及新的抗真菌药物在预防、治疗上的应用，IFD 的流行病学可能会不断发生迁移，因此流行病学研究的定期更新十分重要。

二、诊断标准

IFD 的诊断分层为确诊 IFD、临床诊断 IFD、拟诊 IFD 及未确定 IFD，具体诊断标准如下。

（一）确诊 IFD（附录图 9）

1. 深部组织真菌感染

（1）真菌：相关组织存在损害时（镜下可见或影像学证据确凿），在针吸或活检取得的组织中，采用组织化学或细胞化学方法检获菌丝或球形体（非酵母菌的丝状真菌）；或在通常无菌而临床表现或放射学检查支持存在感染的部位，在无菌术下取得的标本，其培养结果呈阳性。

（2）酵母菌：从非黏膜组织采用针吸或活检取得标本，通过组织化学或细胞化学方法检获酵母菌细胞和（或）假菌丝；或在通常无菌而临床表现或放射学检查支持存在感染的部位（不包括尿道、鼻旁窦和黏膜组织），在无菌术下取得的标本，其培养结果呈阳性；或脑脊液经镜检（印度墨汁或黏蛋白卡红染色）发现隐球菌或抗原反应呈阳性。

（3）肺孢子菌：肺组织标本染色、支气管肺泡灌洗液或痰液中发现肺孢子菌包囊、滋养体或囊内小体。

2. 真菌血症

血液真菌培养出现或获得真菌（不包括曲霉菌属和除马尔尼菲青霉的其他青霉属）、念珠菌或其他酵母菌阳性，同时临床症状及体征符合相关致病菌的感染。

（二）临床诊断 IFD

具有至少 1 项宿主因素、1 项临床标准及 1 项微生物学标准（附表 1）。

（三）拟诊 IFD

具有至少 1 项宿主因素、1 项临床标准，而缺乏微生物学标准。

（四）未确定 IFD

具有至少 1 项宿主因素，临床证据及微生物结果不符合确诊、临床诊断及拟诊 IFD 标准。

三、治疗原则

抗真菌治疗按照具有 IFD 高危因素的患者在治疗开始时是否伴有临床表现以及获得 IFD 诊断依据的种类及结果，可分为预防治疗、经验治疗、诊断驱动治疗和目标治疗，但不一定与 IFD 的诊断级别相对应，且随着治疗过程中诊断证据的变化，最终诊断也会相应变化。此外，依据使用药物的多少，也可分为单药治疗与联合治疗。治疗药物的选择需要根据患者的病情、当地真菌的流行病学、既往抗真菌治疗情况、药物代谢和药敏结果及患者的经济状况等综合因素而制订。

（一）预防治疗

1. 初级预防（primary antifungal prophylaxis）：是指在具有发生 IFD 高危因素的患者中，在出现感染症状前预先应用抗真菌药物以预防真菌感染的发生。适合进行预防治疗的患者包括：接受异基因造血干细胞移植的患者、急性白血病初次诱导或挽救化疗的患者、预计中性粒细胞减少持续＞1 周（如骨髓增生异常综合征）的患者、伴有严重中性粒细胞缺乏或接受抗胸腺球蛋白（ATG）治疗或造血干细胞移植的重症再生障碍性贫血（再障）患者等。预防性治疗的疗程长短不一，主要取决于宿主危险因素的改善，如造血干细胞移植后患者造血重建且停用免疫抑制剂、接受化疗或重型再障患者中性粒细胞恢复（中性粒细胞＞0.5×10^9/L），可终止预防。对于预计中性粒细胞缺乏＜7 d 的患者不推荐进行抗真菌预防治疗[12]。

初级预防推荐的抗真菌药物：①化疗中中性粒细胞缺乏患者，氟康唑（50～400 mg/d）、伊曲康唑、泊沙康唑（200 mg，3 /d）；②异基因造血干细胞移植患者，伊曲康唑、米卡芬净（50 mg/d）、卡泊芬净（50 mg/d）、泊沙康唑、氟康唑（200～400 mg/d 口服或静脉滴注）。

我国一项比较米卡芬净（50 mg/d，静脉滴注）与伊曲康唑口服液［5 mg/（kg・d），口服］作为初级预防的多中心开放式随机对照临床研究显示，在 283 例可评估的造血干细胞移植患者中米卡芬净预防的疗效并不劣于伊曲康唑（用药期间及停药后 4 周内预防成功率分别为 92.6％和 94.6％，$P=0.48$），而因药物副作用停药的比例米卡芬净却低于伊曲康唑（分别为 4.4％和 21.1％），因而提示米卡芬净在预防治疗中具有良好的耐受性。

2. 再次预防（secondary antifungal prophylaxis，SAP）：是指对既往有确诊或临床诊断 IFD 病史的患者，在真菌感染达到完全或部分缓解后再接受化疗或造血干细胞移植并会导致长期中性粒细胞缺乏或重度免疫抑制时，给予能够覆盖既往感染真菌的广谱抗真菌药物以预防真菌感染的复发或新发 IFD。再次预防的疗程应涵盖患者中性粒细胞缺乏期、移植后至少 3 个月或至停用免疫抑制剂。

再次预防推荐的抗真菌药物首选既往抗真菌治疗有效的药物，包括伊曲康唑（200 mg/d，输液序贯，口服 200 mg，2 /d）、伏立康唑（200 mg，2/d，静脉或口服），以及卡泊芬净、米卡芬净或两性霉素 B 及其脂质体。

国内多项单中心单臂临床研究提示，对于既往达到确诊或临床诊断 IFD 的患者再次接受化疗或造血干细胞移植时采用伊曲康唑或伏立康唑进行再次预防，可以有效降低化疗或造血干细胞移植后真菌感染的复发（累积复发率为 19.2％～24.5％）。

（二）经验治疗

经验治疗是指对于具有 IFD 危险因素的患者在出现广谱抗生素治疗 4～7 d 无效的持续不明原因的中性粒细胞缺乏发热或起初抗细菌有效但 3～7 d 后再次出现发热时，给予的抗真菌治疗。经验治疗以发热为起始点，不需要具备任何微生物学或影像学证据，其目的在于早期开始应用抗真菌药物以降低 IFD 的相关病死率，并已成为临床上的标准治疗方案。在进行经验治疗的同时，也应积极寻找感染病灶、进行微生物学和影像学检查，如真菌培养、非培养的微生物学检测、胸部 CT 等，患者情况允许时也应进行纤支镜或活检等检查，以利于 IFD 的诊断及经验治疗的调整。

由于近年来氟康唑在预防治疗中的广泛应用，且曲霉和非白念珠菌在血液病患者中感染的比例已超过半数，氟康唑已不推荐用于抗真菌的经验治疗。经验治疗的推荐药物：伊曲康唑（200 mg，1 /12 h，静脉滴注 4 剂，随后 200 mg，1 /d，静脉点滴）、卡泊芬净（70 mg/d，静脉点滴 1 剂，随后 50 mg/d，静脉滴注）、脂质体两性霉素 B［3 mg/（kg・d），静脉滴注］、两性霉素 B［0.5～1.5 mg/（kg・d），静脉滴注］、伏立康唑（6 mg/kg，1 /12 h，静脉滴注 2 剂，随后 4 mg/kg，1 /12 h，静脉滴注，或 200 mg，2 /d，口服）、米卡芬净（100～150 mg/d）。

国内应用伊曲康唑进行经验治疗的多中心单臂临床研究均证实了伊曲康唑的有效性和安全性，其中一项研究结果显示，根据 5 项联合终点的评估标准，伊曲康唑经验治疗的总体有效率为 43.4%，药物治疗相关的不良反应发生率为 11.6%，最常见的不良反应为轻至中度的肝损伤。

（三）诊断驱动治疗

由于经验治疗是以缺乏特异性的持续发热作为起始标志，因而会出现过度应用抗真菌药物的可能，从而带来药物相关毒性和花费增加的弊端。随着 IFD 早期诊断技术［如血清半乳甘露聚糖检测（GM 试验）、(1-3) -β-D 葡聚糖检测（G 试验）、肺部 CT 等］在临床上的广泛应用，使得临床医师能够尽早鉴别出患者是否存在 IFD。诊断驱动治疗是指当患者出现广谱抗生素治疗无效的持续中性粒细胞缺乏发热时，同时合并有 IFD 的微生物学标志（如 GM/G 试验阳性、非无菌部位或非无菌操作所获得的标本真菌培养或镜检阳性）或影像学标志（如肺部 CT 出现曲霉菌感染的典型改变等），而又不能达到确诊或临床诊断时给予的抗真菌治疗。诊断驱动治疗既能够使患者尽早接受抗真菌治疗以保证疗效，又能够减少抗真菌药物的过度应用，因而受到了多数学者的支持。与经验治疗相比，两种治疗策略各有侧重，诊断驱动治疗更适合于发生 IFD 风险较低的患者。诊断驱动治疗的疗程应根据所获 IFD 的证据而定，至少应用至体温降至正常、中性粒细胞恢复且临床状况稳定，同时 IFD 的微生物学指标转阴。

诊断驱动治疗的推荐药物与经验治疗基本相同，但对于真菌感染的病原更具有针对性，可以选择的药物包括伊曲康唑、伏立康唑、卡泊芬净、米卡芬净、两性霉素 B 及其脂质体。

（四）目标治疗

目标治疗是指在患者达到临床诊断或确诊 IFD 后进行的抗真菌治疗。由于感染真菌的病原菌较明确，可依据真菌种类、药物抗菌谱、性价比及患者的具体情况选择用药。

1. 侵袭性念珠菌病

（1）念珠菌血症：对于非中性粒细胞缺乏患者，氟康唑（800 mg/d，静脉点注 1 剂，随后 400 mg/d，静脉滴注）、卡泊芬净（70 mg/d，静脉滴注 1 剂，随后 50 mg/d，静脉滴注）和米卡芬净（100 mg/d，静脉滴注）均为初始治疗的推荐药物；两性霉素 B 和伏立康唑、伊曲康唑可作为备选药物。若病情严重或有唑类预防史，则首选为棘白菌素类药物。对于粒细胞缺乏伴有念珠菌病的患者，棘白菌素类和脂质体两性霉素 B 可作为首选用药；若无唑类预防史，氟康唑、伊曲康唑、伏立康唑也可作为初始治疗的药物；对于光滑念珠菌，棘白菌素类药物推荐为首选，其次为脂质体两性霉素 B；对于近平滑念珠菌，氟康唑和脂质体两性霉素 B 推荐为首选；对于克柔念珠菌，可选择的药物为棘白菌素类、脂质体两性霉素 B、伏立康唑。同时，对于念珠菌血症患者应考虑拔除中心静脉置管。

（2）播散性念珠菌病：对临床情况稳定、没有中性粒细胞缺乏的患者使用氟康唑 400 mg/d 静脉滴注或伊曲康唑静脉注射。治疗无效或临床情况不稳定的患者，可选两性霉素 B 或其脂质体、伏立康唑、卡泊芬净或米卡芬净。

（3）念珠菌性脑膜炎/脓肿：首选两性霉素 B 或其脂质体，加或不加 5-氟胞嘧啶，应用数周后改为氟康唑静脉点滴（400～800 mg/d），对于脓肿患者可手术干预。伏立康唑或棘白菌素类药物可作为备选。

（4）泌尿生殖系统念珠菌病：氟康唑或伊曲康唑静脉注射治疗 2 周。治疗无效者可使用两性霉素 B 或其脂质体，或卡泊芬净、米卡芬净。对于泌尿系菌球建议外科手术切除。

2. 侵袭性曲霉菌病

根据国内外的临床试验及用药经验，对于肺部或播散性曲霉菌感染，首选药物为伏立康唑（6 mg/kg，静脉滴注，1/12 h，共 2 剂，随后 4 mg/kg，静脉滴注，1 /12 h 或口服 200 mg，1/12 h）。两性霉素 B 及其脂质体、伊曲康唑、卡泊芬净、米卡芬净、泊沙康唑也可作为备选药物进行初始或挽救治疗。

3. 接合菌病

接合菌病多为毛霉和根霉菌属感染引起，药物治疗推荐为脂质体两性霉素 B［3～4 mg/(kg・d)，静脉滴注］、泊沙康唑（200 mg，3 /d）或两者联合治疗。若累及皮肤软组织、鼻窦-眼眶-脑等部位，可考虑手术切除以减少真菌负荷、清除坏死病灶，降低病死率。

4. 肺孢子菌病

免疫功能低下伴肺孢子菌肺炎患者，推荐治疗药物为复方新诺明［磺胺甲基异噁唑（SMZ）/甲氧苄啶（TMP)］，剂量为 SMZ18. 75～25 mg/kg 及 TMP 3. 75～5 mg/kg，每 6 小时口服 1 次，疗程常为 2～3 周，疗效评估常至少需要观察 4～8 d 才能判断。对于不能口服复方新诺明（如对磺胺过敏）的患者，可口服伯氨喹（30 mg/d）加克林霉素（600 mg，3 /d)，或静脉注射喷他脒［4 mg/（kg・d)］治疗。目前也有证据表明棘白菌素类药物亦对肺孢子菌有杀菌作用。对于中重度肺孢子菌肺炎伴低氧血症患者可加用糖皮质激素进行辅助治疗。

5. 隐球菌病

对隐球菌脑膜炎、中重度非中枢神经系统感染或播散性感染、重度隐球菌肺炎建议联合使用脂质体两性霉素 B［3～4 mg/（kg・d)，静脉滴注］和 5-氟胞嘧啶［100 mg/（kg・d)，分 4 次静脉滴注］治疗至少 2 周，症状控制后口服氟康唑（400～800 mg/d）治疗 2 个月，再序贯口服氟康唑（200～400 mg/d）维持治疗 6～12 个月，或伊曲康唑（400 mg/d）维持治疗，疗程长短应考虑患者的免疫状态。对于轻度非中枢神经系统的念珠菌感染，建议氟康唑（400 mg/d）或伊曲康唑（400 mg/d）治疗 6～12 个月。

6. 手术干预

下列情况可能需要手术干预：①急性咯血；②为了获得组织学诊断；③预防已有累及血管的真菌病灶出血；④去除残留病灶以防再次化疗或造血干细胞移植后疾病复发。

（五）联合治疗

一般 IFD 的治疗通常采用单药治疗，而近年来由于单药标准治疗失败或不能耐受，多部位、多株耐药真菌感染的增多，以及为扩大经验治疗抗真菌谱的覆盖范围并增强疗效，在三唑类、多烯类和棘白菌素类抗真菌药物中，应用两种药物进行联合治疗的方案也逐渐增多。

在侵袭性曲霉菌病初始治疗中，已经发表的研究多为回顾性，所得到的结论并不一致。2012 年欧洲临床微生物与感染会议（ECCMID）上发表了一项前瞻性随机双盲研究，来自全球 93 个中心的 277 例侵袭性曲霉菌病（确诊或临床诊断）随机接受伏立康唑（单药组）或伏立康唑联合阿尼芬净（联合治疗组）治疗，患者均为血液肿瘤或接受造血干细胞移植后，结果显示抗真菌治疗 6 周病死率及 12 周病死率在联合治疗组有优于单药治疗组的趋势，但差异未有统计学意义。而亚组分析显示，对于 GM 试验阳性的临床诊断曲霉菌病，联合治疗组显著优于单药治疗。这提示，联合治疗可能有一定的地位，但仍需进一步的临床研究证实。

对于挽救性治疗，目前仍需从临床上根据患者的获益与风险判断是否进行联合治疗。

四、疗效评判

（一）预防治疗有效的评判指标

1. 开始抗真菌治疗至停药后 7 d 内无新发 IFD（突破性真菌感染，breakthrough fungal infection）或原有真菌感染复发；

2. 治疗期间未因药物副作用或不能耐受而停药。

（二）经验治疗或诊断驱动治疗有效的评判指标

1. 开始抗真菌治疗至停药后 7 d 内无新发真菌感染；

2. 开始治疗至停药后 7 d 内患者存活；

3. 治疗期间未因药物副作用或缺乏疗效导致停药；

4. 开始治疗后患者在中性粒细胞缺乏期间退热；

5. 确诊或临床诊断的 IFD（基线真菌感染，baseline fungal infection）在治疗结束时达到完全或部分有效。

尽管 IFD 的血清学标志（如抗真菌治疗后 6 周的 GM/G 试验结果）与抗真菌疗效相关，但暂不作为评估的主要指标。

（三）目标治疗的疗效评判标准

对于侵袭性念珠菌病/念珠菌血症的患者，观察期为治疗开始后至少 4 周；而侵袭性霉菌病则为初始治疗后 6 周，若初始治疗无效而换用其他药物进行挽救治疗则应观察至 12 周。

1. 有效（success）

（1）完全缓解（complete response，CR）：患者在观察期内存活，IFD 相关的症状和体征、影像学异常全部消失，微生物学证据提示真菌清除。对于侵袭性念珠菌病或曲霉菌病患者要求原感染部位再次或反复活检、培养真菌阴性；肺曲霉病患者的胸部CT的异常表现消失或只存在瘢痕的影像学表现；对于隐球菌病患者要求血中或脑脊液中、原感染部位病原菌清除。

（2）部分缓解（partial response，PR）：患者在观察期内存活，IFD相关的症状和体征、影像学异常有所改善，微生物学证据提示真菌清除。对于侵袭性念珠菌病或念珠菌血症患者需再次或反复活检、培养真菌阴性；对于肝脾念珠菌病患者，需退热且影像学稳定；对于侵袭性肺曲霉病患者需要影像学病灶直径缩小25%以上，若病灶直径缩小<25%，则需全部临床症状和体征缓解或肺活检证实无菌丝且培养阴性。

2. 无效（failure）

（1）稳定（stable response，SD）：患者在观察期内存活，IFD相关的症状和体征无改善，且临床、影像学和微生物学综合评估未提示疾病进展。对于念珠菌病患者持续可从血液或其他无菌标本中分离出念珠菌；而曲霉菌病患者则可持续从感染部位分离出霉菌或镜检可见菌丝；隐球菌病患者持续脑脊液或其他感染部位标本培养阳性。

（2）疾病进展（progression of disease，PD）：临床、影像学和微生物学综合评估提示疾病进展，包括临床症状及体征加重或恶化（如感染性休克、播散性真菌病），影像学出现新发病灶或原感染病灶加重或扩大，可持续分离出真菌或活检阳性。

（3）死亡（death）：与IFD直接或间接相关的各种原因导致的死亡。

标本	霉菌	酵母菌
无菌部位标本镜检	针吸标本或活检标本，组织病理学、细胞病理学或直接镜检显示菌丝或黑色酵母样菌，伴随相应组织损害证据	正常无菌部位（非黏膜部位）针吸标本或活检标本，组织病理、细胞病理或直接镜检显示酵母细胞，如隐球菌见荚膜芽生酵母，念珠菌见假菌丝或真菌丝
培养		
无菌标本	从临床及影像显示的病灶部位（正常情况下无菌），通过无菌操作取得的标本培养出霉菌或“黑色酵母”（不包括支气管肺泡灌洗液、头颅窦腔、尿液）	无菌标本（包括24 h内的引流液）培养出酵母菌，并与临床及影像符合
血液	血培养霉菌（曲霉菌除外）	酵母菌或酵母样菌
血清学分析（脑脊液）	不适用	隐球菌抗原阳性

附录图9 确诊侵袭性真菌病的诊断标准

附表 1 临床诊断侵袭性真菌病的诊断标准

宿主因素

近期发生中性粒细胞缺乏（中性粒细胞计数＜500/μl）并持续 10 d 以上

接受异基因造血干细胞移植

应用糖皮质激素超过 3 周［0.3 mg/（kg·d）以上］（变应性支气管肺曲霉菌病除外）

90 d 内应用过 T 细胞免疫抑制剂（如环孢素 A，肿瘤坏死因子 α，某些单抗如 alemtuzumab）或核苷类似物

侵袭性真菌感染病史

患者同时患有艾滋病或遗传性免疫缺陷（如慢性肉芽肿或联合免疫缺陷病）

临床标准

下呼吸道真菌：CT 检查至少存在以下三项之一

　致密、边界清楚的病变，伴或不伴晕征

　空气新月征

　空洞

气管支气管炎

　支气管镜检发现以下表现：气管支气管溃疡、结节、伪膜、斑块或结痂

鼻窦感染：至少符合以下一项

　局部出现急性疼痛（包括放射至眼部的疼痛）

　鼻部溃疡伴黑痂

　从鼻窦侵蚀骨质，包括扩散至颅内

中枢神经系统：符合以下至少一项

　影像检查提示局灶性病变

　MRI/CT 检查提示脑膜强化

播散性念珠菌病：此前 2 周内出现念珠菌血症，并伴有以下至少一项

　肝/脾牛眼征

　眼科检查提示进展性视网膜渗出

微生物标准

直接检查（细胞学、直接镜检或培养）

　在痰、支气管肺泡灌洗液、支气管刷取物、窦吸取物中发现至少以下一项提示霉菌感染

　　发现真菌成分显示为霉菌

　　培养提示霉菌

　痰或支气管肺泡灌洗液经培养新型隐球菌阳性或经直接镜检/细胞学检查发现隐球菌

间接检查（检测抗原或细胞壁成分）

　曲霉菌

　　血浆、血清、支气管肺泡灌洗液或脑脊液检测半乳甘露聚糖抗原阳性

　侵袭性真菌病（隐球菌病、接合菌病除外）

　　血清（1，3）-β-D-葡聚糖检测阳性

隐球菌荚膜多糖抗原阳性

附录3：导管相关血流感染预防与控制技术指南（试行）

［卫办医政发（2010）187号］

留置血管内导管是救治危重患者、实施特殊用药和治疗的医疗操作技术。置管后的患者存在发生感染的危险。血管内导管相关血流感染的危险因素主要包括：导管留置的时间、置管部位及其细菌定植情况、无菌操作技术、置管技术、患者免疫功能和健康状态等因素。

一、导管相关血流感染的定义

导管相关血流感染（catheter related blood stream infection，CRBSI）是指带有血管内导管或者拔除血管内导管48 h内的患者出现菌血症或真菌血症，并伴有发热（>38 ℃）、寒战或低血压等感染表现，除血管导管外没有其他明确的感染源。实验室微生物学检查显示：外周静脉血培养细菌或真菌阳性；或者从导管段和外周血培养出相同种类、相同药敏结果的致病菌。

二、导管相关血流感染预防要点

（一）管理要求

1. 医疗机构应当健全规章制度，制定并落实预防与控制导管相关血流感染的工作规范和操作规程，明确相关部门和人员职责。

2. 医务人员应当接受关于血管内导管的正确置管、维护和导管相关血流感染预防与控制措施的培训和教育，熟练掌握相关操作规程。

3. 有条件的医疗机构应当建立静脉置管专业护士队伍，提高对静脉置管患者的专业护理质量。

4. 医务人员应当评估患者发生导管相关血流感染的危险因素，实施预防和控制导管相关血流感染的工作措施。

5. 医疗机构应当逐步开展导管相关血流感染的目标性监测，持续改进，有效降低感染率。

（二）感染预防要点

1. 置管时

（1）严格执行无菌技术操作规程。置管时应当遵守最大限度的无菌屏障要求。置管部位应当铺大无菌单（巾）；置管人员应当戴帽子、口罩、无菌手套，穿无菌手术衣。

（2）严格按照《医务人员手卫生规范》，认真洗手并戴无菌手套后，尽量避免接触穿刺点皮肤。置管过程中手套污染或破损应当立即更换。

（3）置管使用的医疗器械、器具等医疗用品和各种敷料必须达到灭菌水平。

（4）选择合适的静脉置管穿刺点，成人中心静脉置管时，应当首选锁骨下静脉，尽量避免使用颈静脉和股静脉。

(5) 采用卫生行政部门批准的皮肤消毒剂消毒穿刺部位皮肤，自穿刺点由内向外以同心圆方式消毒，消毒范围应当符合置管要求。消毒后皮肤穿刺点应当避免再次接触。皮肤消毒待干后，再进行置管操作。

(6) 患疖肿、湿疹等皮肤病或患感冒、流感等呼吸道疾病，以及携带或感染多重耐药菌的医务人员，在未治愈前不应当进行置管操作。

2. 置管后

(1) 应当尽量使用无菌透明、透气性好的敷料覆盖穿刺点，对于高热、出汗、穿刺点出血、渗出的患者应当使用无菌纱布覆盖。

(2) 应当定期更换置管穿刺点覆盖的敷料。更换间隔时间为：无菌纱布为每隔 2 d 换 1 次，无菌透明敷料为 1～2 次/周，如果纱布或敷料出现潮湿、松动、可见污染时应当立即更换。

(3) 医务人员接触置管穿刺点或更换敷料时，应当严格执行手卫生规范。

(4) 保持导管连接端口的清洁，注射药物前，应用 75%乙醇或含碘消毒剂进行消毒，待干后方可注射药物。如有血迹等污染时，应当立即更换。

(5) 告知置管患者在沐浴或擦身时，应当注意保护导管，不要把导管淋湿或浸入水中。

(6) 在输血、输入血制品、脂肪乳剂后的 24 h 内或者停止输液后，应当及时更换输液管路。外周及中心静脉置管后，应当用生理盐水或肝素盐水进行常规冲管，预防导管内血栓形成。

(7) 严格保证输注液体的无菌。

(8) 紧急状态下的置管，若不能保证有效的无菌原则，应当在 48 h 内尽快拔除导管，更换穿刺部位后重新进行置管，并进行相应处理。

(9) 怀疑患者发生导管相关感染，或者患者出现静脉炎、导管故障时，应当及时拔除导管。必要时应当进行导管尖端的微生物培养。

(10) 医务人员应当每天对保留导管的必要性进行评估，不需要时应当尽早拔除导管。

(11) 导管不宜常规更换，特别是不应当为预防感染而定期更换中心静脉导管和动脉导管。

附录 4：抗菌药物临床应用指导原则（2015 年版节选）

［国卫办医发（2015）43 号］

第一部分　抗菌药物临床应用的基本原则

抗菌药物的应用涉及临床各科，合理应用抗菌药物是提高疗效、降低不良反应发生率以及减少或延缓细菌耐药发生的关键。抗菌药物临床应用是否合理，基于以下两方面：有无抗菌药物应用指征；选用的品种及给药方案是否适宜。

抗菌药物治疗性应用的基本原则

一、诊断为细菌性感染者方有指征应用抗菌药物

根据患者的症状、体征、实验室检查或放射、超声等影像学结果，诊断为细菌、真菌感染者方有指征应用抗菌药物；由结核分枝杆菌、非结核分枝杆菌、支原体、衣原体、螺旋体、立克次体及部分原虫等病原微生物所致的感染亦有指征应用抗菌药物。缺乏细菌及上述病原微生物感染的临床或实验室证据，诊断不能成立者，以及病毒性感染者，均无应用抗菌药物的指征。

二、尽早查明感染病原，根据病原种类及药物敏感试验结果选用抗菌药物

抗菌药物品种的选用原则上应根据病原菌种类及病原菌对抗菌药物敏感性，即细菌药物敏感试验（以下简称药敏试验）的结果而定。因此有条件的医疗机构，对临床诊断为细菌性感染的患者应在开始抗菌治疗前，及时留取相应合格标本（尤其血液等无菌部位标本）送病原学检测，以尽早明确病原菌和药敏结果，并据此调整抗菌药物治疗方案。

三、抗菌药物的经验治疗

对于临床诊断为细菌性感染的患者，在未获知细菌培养及药敏结果前，或无法获取培养标本时，可根据患者的感染部位、基础疾病、发病情况、发病场所、既往抗菌药物用药史及其治疗反应等推测可能的病原体，并结合当地细菌耐药性监测数据，先给予抗菌药物经验治疗。待获知病原学检测及药敏结果后，结合先前的治疗反应调整用药方案；对培养结果阴性的患者，应根据经验治疗的效果和患者情况采取进一步诊疗措施。

四、按照药物的抗菌作用及其体内过程特点选择用药

各种抗菌药物的药效学和人体药动学特点不同，因此各有不同的临床适应证。临床医师应根据各种抗菌药物的药学特点，按临床适应证（参见“各类抗菌药物适应证和注意事项”）正确选用抗菌药物。

五、综合患者病情、病原菌种类及抗菌药物特点制订抗菌治疗方案

根据病原菌、感染部位、感染严重程度和患者的生理、病理情况及抗菌药物药效学和药

动学证据制订抗菌治疗方案，包括抗菌药物的选用品种、剂量、给药次数、给药途径、疗程及联合用药等。在制订治疗方案时应遵循下列原则。

（一）品种选择

根据病原菌种类及药敏试验结果尽可能选择针对性强、窄谱、安全、价格适当的抗菌药物。进行经验治疗者可根据可能的病原菌及当地耐药状况选用抗菌药物。

（二）给药剂量

一般按各种抗菌药物的治疗剂量范围给药。治疗重症感染（如血流感染、感染性心内膜炎等）和抗菌药物不易达到的部位的感染（如中枢神经系统感染等），抗菌药物剂量宜较大（治疗剂量范围高限）；而治疗单纯性下尿路感染时，由于多数药物尿药浓度远高于血药浓度，则可应用较小剂量（治疗剂量范围低限）。

（三）给药途径

对于轻、中度感染的大多数患者，应予口服治疗，选取口服吸收良好的抗菌药物品种，不必采用静脉或肌内注射给药。仅在下列情况下可先予以注射给药：①不能口服或不能耐受口服给药的患者（如吞咽困难者）；②患者存在明显可能影响口服药物吸收的情况（如呕吐、严重腹泻、胃肠道病变或肠道吸收功能障碍等）；③所选药物有合适抗菌谱，但无口服剂型；④需在感染组织或体液中迅速达到高药物浓度以达杀菌作用者（如感染性心内膜炎、化脓性脑膜炎等）；⑤感染严重、病情进展迅速，需给予紧急治疗的情况（如血流感染、重症肺炎患者等）；⑥患者对口服治疗的依从性差。肌内注射给药时难以使用较大剂量，其吸收也受药动学等众多因素影响，因此只适用于不能口服给药的轻、中度感染者，不宜用于重症感染者。

接受注射用药的感染患者经初始注射治疗病情好转并能口服时，应及早转为口服给药。

抗菌药物的局部应用宜尽量避免：皮肤黏膜局部应用抗菌药物后，很少被吸收，在感染部位不能达到有效浓度，反而易导致耐药菌产生，因此治疗全身性感染或脏器感染时应避免局部应用抗菌药物。抗菌药物的局部应用只限于少数情况：①全身给药后在感染部位难以达到有效治疗浓度时加用局部给药作为辅助治疗（如治疗中枢神经系统感染时某些药物可同时鞘内给药，包裹性厚壁脓肿脓腔内注入抗菌药物等）；②眼部及耳部感染的局部用药等；③某些皮肤表层及口腔、阴道等黏膜表面的感染可采用抗菌药物局部应用或外用，但应避免将主要供全身应用的品种作局部用药。局部用药宜采用刺激性小、不易被吸收、不易导致耐药性和过敏反应的抗菌药物。青霉素类、头孢菌素类等较易产生过敏反应的药物不可局部应用。氨基糖苷类等耳毒性药不可局部滴耳。

（四）给药次数

为保证药物在体内能发挥最大药效，杀灭感染灶病原菌，应根据药动学和药效学相结合的原则给药。青霉素类、头孢菌素类和其他β-内酰胺类、红霉素、克林霉素等时间依赖性抗菌药，应一日多次给药。氟喹诺酮类和氨基糖苷类等浓度依赖性抗菌药可一日给药一次。

（五）疗程

抗菌药物疗程因感染不同而异，一般宜用至体温正常、症状消退后72～96小时，有局部病灶者需用药至感染灶控制或完全消散。但血流感染、感染性心内膜炎、化脓性脑膜炎、伤寒、布鲁菌病、骨髓炎、B组链球菌咽炎和扁桃体炎、侵袭性真菌病、结核病等需较长的疗程方能彻底治愈，并减少或防止复发。

（六）抗菌药物的联合应用

单一药物可有效治疗的感染不需联合用药，仅在下列情况时有指征联合用药。

1. 病原菌尚未查明的严重感染，包括免疫缺陷者的严重感染。

2. 单一抗菌药物不能控制的严重感染，需氧菌及厌氧菌混合感染，2种及2种以上复数菌感染，以及多重耐药菌或泛耐药菌感染。

3. 需长程治疗，但病原菌易对某些抗菌药物产生耐药性的感染，如某些侵袭性真菌病；或病原菌含有不同生长特点的菌群，需要使用不同抗菌机制的药物联合使用，如结核和非结核分枝杆菌。

4. 毒性较大的抗菌药物，联合用药时剂量可适当减少，但需有临床资料证明其同样有效。如两性霉素B与氟胞嘧啶联合治疗隐球菌脑膜炎时，前者的剂量可适当减少，以减少其毒性反应。

联合用药时宜选用具有协同或相加作用的药物联合，如青霉素类、头孢菌素类或其他β-内酰胺类与氨基糖苷类联合。联合用药通常采用2种药物联合，3种及3种以上药物联合仅适用于个别情况，如结核病的治疗。此外必须注意联合用药后药物不良反应亦可能增多。

抗菌药物预防性应用的基本原则

一、非手术患者抗菌药物的预防性应用

（一）预防用药目的

预防特定病原菌所致的或特定人群可能发生的感染。

（二）预防用药基本原则

1. 用于尚无细菌感染征象但暴露于致病菌感染的高危人群。

2. 预防用药适应证和抗菌药物选择应基于循证医学证据。

3. 应针对一种或两种最可能细菌的感染进行预防用药，不宜盲目地选用广谱抗菌药或多药联合预防多种细菌多部位感染。

4. 应限于针对某一段特定时间内可能发生的感染，而非任何时间可能发生的感染。

5. 应积极纠正导致感染风险增加的原发疾病或基础状况。可以治愈或纠正者，预防用药价值较大；原发疾病不能治愈或纠正者，药物预防效果有限，应权衡利弊决定是否预防用药。

6. 以下情况原则上不应预防使用抗菌药物：普通感冒、麻疹、水痘等病毒性疾病；昏迷、休克、中毒、心力衰竭、肿瘤、应用肾上腺皮质激素等患者；留置导尿管、留置深静脉导管以及建立人工气道（包括气管插管或气管切口）患者。

（三）对某些细菌性感染的预防用药指征与方案

在某些细菌性感染的高危人群中，有指征地预防性使用抗菌药物，预防对象和推荐预防方案，见附录1：抗菌药物在预防非手术患者某些特定感染中的应用。此外，严重中性粒细胞缺乏（ANC≤0.1×10^9/L）持续时间超过7天的高危患者和实体器官移植及造血干细胞移植的患者，在某些情况下也有预防用抗菌药物的指征，但由于涉及患者基础疾病、免疫功能状态、免疫抑制剂等药物治疗史等诸多复杂因素，其预防用药指征及方案需参阅相关专题文献。

二、围术期抗菌药物的预防性应用

（一）预防用药目的

主要是预防手术部位感染，包括浅表切口感染、深部切口感染和手术所涉及的器官/腔隙感染，但不包括与手术无直接关系的、术后可能发生的其他部位感染。

（二）预防用药原则

围术期抗菌药物预防用药，应根据手术切口类别（表1-1）、手术创伤程度、可能的污染细菌种类、手术持续时间、感染发生机会和后果严重程度、抗菌药物预防效果的循证医学证据、对细菌耐药性的影响和经济学评估等因素，综合考虑决定是否预防用抗菌药物。但抗菌药物的预防性应用并不能代替严格的消毒、灭菌技术和精细的无菌操作，也不能代替术中保温和血糖控制等其他预防措施。

表1-1　手术切口类别

切口分类	定义
Ⅰ类切口（清洁手术）	手术不涉及炎症区，不涉及呼吸道、消化道、泌尿生殖道等人体与外界相通的器官
Ⅱ类切口（清洁-污染手术）	上、下呼吸道，上、下消化道，泌尿生殖道手术，或经以上器官的手术，如经口咽部手术、胆道手术、子宫全切除术、经直肠前列腺手术，以及开放性骨折或创伤手术等
Ⅲ类切口（污染手术）	造成手术部位严重污染的手术，包括：手术涉及急性炎症但未化脓区域；胃肠道内容物有明显溢出污染；新鲜开放性创伤但未经及时扩创；无菌技术有明显缺陷如开胸、心脏按压者
Ⅳ类切口（污秽-感染手术）	有失活组织的陈旧创伤手术；已有临床感染或脏器穿孔的手术

注：

1. 本指导原则均采用以上分类。而目前我国在病案首页中将手术切口分为Ⅰ、Ⅱ、Ⅲ类，其Ⅰ类与本指导原则中Ⅰ类同，Ⅱ类相当于本指导原则中Ⅱ、Ⅲ类，Ⅲ类相当于本指导原则中Ⅳ类。参考本指导原则时应注意两种分类的区别。

2. 病案首页0类系指体表无切口或经人体自然腔道进行的操作以及经皮腔镜操作，其预防用药参考附录3。

1. 清洁手术（Ⅰ类切口）：手术脏器为人体无菌部位，局部无炎症、无损伤，也不涉及呼吸道、消化道、泌尿生殖道等人体与外界相通的器官。手术部位无污染，通常不需预防用抗菌药物。但在下列情况时可考虑预防用药：①手术范围大、手术时间长、污染机会增加；②手术涉及重要脏器，一旦发生感染将造成严重后果者，如头颅手术、心脏手术等；③异物植入手术，如人工心瓣膜置入、永久性心脏起搏器放置、人工关节置换等；④有感染高危因素如高龄、糖尿病、免疫功能低下（尤其是接受器官移植者）、营养不良等患者。

2. 清洁-污染手术（Ⅱ类切口）：手术部位存在大量人体寄殖菌群，手术时可能污染手术部位引致感染，故此类手术通常需预防用抗菌药物。

3. 污染手术（Ⅲ类切口）：已造成手术部位严重污染的手术。此类手术需预防用抗菌药物。

4. 污秽-感染手术（Ⅳ类切口）：在手术前即已开始治疗性应用抗菌药物，术中、术后继续，此不属预防应用范畴。

（三）抗菌药物品种选择

1. 根据手术切口类别、可能的污染菌种类及其对抗菌药物敏感性、药物能否在手术部位达到有效浓度等综合考虑。

2. 选用对可能的污染菌针对性强、有充分的预防有效的循证医学证据、安全、使用方便及价格适当的品种。

3. 应尽量选择单一抗菌药物预防用药，避免不必要的联合使用。预防用药应针对手术路径中可能存在的污染菌。如心血管、头颈、胸腹壁、四肢软组织手术和骨科手术等经皮肤的手术，通常选择针对金黄色葡萄球菌的抗菌药物。结肠、直肠和盆腔手术，应选用针对肠道革兰氏阴性菌和脆弱拟杆菌等厌氧菌的抗菌药物。

4. 头孢菌素过敏者，针对革兰氏阳性菌可用万古霉素、去甲万古霉素、克林霉素；针对革兰氏阴性杆菌可用氨曲南、磷霉素或氨基糖苷类。

5. 对某些手术部位感染会引起严重后果者，如心脏人工瓣膜置换术、人工关节置换术等，若术前发现有耐甲氧西林金黄色葡萄球菌（MRSA）定植的可能或者该机构 MRSA 发生率高，可选用万古霉素、去甲万古霉素预防感染，但应严格控制用药持续时间。

6. 不应随意选用广谱抗菌药物作为围术期预防用药。鉴于国内大肠埃希氏菌对氟喹诺酮类药物耐药率高，应严格控制氟喹诺酮类药物作为外科围术期预防用药。

（四）给药方案

1. 给药方法：给药途径大部分为静脉输注，仅有少数为口服给药。

静脉输注应在皮肤、黏膜切开前 0.5～1 小时内或麻醉开始时给药，在输注完毕后开始手术，保证手术部位暴露时局部组织中抗菌药物已达到足以杀灭手术过程中沾染细菌的药物浓度。万古霉素或氟喹诺酮类等由于需输注较长时间，应在手术前 1～2 小时开始给药。

2. 预防用药维持时间：抗菌药物的有效覆盖时间应包括整个手术过程。手术时间较短（<2 小时）的清洁手术术前给药一次即可。如手术时间超过 3 小时或超过所用药物半衰期的 2 倍以上，或成人出血量超过 1500ml，术中应追加一次。清洁手术的预防用药时间不超过 24 小时，心脏手术可视情况延长至 48 小时。清洁-污染手术和污染手术的预防用药时间亦为 24 小时，污染手术必要时延长至 48 小时。过度延长用药时间并不能进一步提高预防效果，且预防用药时间超过 48 小时，耐药菌感染机会增加。

（五）常见围术期预防用抗菌药物的品种选择，见附录 2：抗菌药物在围术期预防应用的品种选择。

三、侵入性诊疗操作患者的抗菌药物的预防应用

随着放射介入和内镜诊疗等微创技术的快速发展和普及，我国亟待规范诊疗操作患者的抗菌药物预防应用。根据现有的循证医学证据、国际有关指南推荐和国内专家的意见，对部分常见特殊诊疗操作的预防用药提出了建议，见附录 3：特殊诊疗操作抗菌药物预防应用的建议。

抗菌药物在特殊病理、生理状况患者中应用的基本原则

一、肾功能减退患者抗菌药物的应用（表 1-2）

表 1-2　肾功能减退患者抗菌药物的应用

肾功能减退时的应用	抗菌药物				
按原治疗剂量应用	阿奇霉素	头孢哌酮	利福喷汀	卡泊芬净	替硝唑
	多西环素	头孢曲松	利福布汀	米卡芬净	乙胺嘧啶
	米诺环素	莫西沙星	利福昔明	伏立康唑口服制剂	
	克林霉素	利奈唑胺		伊曲康唑口服液	
	氯霉素	替加环素		酮康唑	
	萘夫西林				
轻、中度肾功能减退时按原治疗剂量，重度肾功能减退时减量应用	红霉素	美洛西林	氨苄西林/舒巴坦[1]	环丙沙星	利福平
	克拉霉素	哌拉西林	阿莫西林/克拉维酸[1]	甲硝唑	乙胺丁醇
	苯唑西林		哌拉西林/他唑巴坦[1]	达托霉素[1]	吡嗪酰胺
	氨苄西林		头孢哌酮/舒巴坦[1]	氟康唑[1]	氟胞嘧啶[1]
	阿莫西林				
轻、中、重度肾功能减退时均需减量应用	青霉素	头孢氨苄	头孢唑肟	亚胺培南	磺胺甲噁唑
	羧苄西林	头孢拉定	头孢噻肟	美罗培南	甲氧苄啶
	替卡西林	头孢呋辛	头孢吡肟	厄他培南	
	阿洛西林	头孢孟多	拉氧头孢	氧氟沙星	
	头孢噻吩	头孢西丁	替卡西林/克拉维酸	左氧氟沙星	
	头孢唑啉	头孢他啶	氨曲南	加替沙星	

（续表）

肾功能减退时的应用	抗菌药物			
避免应用，确有指征应用时需在治疗药物浓度监测下或按内生肌酐清除率调整给药剂量	庆大霉素	链霉素	万古霉素	两性霉素B去氧胆酸盐[2]
	妥布霉素	其他氨基糖苷类	去甲万古霉素	伊曲康唑静脉注射液[2,3]
	奈替米星		替考拉宁	伏立康唑静脉注射液[4]
	阿米卡星		多黏菌素B	
	卡那霉素		多黏菌素E	
不宜应用	四环素	呋喃妥因	萘啶酸	

注：

[1] 轻度肾功能减退时按原治疗量，只有严重肾功能减退者需减量。

[2] 该药有明显肾毒性，虽肾功能减退者不需调整剂量，但可加重肾损害。

[3] 非肾毒性药，因静脉制剂中赋形剂（环糊精）蓄积，当内生肌酐清除率（Ccr）＜30ml/min时避免应用或改口服。

[4] 非肾毒性药，因静脉制剂中赋形剂（环糊精）蓄积，当内生肌酐清除率（Ccr）＜50ml/min时避免应用或改口服。

（一）基本原则

许多抗菌药物在人体内主要经肾排出，某些抗菌药物具有肾毒性，肾功能减退的感染患者应用抗菌药物的原则如下：

1. 尽量避免使用肾毒性抗菌药物，确有应用指征时，严密监测肾功能情况。

2. 根据感染的严重程度、病原菌种类及药敏试验结果等选用无肾毒性或肾毒性较低的抗菌药物。

3. 使用主要经肾排泄的药物，须根据患者肾功能减退程度以及抗菌药物在人体内清除途径调整给药剂量及方法。

（二）抗菌药物的选用及给药方案调整

根据抗菌药物体内过程特点及其肾毒性，肾功能减退时抗菌药物的选用有以下几种情况。

1. 主要由肝胆系统排泄，或经肾和肝胆系统同时排出的抗菌药物用于肾功能减退者，维持原治疗量或剂量略减。

2. 主要经肾排泄，药物本身并无肾毒性，或仅有轻度肾毒性的抗菌药物，肾功能减退者可应用，可按照肾功能减退程度（以内生肌酐清除率为准）调整给药方案。

3. 肾毒性抗菌药物避免用于肾功能减退者，如确有指征使用该类药物时，宜进行血药浓度监测，据以调整给药方案，达到个体化给药，疗程中需严密监测患者肾功能。

4. 接受肾替代治疗患者应根据腹膜透析、血液透析和血液滤过对药物的清除情况调整给药方案。

二、肝功能减退患者抗菌药物的应用（表 1-3）

表 1-3 肝功能减退患者抗菌药物的应用

肝功能减退时的应用	抗菌药物				
按原治疗量应用	青霉素 G	庆大霉素	万古霉素	氧氟沙星	米卡芬净
	头孢唑啉	妥布霉素	去甲万古霉素	左氧氟沙星	
	头孢他啶	阿米卡星	多黏菌素类	诺氟沙星	
		其他氨基糖苷类	达托霉素[1]	利奈唑胺[1]	
严重肝病时减量慎用	哌拉西林	头孢噻吩	替加环素	环丙沙星	伊曲康唑
	阿洛西林	头孢噻肟	甲硝唑	氟罗沙星	伏立康唑[1]
	美洛西林	头孢曲松			卡泊芬净[1]
	羧苄西林	头孢哌酮			
肝病时减量慎用	红霉素	培氟沙星	异烟肼[2]	克林霉素	林可霉素
肝病时避免应用	红霉素酯化物	两性霉素 B	磺胺药	四环素	氯霉素
	酮康唑	咪康唑	利福平		

注：

[1] 在严重肝功能不全者中的应用目前尚无资料。

[2] 活动性肝病时避免应用。

肝功能减退时，抗菌药物的选用及剂量调整需要考虑肝功能减退对该类药物体内过程的影响程度，以及肝功能减退时该类药物及其代谢物发生毒性反应的可能性。由于药物在肝代谢过程复杂，不少药物的体内代谢过程尚未完全阐明，根据现有资料，肝功能减退时抗菌药物的应用有以下几种情况。

（一）药物主要经肝或有相当量经肝清除或代谢，肝功能减退时清除减少，并可导致毒性反应的发生，肝功能减退患者应避免使用此类药物，如氯霉素、利福平、红霉素酯化物等。

（二）药物主要由肝清除，肝功能减退时清除明显减少，但并无明显毒性反应发生，肝病时仍可正常应用，但需谨慎，必要时减量给药，治疗过程中需严密监测肝功能。红霉素等大环内酯类（不包括酯化物）、克林霉素、林可霉素等属于此类。

（三）药物经肝、肾两途径清除，肝功能减退者药物清除减少，血药浓度升高，同时伴有肾功能减退的患者血药浓度升高尤为明显，但药物本身的毒性不大。严重肝病患者，尤其肝、肾功能同时减退的患者在使用此类药物时需减量应用。经肾、肝两途径排出的青霉素类、头孢菌素类等均属此种情况。

（四）药物主要由肾排泄，肝功能减退者不需调整剂量。氨基糖苷类、糖肽类抗菌药物等属此类。

三、老年患者抗菌药物的应用

由于老年人组织器官呈生理性退行性变，免疫功能下降，一旦罹患感染，在应用抗菌药物时需注意以下事项。

（一）老年人肾功能呈生理性减退，按一般常用量接受主要经肾排出的抗菌药物时，由于药物自肾排出减少，可导致药物在体内积蓄，血药浓度增高，易发生药物不良反应。因此老年患者，尤其是高龄患者接受主要自肾排出的抗菌药物时，可按轻度肾功能减退减量给药。青霉素类、头孢菌素类和其他β-内酰胺类的大多数品种即属此类情况。

（二）老年患者宜选用毒性低并具杀菌作用的抗菌药物，无用药禁忌者可首选青霉素类、头孢菌素类等β-内酰胺类抗菌药物。氨基糖苷类具有肾、耳毒性，应尽可能避免应用。万古霉素、去甲万古霉素、替考拉宁等药物应在有明确应用指征时慎用，必要时进行血药浓度监测，并据此调整剂量，使给药方案个体化，以达到用药安全、有效的目的。

四、新生儿患者抗菌药物的应用

新生儿期一些重要器官尚未完全发育成熟，在此期间其生长发育随日龄增加而迅速变化，因此新生儿感染使用抗菌药物时需注意以下事项。

（一）新生儿期肝、肾均未发育成熟，肝代谢酶的产生不足或缺乏，肾清除功能较差，因此新生儿感染时应避免应用毒性大的抗菌药物，包括主要经肾排泄的氨基糖苷类、万古霉素、去甲万古霉素等，以及主要经肝代谢的氯霉素等。确有应用指征时，需进行血药浓度监测，据此调整给药方案，个体化给药，以使治疗安全有效。

（二）新生儿期避免应用可能发生严重不良反应的抗菌药物（参见表1-4）。可影响新生儿生长发育的四环素类、喹诺酮类应避免应用，可导致脑性核黄疸及溶血性贫血的磺胺类药和呋喃类药应避免应用。

表1-4　新生儿应用抗菌药物后可能发生的不良反应

抗菌药物	不良反应	发生机制
氯霉素	灰婴综合征	肝酶不足，氯霉素与其结合减少，肾排泄功能差，使血游离氯霉素浓度升高
磺胺药	脑性核黄疸	磺胺药替代胆红素与蛋白的结合位置
喹诺酮类	软骨损害（动物）	不明
四环素类	牙齿及骨骼发育不良，牙齿黄染	药物与钙络合沉积在牙齿和骨骼中
氨基糖苷类	肾、耳毒性	肾清除能力差，由于遗传因素、药物浓度等影响，不良反应个体差异大
万古霉素	肾、耳毒性	同氨基糖苷类
磺胺药及呋喃类	溶血性贫血	新生儿红细胞中缺乏葡萄糖-6-磷酸脱氢酶

（三）新生儿期由于肾功能尚不完善，主要经肾排出的青霉素类、头孢菌素类等β-内酰胺类药物需减量应用，以防止药物在体内蓄积导致严重中枢神经系统毒性反应的发生。

（四）新生儿的组织器官日益成熟，抗菌药物在新生儿的药动学亦随日龄增长而变化，因此使用抗菌药物时应按日龄调整给药方案。

五、小儿患者抗菌药物的应用

小儿患者在应用抗菌药物时应注意以下几点。

（一）氨基糖苷类：该类药物有明显耳、肾毒性，小儿患者应避免应用。临床有明确应用指征且又无其他毒性低的抗菌药物可供选用时，方可选用该类药物，并在治疗过程中严密观察不良反应。有条件者应进行血药浓度监测，根据结果个体化给药。

（二）糖肽类：该类药有一定肾、耳毒性，小儿患者仅在有明确指征时方可选用。在治疗过程中应严密观察不良反应，有条件者应进行血药浓度监测，个体化给药。

（三）四环素类：可导致牙齿黄染及牙釉质发育不良，不可用于 8 岁以下小儿。

（四）喹诺酮类：由于对骨骼发育可能产生不良影响，该类药物避免用于 18 岁以下未成年人。

六、妊娠期和哺乳期患者抗菌药物的应用

（一）妊娠期患者抗菌药物的应用（表 1-5）

妊娠期抗菌药物的应用需考虑药物对母体和胎儿两方面的影响。

表 1-5 抗微生物药在妊娠期应用时的危险性分类

FDA 分类	抗微生物药				
A. 在孕妇中研究证实无危险性					
B. 动物中研究无危险性，但人类研究资料不充分，或对动物有毒性，但人类研究无危险性	青霉素类	红霉素	两性霉素 B	甲硝唑	扎那米韦
	头孢菌素类	阿奇霉素	特比萘芬	呋喃妥因	阿昔洛韦
	青霉素类/β-内酰胺酶抑制剂	克林霉素	利福布汀	吡喹酮	泛昔洛韦
	氨曲南	磷霉素			去羟肌苷
	美罗培南	达托霉素			奈非那韦
	厄他培南				替比夫定
					替诺福韦

（续表）

FDA 分类	抗微生物药					
C. 动物研究显示毒性，人体研究资料不充分，但用药时可能患者的受益大于危险性	亚胺培南/西司他丁	氟康唑	SMZ/TMP	乙胺嘧啶	金刚烷胺	恩替卡韦
	氯霉素	伊曲康唑	替硝唑	阿苯达唑	金刚乙胺	齐多夫定
	克拉霉素	酮康唑	氟喹诺酮类	甲苯达唑	奥塞米韦	扎西他滨
	万古霉素	泊沙康唑	利奈唑胺	氯喹	更昔洛韦	司他夫定
	特拉万星	氟胞嘧啶	利福平	甲氟喹	膦甲酸	阿巴卡韦
	多黏菌素 E	卡泊芬净	利福昔明	喷他脒	西多福韦	奈韦拉平
		阿尼芬净	异烟肼	伊维菌素	拉米夫定	地拉韦定
		米卡芬净	吡嗪酰胺	蒿甲醚/本芴醇	阿德福韦	茚地那韦
			卷曲霉素	阿托伐醌		
			氨苯砜	氯胍		
D. 已证实对人类有危险性，但仍可能受益多	氨基糖苷类	伏立康唑				
	四环素类					
	替加环素					
X. 对人类致畸，危险性大于受益	奎宁	沙利度胺				
	利巴韦林					

注：

1. 妊娠期感染时用药可参考表中分类，权衡用药后患者的受益程度及可能的风险决定。A 类：妊娠期患者可安全使用；B 类：有明确指征时慎用；C 类：在确有应用指征时，充分权衡利弊决定是否选用；D 类：避免应用，但在确有应用指征且患者受益大于可能的风险时严密观察下慎用；X 类：禁用。

2. 妊娠期患者接受氨基糖苷类、万古霉素、氯霉素、磺胺药、氟胞嘧啶时必须进行血药浓度监测，据以调整给药方案。

3. 下列药物未分类，注明为：夫西地酸无发生问题的报道，乙胺丁醇“安全”，氯法齐明/环丝氨酸“避免用”，乙硫异烟胺“不使用”。

1. 对胎儿有致畸或明显毒性作用者，如利巴韦林，妊娠期禁用。

2. 对母体和胎儿均有毒性作用者，如氨基糖苷类、四环素类等，妊娠期避免应用；但在有明确应用指征，经权衡利弊，用药时患者的受益大于可能的风险时，也可在严密观察下慎用。氨基糖苷类等抗菌药物有条件时应进行血药浓度监测。

3. 药物毒性低，对胎儿及母体均无明显影响，也无致畸作用者，妊娠期感染时可选用。如青霉素类、头孢菌素类等 β-内酰胺类抗菌药物。

美国食品和药物管理局（FDA）按照药物在妊娠期应用时的危险性分为 A、B、C、D 及 X 类，可供药物选用时参考（表 1-5）。

（二）哺乳期患者抗菌药物的应用

哺乳期患者接受抗菌药物后，某些药物可自乳汁分泌，通常母乳中药物含量不高，不超过哺乳期患者每日用药量的1%；少数药物乳汁中分泌量较高，如氟喹诺酮类、四环素类、大环内酯类、氯霉素、磺胺甲噁唑、甲氧苄啶、甲硝唑等。青霉素类、头孢菌素类等β-内酰胺类和氨基糖苷类等在乳汁中含量低。然而无论乳汁中药物浓度如何，均存在对乳儿潜在的影响，并可能出现不良反应，如氨基糖苷类可导致乳儿听力减退，氯霉素可致乳儿骨髓抑制，磺胺甲噁唑等可致核黄疸和溶血性贫血，四环素类可致乳齿黄染，青霉素类可致过敏反应等。因此治疗哺乳期患者时应避免用氨基糖苷类、喹诺酮类、四环素类、氯霉素、磺胺药等。哺乳期患者应用任何抗菌药物时，均宜暂停哺乳。

附录1　抗菌药物在预防非手术患者某些特定感染中的应用[1]

预防感染种类	预防用药对象	抗菌药物选择
风湿热复发	①风湿性心脏病儿童患者 ②经常发生链球菌咽峡炎或风湿热的儿童及成人	苄星青霉素 青霉素V
感染性心内膜炎	心内膜炎高危患者[2]，在接受牙科或口腔操作前	阿莫西林或氨苄西林； 青霉素过敏者用克林霉素
流行性脑脊髓膜炎	流脑流行时①托儿所、部队、学校中的密切接触者，②患者家庭中的儿童	利福平（孕妇不用） 环丙沙星（限成人） 头孢曲松
流感嗜血杆菌脑膜炎	①患者家庭中未经免疫接种的≤4岁儿童 ②有发病者的幼托机构中≤2岁未经免疫儿童 ③幼托机构在60天内发生2例以上患者，且入托对象未接种疫苗时，应对入托对象和全部工作人员预防用药	利福平（孕妇不用）
脾切除后/功能无脾者菌血症	①脾切除后儿童	定期接种肺炎链球菌、B型流感嗜血杆菌疫苗和四价脑膜炎奈瑟菌疫苗 5岁以下儿童：每日阿莫西林或青霉素V口服，直到满5岁 5岁以上儿童：每日青霉素口服，至少1年
	②患镰状细胞贫血和地中海贫血的儿童（属于功能无脾）	根据年龄定期接种上述疫苗 5岁以下儿童：每日青霉素V口服，直到满5岁 5岁以上儿童：每日青霉素口服，有人建议至少用药至18岁 出现发热时可予阿莫西林/克拉维酸或头孢呋辛 青霉素过敏者可予磺胺甲噁唑/甲氧苄啶（SMZ/TMP）或克拉霉素

（续表）

预防感染种类	预防用药对象	抗菌药物选择
新生儿淋病奈瑟菌或衣原体眼炎	每例新生儿	四环素或红霉素眼药水滴眼
肺孢子菌病	①艾滋病患者 CD_4 细胞计数＜200/mm^3 者 ②造血干细胞移植及实体器官移植受者	SMZ/TMP
百日咳	主要为与百日咳患者密切接触的幼儿和年老体弱者	红霉素
新生儿 B 组溶血性链球菌（GBS）感染	①孕妇有 GBS 菌尿症 ②妊娠 35～37 周阴道和肛拭子培养筛查有 GBS 寄殖 ③孕妇有以下情况之一者：＜37 周早产；羊膜早破≥18 小时；围生期发热，体温 38℃以上者；以往出生的新生儿有该菌感染史者	青霉素 G 氨苄西林 青霉素过敏但发生过敏性休克危险性小者：头孢唑啉 青霉素过敏，有发生过敏性休克危险性者：克林霉素或红霉素
实验室相关感染	实验室工作者不慎暴露于布鲁菌	
	高危者（接触量多）	多西环素＋利福平
	低危者（接触量少）	每周 2 次血清试验，转为阳性时开始用药，方案同上
	妊娠妇女	SMZ/TMP±利福平
	实验室工作者暴露于鼠疫耶尔森菌	多西环素或 SMZ/TMP

注：

[1] 疟疾、甲型流感、巨细胞病毒感染、对乙型或丙型病毒性肝炎或 HIV 患者血或其他体液组织的职业暴露等寄生虫或病毒感染时亦有预防用药指征，未包括在本表内。

[2] 高危患者：进行任何损伤牙龈组织、牙周区域或口腔黏膜操作伴有以下心脏基础疾病的患者：（1）人工瓣膜；（2）既往有感染性心内膜炎病史；（3）心脏移植术后发生的瓣膜病变；（4）先天性心脏疾病合并以下情况：未纠正的发绀型先心病（包括姑息分流术），通过导管或手术途径置入异物或装置的先心手术后的前 6 个月，先心缺损修补术植入补片后仍有残留缺损及分流。

附录 2　抗菌药物在围术期预防应用的品种选择[1,2]

手术名称	切口类型	可能的污染菌	抗菌药物选择
脑外科手术（清洁，无置入物）	I	金黄色葡萄球菌，凝固酶阴性葡萄球菌	第一、二代头孢菌素[3]，MRSA 感染高发医疗机构的高危患者可用（去甲）万古霉素
脑外科手术（经鼻窦、鼻腔、口咽部手术）	II	金黄色葡萄球菌，链球菌属，口咽部厌氧菌（如消化链球菌）	第一、二代头孢菌素[3]±[5]甲硝唑，或克林霉素＋庆大霉素
脑脊液分流术	I	金黄色葡萄球菌，凝固酶阴性葡萄球菌	第一、二代头孢菌素[3]，MRSA 感染高发医疗机构的高危患者可用（去甲）万古霉素
脊髓手术	I	金黄色葡萄球菌，凝固酶阴性葡萄球菌	第一、二代头孢菌素[3]

（续表）

手术名称	切口类型	可能的污染菌	抗菌药物选择
眼科手术（如白内障、青光眼或角膜移植、泪囊手术、眼穿透伤）	I、II	金黄色葡萄球菌，凝固酶阴性葡萄球菌	局部应用妥布霉素或左氧氟沙星等
头颈部手术（恶性肿瘤，不经口咽部黏膜）	I	金黄色葡萄球菌，凝固酶阴性葡萄球菌	第一、二代头孢菌素[3]
头颈部手术（经口咽部黏膜）	II	金黄色葡萄球菌，链球菌属，口咽部厌氧菌（如消化链球菌）	第一、二代头孢菌素[3]±[5]甲硝唑，或克林霉素＋庆大霉素
颌面外科（下颌骨折切开复位或内固定，面部整形术有移植物手术，正颌手术）	I	金黄色葡萄球菌，凝固酶阴性葡萄球菌	第一、二代头孢菌素[3]
耳鼻喉科（复杂性鼻中隔鼻成形术，包括移植）	II	金黄色葡萄球菌，凝固酶阴性葡萄球菌	第一、二代头孢菌素[3]
乳腺手术（乳腺癌、乳房成形术，有置入物如乳房重建术）	I	金黄色葡萄球菌，凝固酶阴性葡萄球菌，链球菌属	第一、二代头孢菌素[3]
胸外科手术（食管、肺）	II	金黄色葡萄球菌，凝固酶阴性葡萄球菌，肺炎链球菌，革兰阴性杆菌	第一、二代头孢菌素[3]
心血管手术（腹主动脉重建、下肢手术切口涉及腹股沟、任何血管手术置入物、人工假体或异物，心脏手术、安装永久性心脏起搏器）	I	金黄色葡萄球菌，凝固酶阴性葡萄球菌	第一、二代头孢菌素[3]，MRSA感染高发医疗机构的高危患者可用（去甲）万古霉素
肝、胆系统及胰腺手术	II、III	革兰氏阴性杆菌，厌氧菌（如脆弱拟杆菌）	第一、二代头孢菌素[3]±[5]甲硝唑，或头霉素类
胃、十二指肠、小肠手术	II、III	革兰氏阴性杆菌，链球菌属，口咽部厌氧菌（如消化链球菌）	第一、二代头孢菌素[3]，或头霉素类
结肠、直肠、阑尾手术	II、III	革兰氏阴性杆菌，厌氧菌（如脆弱拟杆菌）	第一、二代头孢菌素[3]±[5]甲硝唑，或头霉素类，或头孢曲松±[5]甲硝唑
经直肠前列腺活检	II	革兰氏阴性杆菌	氟喹诺酮类[4]
泌尿外科手术：进入泌尿道或经阴道的手术（经尿道膀胱肿瘤或前列腺切除术、异物置入及取出，切开造口、支架的置入及取出）及经皮肾镜手术	II	革兰氏阴性杆菌	第一、二代头孢菌素[3]，或氟喹诺酮类[4]
泌尿外科手术：涉及肠道的手术	II	革兰氏阴性杆菌，厌氧菌	第一、二代头孢菌素[3]，或氨基糖苷类＋甲硝唑
有假体置入的泌尿系统手术	II	葡萄球菌属，革兰氏阴性杆菌	第一、二代头孢菌素[3]＋氨基糖苷类，或万古霉素

（续表）

手术名称	切口类型	可能的污染菌	抗菌药物选择
经阴道或经腹腔子宫切除术	II	革兰氏阴性杆菌，肠球菌属，B组链球菌，厌氧菌	第一、二代头孢菌素（经阴道手术加用甲硝唑）[3]，或头霉素类
腹腔镜子宫肌瘤剔除术（使用举宫器）	II	革兰氏阴性杆菌，肠球菌属，B组链球菌，厌氧菌	第一、二代头孢菌素[3]±[5]甲硝唑，或头霉素类
羊膜早破或剖宫产术	II	革兰氏阴性杆菌，肠球菌属，B组链球菌，厌氧菌	第一、二代头孢菌素[3]±[5]甲硝唑
人工流产-刮宫术 引产术	II	革兰氏阴性杆菌，肠球菌属，链球菌，厌氧菌（如脆弱拟杆菌）	第一、二代头孢菌素[3]±[5]甲硝唑，或多西环素
会阴撕裂修补术	II、III	革兰氏阴性杆菌，肠球菌属，链球菌，厌氧菌（如脆弱拟杆菌）	第一、二代头孢菌素[3]±[5]甲硝唑
皮瓣转移术（游离或带蒂）或植皮术	II	金黄色葡萄球菌，凝固酶阴性葡萄球菌，链球菌属，革兰氏阴性菌	第一、二代头孢菌素[3]
关节置换成形术、截骨、骨内固定术、腔隙植骨术、脊柱术（应用或不用置入物、内固定物）	I	金黄色葡萄球菌，凝固酶阴性葡萄球菌，链球菌属	第一、二代头孢菌素[3]，MRSA感染高发医疗机构的高危患者可用（去甲）万古霉素
外固定架置入术	II	金黄色葡萄球菌，凝固酶阴性葡萄球菌，链球菌属	第一、二代头孢菌素[3]
截肢术	I、II	金黄色葡萄球菌，凝固酶阴性葡萄球菌，链球菌属，革兰氏阴性菌，厌氧菌	第一、二代头孢菌素[3]±[5]甲硝唑
开放骨折内固定术	II	金黄色葡萄球菌，凝固酶阴性葡萄球菌，链球菌属，革兰氏阴性菌，厌氧菌	第一、二代头孢菌素[3]±[5]甲硝唑

注：

［1］所有清洁手术通常不需要预防用药，仅在有前述特定指征时使用。

［2］胃十二指肠手术、肝胆系统手术、结肠和直肠手术、阑尾手术、Ⅱ或Ⅲ类切口的妇产科手术，如果患者对β-内酰胺类抗菌药物过敏，可用克林霉素＋氨基糖苷类，或氨基糖苷类＋甲硝唑。

［3］有循证医学证据的第一代头孢菌素主要为头孢唑林，第二代头孢菌素主要为头孢呋辛。

［4］我国大肠埃希氏菌对氟喹诺酮类耐药率高，预防应用需严加限制。

［5］表中“±”是指两种及两种以上药物可联合应用，或可不联合应用。

附录3　特殊诊疗操作抗菌药物预防应用的建议

诊疗操作名称	预防用药建议	推荐药物
血管（包括冠状动脉）造影术、成形术、支架置入术及导管内溶栓术	不推荐常规预防用药。对于7天内再次行血管介入手术者、需要留置导管或导管鞘超过24小时者，则应预防用药	第一代头孢菌素
主动脉内支架置入术	高危患者建议使用1次	第一代头孢菌素
下腔静脉滤器置入术	不推荐预防用药	
先天性心脏病封堵术	建议使用1次	第一代头孢菌素

（续表）

诊疗操作名称	预防用药建议	推荐药物
心脏射频消融术	建议使用1次	第一代头孢菌素
血管畸形、动脉瘤、血管栓塞术	通常不推荐，除非存在皮肤坏死	第一代头孢菌素
脾动脉、肾动脉栓塞术	建议使用，用药时间不超过24小时	第一代头孢菌素
肝动脉化疗栓塞（TACE）	建议使用，用药时间不超过24小时	第一、二代头孢菌素±甲硝唑
肾、肺或其他（除肝外）肿瘤化疗栓塞	不推荐预防用药	
子宫肌瘤-子宫动脉栓塞术	不推荐预防用药	
食管静脉曲张硬化治疗	建议使用，用药时间不超过24小时	第一、二代头孢菌素 头孢菌素过敏患者可考虑氟喹诺酮类
经颈静脉肝内门静脉分流术（TIPS）	建议使用，用药时间不超过24小时	氨苄西林/舒巴坦或阿莫西林/克拉维酸
肿瘤的物理消融术（包括射频、微波和冷冻等）	不推荐预防用药	
经皮椎间盘摘除术及臭氧、激光消融术	建议使用	第一、二代头孢菌素
经内镜逆行胰胆管造影（ERCP）	建议使用1次	第二代头孢菌素或头孢曲松
经皮肝穿刺胆道引流或支架置入术	建议使用	第一、二代头孢菌素，或头霉素类
内镜黏膜下剥离术（ESD）	一般不推荐预防用药；如为感染高危切除（大面积切除，术中穿孔等）建议用药时间不超过24小时	第一、二代头孢菌素
经皮内镜胃造瘘置管	建议使用，用药时间不超过24小时	第一、二代头孢菌素
输尿管镜和膀胱镜检查，尿动力学检查；震波碎石术	术前尿液检查无菌者，通常不需预防用药。但对于高龄、免疫缺陷状态、存在解剖异常等高危因素者，可予预防用药	氟喹诺酮类，或SMZ/TMP，或第一、二代头孢菌素，或氨基糖苷类
腹膜透析管置入术	建议使用1次	第一代头孢菌素
隧道式血管导管或药盒置入术	不推荐预防用药	
淋巴管造影术	建议使用1次	第一代头孢菌素

注：

1. 操作前半小时静脉给药。
2. 手术部位感染预防用药有循证医学证据的第一代头孢菌素主要为头孢唑林，第二代头孢菌素主要为头孢呋辛。
3. 我国大肠埃希氏菌对氟喹诺酮类耐药率高，预防应用应严加限制。

第二部分　抗菌药物临床应用管理

抗菌药物临床应用管理的宗旨，是根据《抗菌药物临床应用管理办法》的要求，通过科学化、常态化的管理，促进抗菌药物合理使用，减少和遏制细菌耐药，安全、有效、经济地治疗患者。

一、医疗机构建立抗菌药物临床应用管理体系

各级医疗机构应建立抗菌药物临床应用管理体系，制定符合本机构实际情况的抗菌药物临床合理应用的管理制度，制度应明确医疗机构负责人和各临床科室负责人在抗菌药物临床应用管理的责任，并将其作为医院评审、科室管理和医疗质量评估的考核指标，确保抗菌药物临床应用管理得到有效的行政支持。

（一）设立抗菌药物管理工作组

医疗机构应由医务、感染、药学、临床微生物、医院感染管理、信息、质量控制、护理等多学科专家组成抗菌药物管理工作组，多部门、多学科共同合作，各部门职责、分工明确，并确定管理工作的牵头单位。

（二）建设抗菌药物临床应用管理专业技术团队

医疗机构应建立包括感染性疾病、药学（尤其临床药学）、临床微生物、医院感染管理等相关专业人员组成的专业技术团队，为抗菌药物临床应用管理提供专业技术支持，对临床科室抗菌药物临床应用进行技术指导和咨询，为医务人员和下级医疗机构提供抗菌药物临床应用相关专业培训。不具备条件的医疗机构应与邻近医院合作，通过聘请兼职感染科医师、临床药师，共享微生物诊断平台等措施，弥补抗菌药物临床应用管理专业技术力量的不足。

（三）制定抗菌药物供应目录和处方集

医疗机构应按照《抗菌药物临床应用管理办法》的要求，严格控制抗菌药物供应目录的品种、品规数量。抗菌药物购用品种遴选应以“优化结构、确保临床合理需要”为目标，保证抗菌药物类别多元化，在同类产品中择优选择抗菌活性强、药动学特性好、不良反应少、性价比优、循证医学证据多和权威指南推荐的品种。同时应建立对抗菌药物供应目录定期评估、调整制度，及时清退存在安全隐患、疗效不确定、耐药严重、性价比差和频发违规使用的抗菌药物品种或品规。临时采购抗菌药物供应目录之外品种应有充分理由，并按相关制度和程序备案。

（四）制订感染性疾病诊治指南

根据本《指导原则》，各临床科室应结合本地区、本医疗机构病原学构成及细菌耐药监测数据，制定或选用适合本机构感染性疾病诊治与抗菌药物应用指南，并定期更新，科学引导抗菌药物临床合理应用。

（五）抗菌药物临床应用监测

1. 抗菌药物临床应用基本情况调查。医疗机构应每月对院、科两级抗菌药物临床应用情况开展调查。项目包括：(1) 住院患者抗菌药物使用率、使用强度和特殊使用级抗菌药物使用率、使用强度；(2) Ⅰ类切口手术抗菌药物预防使用率和品种选择，给药时机和使用疗程合理率；(3) 门诊抗菌药物处方比例、急诊抗菌药物处方比例；(4) 抗菌药物联合应用情况；(5) 感染患者微生物标本送检率；(6) 抗菌药物品种、剂型、规格、使用量、使用金额，抗菌药物占药品总费用的比例；(7) 分级管理制度的执行情况；(8) 其他反映抗菌药物

使用情况的指标；(9) 临床医师抗菌药物使用合理性评价。

2. 医疗机构应按国家卫生计生委抗菌药物临床应用监测技术方案，定期向全国抗菌药物临床应用监测网报送本机构相关抗菌药物临床应用数据信息。

(六) 信息化管理

医疗机构应当充分利用信息化管理手段，通过信息技术实施抗菌药物临床应用管理，抗菌药物临床应用的信息化管理体现在以下几方面。

1. 抗菌药物管理制度、各类临床指南、监测数据等相关信息的发布。

2. 抗菌药物合理应用与管理的网络培训与考核。

3. 实现医师抗菌药物处方权限和药师抗菌药物处方调剂资格管理。

4. 对处方者提供科学的实时更新的药品信息。

5. 通过实施电子处方系统，整合患者病史、临床微生物检查报告、肝肾功能检查结果、药物处方信息和临床诊治指南等形成电子化抗菌药物处方系统，根据条件自动过滤出不合理使用的处方、医嘱；辅助药师按照《处方管理办法》进行处方、医嘱的审核，促进合理用药。

6. 加强医嘱管理，实现抗菌药物临床应用全过程控制。控制抗菌药物使用的品种、时机和疗程等，做到抗菌药物处方开具和执行的动态监测。

7. 实现院、科两级抗菌药物使用率、使用强度等指标信息化手段实时统计、分析、评估和预警。

二、抗菌药物临床应用实行分级管理

抗菌药物临床应用的分级管理是抗菌药物管理的核心策略，有助于减少抗菌药物过度使用，降低抗菌药物选择性压力，延缓细菌耐药性上升趋势。医疗机构应当建立健全抗菌药物临床应用分级管理制度，按照“非限制使用级”“限制使用级”和“特殊使用级”的分级原则，明确各级抗菌药物临床应用的指征，落实各级医师使用抗菌药物的处方权限。

(一) 抗菌药物分级原则

根据安全性、疗效、细菌耐药性、价格等因素，将抗菌药物分为三级。

1. 非限制使用级：经长期临床应用证明安全、有效，对病原菌耐药性影响较小，价格相对较低的抗菌药物。应是已列入基本药物目录，《国家处方集》和《国家基本医疗保险、工伤保险和生育保险药品目录》收录的抗菌药物品种。

2. 限制使用级：经长期临床应用证明安全、有效，对病原菌耐药性影响较大，或者价格相对较高的抗菌药物。

3. 特殊使用级：具有明显或者严重不良反应，不宜随意使用；抗菌作用较强、抗菌谱广，经常或过度使用会使病原菌过快产生耐药的；疗效、安全性方面的临床资料较少，不优于现用药物的；新上市的，在适应证、疗效或安全性方面尚需进一步考证的、价格昂贵的抗菌药物。

(二) 抗菌药物分级管理目录的制定

由于不同地区社会经济状况、疾病谱、细菌耐药性的差异，各省级卫生行政主管部门制定抗菌药物分级管理目录时，应结合本地区实际状况，在三级医院和二级医院的抗菌药物分级管理上应有所区别。各类、各级医疗机构应结合本机构的情况，根据省级卫生行政主管部门制定的抗菌药物分级管理目录，制定本机构抗菌药物供应目录，并向核发其《医疗机构执业许可证》的卫生行政主管部门备案。

（三）处方权限与临床应用

1. 根据《抗菌药物临床应用管理办法》规定，二级以上医院按年度对医师和药师进行抗菌药物临床应用知识和规范化管理的培训，按专业技术职称授予医师相应处方权和药师抗菌药物处方调剂资格。

2. 临床应用抗菌药物应遵循本《指导原则》，根据感染部位、严重程度、致病菌种类以及细菌耐药情况、患者病理生理特点、药物价格等因素综合考虑，参照“各类细菌性感染的治疗原则及病原治疗”，对轻度与局部感染患者应首先选用非限制使用级抗菌药物进行治疗；严重感染、免疫功能低下者合并感染或病原菌只对限制使用级或特殊使用级抗菌药物敏感时，可选用限制使用级或特殊使用级抗菌药物治疗。

3. 特殊使用级抗菌药物的选用应从严控制。临床应用特殊使用级抗菌药物应当严格掌握用药指征，经抗菌药物管理工作机构指定的专业技术人员会诊同意后，按程序由具有相应处方权医师开具处方。

（1）特殊使用级抗菌药物会诊人员应由医疗机构内部授权，具有抗菌药物临床应用经验的感染性疾病科、呼吸科、重症医学科、微生物检验科、药学部门等具有高级专业技术职务任职资格的医师和抗菌药物等相关专业临床药师担任。

（2）特殊使用级抗菌药物不得在门诊使用。

（3）有下列情况之一可考虑越级应用特殊使用级抗菌药物：①感染病情严重者；②免疫功能低下患者发生感染时；③已有证据表明病原菌只对特殊使用级抗菌药物敏感的感染。使用时间限定在24小时之内，其后需要补办审办手续并由具有处方权限的医师完善处方手续。

三、病原微生物检测

（一）加强病原微生物检测工作，提高病原学诊断水平

医师应根据临床微生物标本检测结果合理选用抗菌药物，因此需要不断提高微生物标本尤其无菌部位标本的送检率和标本合格率，重视临床微生物（科）室规范化建设，提高病原学诊断的能力、效率和准确性。促进目标治疗、减少经验治疗，以达到更有针对性的治疗目的。

符合质量管理标准的临床微生物（科）室，应具备以下条件：（1）检测项目涵盖细菌、真菌、病毒、非典型病原体、寄生虫等；（2）配备相应设备及专业技术人员；（3）制定临床微生物检验标本采集、细菌鉴定和药敏试验等环节的质量控制流程规范；（4）正确开展病原微生物的形态学检查、分离、培养、鉴定和抗菌药物敏感性试验，采用先进技术，做好病原微生物快速检测和鉴定工作，及时报告结果并加以正确解释；（5）定期参加国家或省、市级临床检验中心组织的微生物室间质控；（6）符合生物安全管理有关规定。

（二）细菌耐药监测

医疗机构、地区和全国性的细菌耐药监测有助于掌握临床重要病原菌对抗菌药物的敏感性，为抗感染经验治疗、耐药菌感染防控、新药开发以及抗菌药物的遴选提供依据。医疗机构的临床微生物（科）室应对本医疗机构常见病原微生物（重点为细菌）的耐药性进行动态监测，在机构内定期公布监测数据并检测数据，定期报送地区和全国细菌耐药监测网。

临床微生物（科）室应按照所在机构细菌耐药情况，设定重点监测耐药菌，定期向临床科室发布耐药警示信息，并与抗菌药物管理工作组和医院感染管理科协作开展预防控制工作。抗菌药物临床应用管理工作组应根据本机构监测结果提出各类病原菌感染治疗的抗菌药物品种选择建议，优化临床抗菌药物治疗方案。

四、注重综合措施，预防医院感染

医院感染是影响抗菌药物过度使用与细菌耐药性增长恶性循环的重要因素。抗菌药物管理工作组应与医院感染管理科密切合作，制定手术部位感染、导管相关血流感染、呼吸机相关肺炎、导尿管相关尿路感染等各类医院感染的预防制度，纠正过度依赖抗菌药物预防感染的理念和医疗行为。通过加强全院控制感染的环节管理，如手卫生管理、加强无菌操作，消毒隔离和耐药菌防控、缩短术前住院时间、控制基础疾病、纠正营养不良、低蛋白血症、控制患者术中血糖水平、重视手术中患者保温等综合措施，降低医院感染的发生率，减少抗菌药物过度的预防应用。

五、培训、评估和督查

（一）加强各级人员抗菌药物临床应用和管理培训

医疗机构应强化对医师、药师等相关人员的培训，提倡遵循本《指导原则》和基于循证医学证据的感染性疾病诊治指南，严格掌握抗菌药物尤其联合应用的适应证，争取目标治疗，减少经验治疗，确保抗菌药物应用适应证、品种选择、给药途径、剂量和疗程对患者是适宜的。

（二）评估抗菌药物使用合理性

1. 根据医疗机构实际情况及各临床科室不同专业特点，科学设定医院和科室的抗菌药物临床应用控制指标，对抗菌药物使用趋势进行分析。

2. 重视抗菌药物处方、医嘱的专项点评。抗菌药物管理工作组应组织感染、临床微生物、药学等相关专业技术人员组成点评小组，结合医院实际情况设定点评目标，重点关注特殊使用级抗菌药物、围术期（尤其是Ⅰ类切口手术）的预防用药以及重症医学科、感染科、血液科、外科、呼吸科等科室抗菌药物应用情况。

（三）反馈与干预

根据点评结果对不合理使用抗菌药物的突出问题在全院范围内进行通报，对责任人进行告知，对问题频发的责任人，按照有关法律法规和《抗菌药物临床应用管理办法》规定进行处罚。

1. 抗菌药物管理工作组应根据处方点评结果，研究制定针对性的临床用药质量管理等药事管理改进措施，并责成相关部门和科室予以落实。

2. 抗菌药物管理工作组应对存在问题的相关科室、个人进行重点监测以跟踪其改进情况，通过监测-反馈-干预-追踪模式，促进抗菌药物临床应用的持续改进。

(四) 加强监督检查

卫生计生行政部门应当将医疗机构抗菌药物临床应用情况纳入医疗机构考核指标体系；将抗菌药物临床应用情况作为医疗机构定级、评审、评价的重要指标。各级卫生计生行政部门应当建立抗菌药物临床应用情况公布和诫勉谈话制度，对本行政区域内医疗机构抗菌药物使用量、使用率和使用强度等情况进行监测，定期向本行政区域进行社会公布，并报上级卫生计生行政部门备案；县级以上地方卫生计生行政部门负责对辖区内包括乡镇卫生院（村卫生室）、社区卫生服务中心（站）抗菌药物临床应用使用量、使用率等情况进行监控，并予以公示。